U0210603

権威·前沿·原创

皮书系列为
"十二五""十三五""十四五"国家重点图书出版规划项目

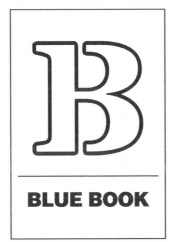

BLUE BOOK

智 库 成 果 出 版 与 传 播 平 台

医院蓝皮书
BLUE BOOK OF HOSPITALS

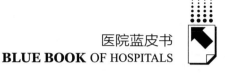

编委会主任 / 曹荣桂
编委会副主任 / 方来英　庄一强

中国医院竞争力报告（2022）

ANNUAL REPORT ON CHINA'S HOSPITAL COMPETITIVENESS (2022)

优化资源配置　推动医院高质量发展

主　编 / 庄一强　王兴琳
副主编 / 姚淑芳　刘先德　卓进德　蔡　华
广州艾力彼医院管理中心

社会科学文献出版社
SOCIAL SCIENCES ACADEMIC PRESS（CHINA）

图书在版编目（CIP）数据

中国医院竞争力报告.2022：优化资源配置 推动
医院高质量发展/庄一强，王兴琳主编. --北京：社
会科学文献出版社，2022.5
（医院蓝皮书）
ISBN 978 - 7 - 5201 - 9863 - 9

Ⅰ.①中… Ⅱ.①庄… ②王… Ⅲ.①医院 - 管理 -
研究报告 - 中国 - 2022 Ⅳ.①R197.32

中国版本图书馆 CIP 数据核字（2022）第 042907 号

医院蓝皮书
中国医院竞争力报告（2022）
——优化资源配置 推动医院高质量发展

主 编/庄一强 王兴琳
副 主 编/姚淑芳 刘先德 卓进德 蔡 华

出 版 人/王利民
组稿编辑/周 丽
责任编辑/张丽丽
文稿编辑/刘 燕 李惠惠 李小琪
责任印制/王京美

出 版/社会科学文献出版社·城市和绿色发展分社（010）59367143
地址：北京市北三环中路甲 29 号院华龙大厦 邮编：100029
网址：www.ssap.com.cn
发 行/社会科学文献出版社（010）59367028
印 装/天津千鹤文化传播有限公司

规 格/开本：787mm × 1092mm 1/16
印张：28 字数：420 千字
版 次/2022 年 5 月第 1 版 2022 年 5 月第 1 次印刷
书 号/ISBN 978 - 7 - 5201 - 9863 - 9
定 价/198.00 元

读者服务电话：4008918866

《中国医院竞争力报告（2022）》
编 委 会

广州艾力彼医院管理中心

　　广州艾力彼医院管理中心（以下简称"艾力彼 GAHA"），是一家以大数据为基础的独立第三方医院评价机构，它结合十多年来医院竞争力排名、智慧医院排名所累积的经验与数据库，建立对医院的综合竞争力和专科能力评价体系、星级医院评价体系、智慧医院 HIC（Hospital Information Competitiveness）评价体系。其星级医院评价标准于 2019 年获得 ISQua（International Society for Quality in Health Care，国际医疗质量协会，WHO 战略合作机构）的国际认可证书，是中国内地首个获得国际认可的第三方医院评价标准。2021 年，艾力彼 GAHA 的"认证官培训体系"也获得 ISQua 的国际认可证书。同时，艾力彼 GAHA 是全球首批获准采用世界银行医疗伦理原则的第三方医院评价机构，还是广东省卫生经济学会绩效管理与评估分会会长单位、广东省器官医学与技术学会创新技术发展与评价分会会长单位。此外，2018 年经广东省教育厅批准，艾力彼 GAHA 成为南方医科大学卫生管理学院的在校生实习基地，2021 年进一步获批成为广东省联合培养研究生示范基地。2021 年 9 月，艾力彼医院评价研发人员获批担任广州中医药大学社会医学与卫生事业管理（医院评价学方向）研究生导师。

　　艾力彼愿景：以大数据为基础，努力成为中国最佳的第三方医院及创新医疗产业评价机构，与国际接轨。

　　艾力彼使命：推动医院管理职业化、推动医疗数据透明化、推动医疗产业智慧化、推动创新产品价值最大化。通过医院竞争力排名、星级医院评价、北极星医院运营与绩效对标、管理咨询和艾力彼医管培训，努力推动医院管理职业化；通过大数据挖掘与研究、智慧医院 HIC 评价、HIC 排名、HIT 智慧技术·医院满意度排行榜、HIC 案例大赛、HQ-Share 共享平台、医院运营与绩效对标等数据产品，努力推动医疗数据透明化。

艾力彼 GAHA 组织开展医院第三方评价、医疗大数据、医院专科发展、医院运行效率、民营医院投融资及医院发展战略等学术研究，先后在各类医管杂志发表几十篇医院管理论文；核心成员主编 2016～2021 版《医院蓝皮书：中国医院竞争力报告》、2018 年与 2020 年《中国医院评价报告》、2014 版与 2015 版《中国民营医院发展报告》、《医院品牌战略发展实录》，主译《美国 JCI 医院评审标准》（第四版）等十几本专著。其中《医院蓝皮书：中国医院竞争力报告（2017～2018）》于 2019 年获得"优秀皮书奖"三等奖，评价得分在参评的 400 余本皮书中排第 37 名，在大健康类皮书中排第 1 名。从 2016 年起，每年出版一本《医院蓝皮书：中国医院竞争力报告》，这是根据艾力彼 GAHA 通过分层分类评价、中外医院对照得出的排名结果，对不同层级、不同类别的国内外 3000 多家上榜医院进行横向和纵向的对比研究、总结分析而成的年度行业报告。

主要编撰者简介

庄一强　博士，广州艾力彼医院管理中心主任，兼任中国器官移植发展基金会副秘书长，中国医院协会原副秘书长（全职驻会），广东省器官医学与技术学会创新技术发展与评价分会会长，中国研究型医院学会QSHE管理专委会副主委，中国卫生信息与健康医疗大数据学会中医药专委会常委，广东省医院协会顾问，社会科学文献出版社皮书研究院理事会常务理事，福建省医疗保障研究院学术研究和工作指导委员会委员，香港医务行政学院HKCHSE副院士。长期从事医院管理研究、评价和教学工作，开设"医疗大数据与第三方评价"以及"医院评价学"课程，从2021年起招收社会医学与卫生事业管理（医院评价学方向）硕士研究生。中国医院竞争力排名、星级医院评价、智慧医院HIC评价、"北极星：医院运营与绩效对标"体系创始人；研究并发布中日韩最佳医院100强、中国·东盟最佳医院100强、中国·中东欧最佳医院100强等国际榜单；发表了几十篇医院管理论文；主编及主译十几本医管类图书，包括2016~2021版《医院蓝皮书：中国医院竞争力报告》、2018年与2020年《中国医院评价报告》、2014版与2015版《中国民营医院发展报告》、《美国JCI医院评审标准》（第四版）、《医院品牌战略发展实录》、《医患关系思考与对策》、《医院品牌营销》。2008年汶川地震后编写《当苦难来临时》，记录大灾大难中的逆行者医务人员的人道主义精神。其中《医院蓝皮书：中国医院竞争力报告（2017~2018）》在2019年中国社会科学院第十届皮书评选中获得"优秀皮书奖"三等奖，评价得分在参评的400余本皮书中排第37名，在大健康类皮书中排第1名。

曾主持 20 个大城市 100 多家"大型医院品牌研究与评价"项目、1000 家"县级医院的生存发展与评价调研"项目。目前是三家上市民营医院的独立董事。

王兴琳 管理学博士，广州艾力彼医院管理中心执行主任、联合创始人/总裁，艾力彼医管学院院长，广东省卫生经济学会绩效管理与评估分会会长，广东省卫生经济研究院研究员。2011~2014 年中国医院竞争力排名研究负责人，中国医院竞争力星级医院评价评定委员会专家、智慧医院 HIC 评定委员会专家、专科质量与安全评价（HQ-Share）共享平台创始人之一。2016~2021 版《医院蓝皮书：中国医院竞争力报告》、2018 年与 2020 年《中国医院评价报告》副主编，《医患关系思考与对策》副主编，《医院品牌战略发展实录》编委，《医院品牌营销》作者之一。专注于医院运营管理研究，主持和提供过国内上百家医院的定量、定性管理咨询服务。

姚淑芳 南方医科大学卫生管理学院公共卫生政策与管理在读博士，广州艾力彼医院管理中心副主任，广东省卫生经济学会常务理事，广东省卫生经济学会绩效管理与评估分会副秘书长，广东省卫生经济学会信息分会副会长，广东省医用耗材管理学会副秘书长。拥有 18 年医疗医药行业项目管理经验。参与《医院蓝皮书：中国医院竞争力报告（2017）》的编写，担任《医院蓝皮书：中国医院竞争力报告（2018~2019)》《医院蓝皮书：中国医院竞争力报告（2020~2021)》副主编，参加过医院星级认证、投融资、品牌建设、战略规划、绩效考核等 10 多类管理咨询项目。

刘先德 星级医院标准化管理高级认证官，国家认证认可监督管理委员会（CNCA）服务认证审查员。主任医师，1982 年大学毕业后在公立三甲医院工作 20 余年，历任临床科主任、医务科科长、副院长。此后长期专注于医院质量管理及评价工作，先后在外资医院（JCI 认证）、医学院附属医院和民营医院（三甲医院）、某特区医院（ACHS 及三甲双认证）工作，管理范围包括医务管理、人力资源管理、医院感染管理、成本核算和绩效管理等。2018 年开始专职从事医院管理研究与评价工作，积累了 80 余家医院现场评价经验。担任《中国医院评价报告（2018）》副主编，参与撰写《星级医院评价标准》(2018 版)，并负责组织该标准更新版（2021 年版）的修订与编撰。

卓进德　博士，广州艾力彼医院管理中心星级医院评价部总经理，国际注册管理咨询师（总师级）。艾力彼 GAHA《星级医院评价标准》编著团队主要成员，该标准于 2019 年获得国际医疗质量协会（ISQua）的认可，成为中国内地唯一获得国际认可的医院评价标准。艾力彼 GAHA 认证官培训体系创建团队主要成员，该体系于 2021 年获得国际认可。现专职从事医院管理评审评价与管理咨询工作，已陆续为数十家三甲医院提供上百次管理咨询与医院辅导服务。

蔡　华　广州艾力彼医院管理中心副主任、广东省卫生经济学会绩效管理与评估分会副秘书长、广东省医院协会民营医疗机构管理分会常务委员、高级咨询师，拥有 17 年医院管理咨询经验。特长领域为战略规划、医院及专科评价、重点专科建设、医院品牌建设、人力资源管理、文化建设等。主持并参与了 170 多家医院管理咨询项目，对医院管理现状有深刻的理解。参与《医院品牌营销》《医患关系思考与对策》《医院品牌战略发展实录》等图书的编撰，2016～2021 版《医院蓝皮书：中国医院竞争力报告》编委之一。

序　言

2021 年 3 月，十三届全国人大通过了第十四个五年规划。强调深化医药卫生体制改革要以提高医疗质量和效率为导向，以公立医疗机构为主体，扩大医疗服务资源供给。2021 年 6 月，国务院办公厅发布《关于推动公立医院高质量发展的意见》，旨在推动公立医院高质量发展，更好满足人民日益增长的医疗卫生服务需求。该意见强调坚持医防融合、平急结合，加快优质医疗资源扩容和区域均衡布局。公立医院高质量发展要实现三个转变——发展方式从规模扩张转向提质增效、运行模式从粗放管理转向精细化管理、资源配置从注重物质要素转向注重人才技术要素。

公立医院高质量发展需注意以下几点。一是确定未来中国公立医院系统的目标。各级医院都要进行符合自身功能定位的高质量发展。二是注意不同层级医院的高质量发展侧重点。国家医学中心需要引领行业的创新发展，与国际接轨；三级医院的首要任务是解决临床诊治问题，其次是研究创新发展；基层社区医院则是要把全科医学的"健康守门"作用发挥好。三是高质量医院在资源薄弱地区开办分院，加快优质资源扩容、下沉和促进优质资源全国性均衡发展，方便群众就近就医。四是从新冠肺炎疫情防控来看，高质量医院不仅仅要承担临床诊断和治疗任务，还要承担更多的社会公共责任和防疫任务。

《医院蓝皮书：中国医院竞争力报告（2022）》主题为"优化资源配置　推动医院高质量发展"，内容是从医疗技术、资源配置、医院运营、诚信服务和学术科研的角度对不同层级、不同类别的 3000 多家医院以及省单

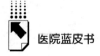
医院 21 个专科、地级医院 19 个专科、县级医院 17 个专科、中医医院 43 个专科进行横向和纵向对标研究的结果。我希望它的出版能为卫生行政部门、医院管理者、医管学者提供有价值的参考资料，帮助不同层级的公立医院在高质量发展过程中找到自己的定位和发展方向。

原卫生部副部长、 中国医院协会创会会长

曹荣桂

2022 年 1 月 9 日

摘　要

　　《医院蓝皮书：中国医院竞争力报告（2022）》是根据广州艾力彼"第三方医院分层评价体系"系列排行榜，对 2020～2021 年度以"四横八纵两国际"为核心的排名结果进行横向和纵向的对比研究、总结分析而成的年度行业报告。本书秉持数据说话、时间说话的原则，通过统计分析、文献整理、数据比较、定量和定性分析方法对 3000 多家不同层级的医院进行系统的分析，挖掘目前国内医疗资源配置仍然存在的问题，探索医院高质量发展的思路，为医院管理者提供有价值的决策参考。

　　本书主题为"优化资源配置　推动医院高质量发展"，根据中国医院竞争力 2020～2021 年 12 个排行榜的结果，对中国医院进行分层分类的分析以提供医院发展的参考标杆。一是从医疗资源配置方面分析，发现医疗资源发展不平衡和分布不均衡的问题还非常明显，东部地区各个类型的医院都占有绝对的竞争优势。未来国家医疗资源发展整体将向中西部倾斜，并向人口密集、基础薄弱的省份倾斜。二是从不同角度分析亚洲多个国家和地区医疗水平的差异和中东欧 17 国的医疗概况。经分析发现，中日韩上榜医院多分布于各国的政治经济中心地区，如中国的北上广、港台地区，日本的东京都市圈、京阪神都市圈，韩国的首尔都市圈。而与东盟国家的医院相比，中国（不含港澳台）的医疗水平在中国·东盟地区占相对较好的优势，地区竞争力最强，且上榜医院均为公立医院。与中国（不含港澳台）形成鲜明对比的是菲律宾，其私立医院上榜数量和竞争力均超过了公立医院。中东欧 17 国的医疗水平与其经济发展水平相符，高收入国家的医疗水平更高、医疗资

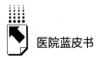
源充足，因此预期寿命相对更长、婴儿死亡率更低，中国整体医疗水平与中东欧医疗水平的中位值相当。三是以各排行榜为单位对上榜医院进行分层分类的分析，对医疗技术、资源配置、医院运营、学术科研等因素进行综合研究，发现与西部地区相比东部地区依然有绝对的竞争优势，而西部县级医院在医疗服务能力方面正在逐步缩小与东、中部的差距，但差距仍然较大。

关键词： 医院竞争力　医院排名　资源配置

目录 ⑤

I 总报告

II 主题报告

III 分报告一：国际/境外报告

IV 分报告二：分层分类报告

V 附 录

皮书数据库阅读**使用指南**

总 报 告

General Report

B.1

2021年我国医疗资源配置分析

庄一强　姚淑芳　刘嘉豪　梁远萍*

摘　要： "十四五"规划在深化医疗体制改革方面重点强调提高医疗质量。本报告从全国医疗资源分布现状、百千万国家临床专科能力建设、全国大型医用设备资源配置三方面进行医疗资源配置分析，为医院高质量发展提供参考。报告结果显示：全国医疗资源发展不平衡和分布不均衡的问题还非常明显，东、中、西部存在很大差异，东部地区各个类型的医院都占有绝对的竞争优势；未来国家医疗资源整体将向中西部倾斜，并适当向人口密集、基础薄弱的省份倾斜；大型医用设备资源规划在数量上与各区域经济社会发展水平、人口分布密集程度高度相关，区县级医院医用装备配置较弱。

关键词： 资源配置　高质量发展　临床专科　医用设备

---

* 庄一强，博士，广州艾力彼医院管理中心主任；姚淑芳，广州艾力彼医院管理中心副主任；刘嘉豪，广州艾力彼医院管理中心数据分析师；梁远萍，广州艾力彼医院管理中心数据分析师。

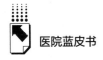

"十四五"规划在深化医疗体制改革方面重点强调以提高医疗质量和效率为导向，以公立医疗机构为主体，非公立医疗机构为补充，扩大医疗服务资源供给。2021年6月，国务院办公厅发布《关于推动公立医院高质量发展的意见》，旨在推动公立医院高质量发展，更好满足人民日益增长的医疗卫生服务需求。该意见强调坚持医防融合、平急结合，加快优质医疗资源扩容和区域资源均衡布局。公立医院高质量发展要实现三个转变——发展方式从规模扩张转向提质增效、运行模式从粗放管理转向精细化管理、资源配置从注重物质要素转向注重人才技术要素。

为更好地推动公立医院高质量发展，国家卫健委在2021年10月发布了《"十四五"国家临床专科能力建设规划》（以下简称《规划》），提到我国临床专科能力依然发展不平衡，不适应公立医院高质量发展的要求。一方面，专科资源分布不平衡，优质专科医疗资源主要集中在经济发达省份和省会城市，中西部地区和非省会城市专科服务能力发展不足；另一方面，医学前沿跟进不够，在关键技术领域实现突破的能力不足。因此，《规划》强调以临床专科能力建设为抓手，不断扩充优质医疗资源总量，优化医疗资源布局。2022年1月，国家卫健委等五部门联合印发《"十四五"时期三级医院对口帮扶县级医院工作方案》，强调在"十四五"时期建强一批临床专科、带出一批骨干人才、填补一批技术空白、完善一批管理制度，进一步缩小城乡医疗服务水平差距，建强分级诊疗体系的县域龙头，努力实现一般病在市县解决的目标。

本报告以"优化资源配置 推动医院高质量发展"为核心，从以下三个方面进行研究和分析：全国医疗资源分布现状、百千万国家临床专科能力建设、全国大型医用设备资源配置。

一 全国医疗资源分布现状分析

（一）各省（区、市）医院综合竞争力总体评价

2021年中国31个省（区、市）医院综合竞争力指数见表1，排名前三

的仍然是广东、江苏和山东，广东省医院综合竞争力指数连续多年稳居第一。2021年前十名名次变动相对较少，福建省进步了1名，四川省后退了1名，江苏、山东、浙江、北京、湖北、上海、河南名次上没有发生变化，说明各省（区、市）医院综合竞争力格局渐趋稳定。山西省上升了2名，而贵州省后退了2名。根据各省（区、市）不同行政级别、不同层级的医院竞争力指数贡献度的高低，可以比较各省（区、市）优质医疗资源分布状况。2021年广东的顶级医院（贡献度为20%）和地级城市医院（贡献度为36%）两个层级的医院对其医院综合竞争力指数贡献度较大，而县级医院（贡献度为8%）和社会办医·单体医院（贡献度为8%）贡献度较低，由此可见，广东的优质医疗资源主要集中在顶级医院和地级城市医院，广东医疗资源分布具有不均衡性。2021年江苏的地级城市医院（贡献度为38%）和县级医院（贡献度为27%）综合竞争力指数贡献度达到65%，对全省医院综合竞争力指数贡献度较大，顶级医院（贡献度为10%）和省单医院（贡献度为5%）贡献度不高，社会办医·单体医院（贡献度为12%）的贡献度较为适中。该数据表明，江苏对地、县级医疗资源的建设投入力度较大，同时以社会办医院作为补充，优质医疗资源分布比较均衡。山东虽然位居第三，但是其综合竞争力指数与广东、江苏相比依然存在较大的差距。山东的县级医院发展非常迅速，对全省医院综合竞争力指数贡献度高达29%，明显优于其他省（区、市）的县级医院。

表1　2021年31个省（区、市）医院综合竞争力指数

名次	名次变化	省（区、市）	顶级医院	省单医院	地级城市医院	县级医院	中医医院	社会办医·单体医院	综合竞争力指数
1	—	广东	0.201	0.158	0.352	0.078	0.115	0.080	0.985
2	—	江苏	0.102	0.049	0.371	0.261	0.068	0.120	0.971
3	—	山东	0.092	0.077	0.201	0.198	0.063	0.049	0.680
4	—	浙江	0.116	0.068	0.141	0.178	0.079	0.062	0.644
5	—	北京	0.276	0.090	0	0	0.103	0.036	0.505
6	—	湖北	0.102	0.013	0.153	0.051	0.046	0.045	0.410

续表

名次	名次变化	省（区、市）	顶级医院	省单医院	地级城市医院	县级医院	中医医院	社会办医·单体医院	综合竞争力指数
7	—	上海	0.233	0.043	0	0	0.065	0.006	0.347
8	—	河南	0.038	0.062	0.087	0.017	0.054	0.073	0.332
9	↑1	福建	0.084	0.071	0.066	0.016	0.033	0.031	0.299
10	↓1	四川	0.044	0.045	0.106	0.042	0.045	0	0.282
11	—	湖南	0.081	0.015	0.083	0.043	0.053	0.005	0.280
12	—	河北	0.032	0.049	0.095	0.018	0.024	0.049	0.266
13	—	辽宁	0.076	0.079	0.013	0.015	0.022	0.030	0.235
14	—	安徽	0.037	0.054	0.037	0.033	0.030	0.036	0.226
15	—	陕西	0.051	0.038	0.027	0	0.062	0.047	0.225
16	—	黑龙江	0.037	0.045	0.032	0	0.036	0.019	0.169
17	—	广西	0.017	0.054	0.038	0.016	0.036	0	0.162
18	—	云南	0.017	0.077	0.013	0.006	0.011	0.010	0.134
19	↑2	山西	0.015	0.068	0	0	0.030	0.011	0.125
20	↓1	天津	0.054	0.028	0	0	0.037	0	0.119
21	↓1	江西	0.032	0.029	0.024	0	0.021	0.006	0.113
22	↑1	吉林	0.053	0.017	0	0.011	0.013	0.012	0.105
23	↑1	重庆	0.037	0.037	0	0.008	0.014	0.007	0.103
24	↓2	贵州	0.014	0.019	0.025	0.009	0.021	0.009	0.098
25	—	甘肃	0.030	0.018	0	0	0.023	0	0.071
26	↑1	新疆	0.034	0.012	0	0	0.012	0.010	0.069
27	↓1	海南	0	0.059	0	0	0	0.008	0.067
28	—	内蒙古	0	0.037	0	0	0.006	0	0.043
29	—	青海	0	0.036	0	0	0.006	0	0.042
30	—	宁夏	0.015	0.017	0	0	0	0	0.032
31	—	西藏	0	0	0	0	0	0	0

注："—"表示名次无变化；综合竞争力指数是数据标准化之后各层次、各类型医院竞争力加权之和。

资料来源：广州艾力彼医院管理中心数据库。

为持续提升县级医院综合能力，2021年10月，国家卫健委办公厅印发了《关于印发"千县工程"县医院综合能力提升工作方案（2021—2025年）的通知》，县级医院的能力建设进入新的发展阶段。全国31个省（区、市）中，山东、浙江、江苏的县级医院综合竞争力指数贡献度排名前三，分别是29%、28%、27%。这三个省份推进县域医共体建设，提升县级医院综合能力，引导优质资源下沉的工作卓有成效，县级医院的卫生服务能力得到明显提升。全国有11个省（区）县级医院综合竞争力指数贡献度为0，另有7个省（区）县级医院综合竞争力指数贡献度低于10%，可见，要做到大病不出县，使群众享受县域优质医疗卫生资源还需要一个漫长的过程。

除了直辖市以外，全国共有12个省（区）顶级和省单医院的综合竞争力指数贡献度超过50%，分别是福建、辽宁、云南、山西、江西、吉林、甘肃、新疆、海南、内蒙古、青海和宁夏，其中云南、山西、海南、内蒙古、青海、宁夏的优质医疗资源集中在省会（首府）城市大医院，区域医疗资源分布仍有较大的优化空间。

近年来随着国家和地方政府不断出台扶持和促进中医药事业传承发展的政策，各地中医医院也得到不同程度的发展，2021年共有8个省（区、市）的中医医院综合竞争力指数贡献度比2020年有所提升，6个省（市）比2021年有所下降，有17个省（区）与2020年持平。

社会办医·单体医院贡献度各省（区、市）都偏低。2021年社会办医·单体医院综合竞争力指数贡献度最高的为河南（贡献度为22%），其次为陕西（贡献度为21%）。排名前十的省（市）中，上海（贡献度为2%）、四川（贡献度为0）社会办医·单体医院贡献度明显偏低（见表2）。这表明这些省（市）优质医疗资源主要集中在公立医院。社会办医·单体医院在打造自身实力，提升竞争力方面还有很大的空间。

表2　2020～2021年31个省（区、市）医院综合竞争力指数贡献度

单位：%

名次	省（区、市）	顶级医院		省单医院		地级城市医院		县级医院		中医医院		社会办医·单体医院	
		2020年	2021年	2020年	2021年	2020年	2021年	2020年	2021年	2020年	2021年	2020年	2021年
1	广东	21	20	14	16	36	36	8	8	11	12	9	8
2	江苏	11	10	4	5	39	38	26	27	7	7	13	12
3	山东	13	14	8	11	30	30	32	29	9	7	7	7

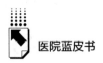

续表

名次	省（区、市）	顶级医院		省单医院		地级城市医院		县级医院		中医医院		社会办医·单体医院	
		2020年	2021年	2020年	2021年	2020年	2021年	2020年	2021年	2020年	2021年	2020年	2021年
4	浙江	18	18	10	11	22	22	28	28	12	12	10	10
5	北京	54	55	20	18	—	—	—	—	18	20	8	7
6	湖北	24	25	3	3	36	37	12	13	11	11	14	11
7	上海	59	67	23	12	—	—	—	—	16	19	2	2
8	河南	12	12	20	19	27	26	5	5	16	16	21	22
9	福建	24	28	25	24	23	22	3	5	15	11	10	10
10	四川	15	16	19	16	36	37	14	15	15	16	1	0
11	湖南	29	29	5	5	30	30	15	15	19	19	2	2
12	河北	12	12	18	19	35	36	9	7	9	9	17	18
13	辽宁	32	32	34	34	6	6	6	6	9	9	13	13
14	安徽	16	16	23	24	16	16	14	14	13	13	17	16
15	陕西	26	23	13	17	13	12	0	0	31	27	17	21
16	黑龙江	22	22	27	27	20	19	0	0	21	21	11	11
17	广西	11	10	33	34	24	24	10	10	22	22	0	0
18	云南	12	12	54	57	10	10	4	5	8	8	12	8
19	山西	27	12	42	55	0	0	0	0	28	24	3	9
20	天津	40	45	33	24	—	—	—	—	27	31	0	0
21	江西	28	29	26	26	22	22	0	0	19	19	5	5
22	吉林	57	50	18	16	0	0	11	10	14	13	0	11
23	重庆	43	36	41	36	—	—	—	—	16	13	0	7
24	贵州	13	15	28	19	23	26	8	9	20	22	8	9
25	甘肃	39	42	24	26	0	0	0	0	29	32	8	0
26	新疆	50	50	17	17	0	0	0	0	18	18	14	14
27	海南	0	0	81	88	0	0	0	0	8	0	11	12
28	内蒙古	0	0	88	86	0	0	0	0	12	14	0	0
29	青海	0	0	86	86	0	0	0	0	14	14	0	0
30	宁夏	48	47	52	53	0	0	0	0	0	0	0	0
31	西藏	0	0	0	0	0	0	0	0	0	0	0	0

注："—"表示直辖市不参与该榜单排名。

资料来源：广州艾力彼医院管理中心数据库。

各省（区、市）的医院综合竞争力指数与该地区的经济、人口关系密切。统计分析结果显示，综合竞争力排名与各省（区、市）GDP、人口相关性显现较强的正相关关系，医院综合竞争力指数排名与各省（区、市）GDP 的相关系数为 0.86，与人口的相关系数为 0.77。广东常住人口数量全国最多，GDP 排第 1 名，医院综合竞争力指数排全国第 1 名。江苏 GDP 排第 2 名，人均 GDP 仅次于北京、上海，排全国第 3 名，医院综合竞争力指数排第 2 名。山东常住人口数量在全国排第 2 名，GDP 在全国排第 3 名，医院综合竞争力指数排全国第 3 名。医院综合竞争力指数排名靠后的省（区、市），其 GDP 或人均 GDP 排名均较靠后。

在直辖市的医院综合竞争力指数排名中，北京和上海优势明显，医院综合竞争力指数最高的是北京，天津、重庆的医院综合竞争力指数远远低于北京和上海。顶级医院综合竞争力指数贡献度在直辖市中起到决定性作用，上海顶级医院贡献度达到 67%，北京顶级医院贡献度达到 55%。2021 年北京、上海、天津中医医院综合竞争力指数贡献度有所上升，重庆的中医医院综合竞争力指数贡献度有所下降。社会办医·单体医院在直辖市中的发展空间非常有限，贡献度也比较低，值得一提的是 2021 年重庆社会办医·单体医院的贡献度有了零的突破。各直辖市中，GDP 上海最高，北京排第 2 名，重庆排第 3 名，常住人口重庆最高，其次是上海、北京和天津。由此可见，4 个直辖市医院综合竞争力指数排名与 GDP 和常住人口的排名有些不一致。

（二）省会（首府）城市、计划单列市医院竞争力评价

各省（区）的经济、政治、文化中心一般在省会（首府）城市，因而全省（区）最优质的医疗资源往往聚集在省会（首府）城市、计划单列市。省会（首府）城市医院综合竞争力排前 5 位的依次是广州、杭州、武汉、南京和长沙。广州连续多年稳居省会（首府）城市医院综合竞争力指数首位，杭州则上升到第 2 名。总体而言，省会（首府）城市、计划单列市医院竞争力格局趋于稳定，名次变化不大。厦门上升 5 名，挤进前 10 名，西安和深圳上升了 3 名，贵阳下降了 4 名，合肥和石家庄下降了 3 名。从地区分布而言，省单医院综合竞争力依然存在明显不均衡现象，东、中、西部差异性较大，5 强城市中 2 个位于东部、3 个来自中部，排后 5 名的城市中 4

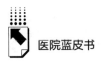

个位于西部、1个位于东部，拉萨至今未有一家医院进入全国100强（见表3）。

表3 2021年省会（首府）、计划单列市医院综合竞争力指数

名次	名次变化	城市	顶级医院	省单医院	县级医院	中医医院	社会办医·单体医院	综合竞争力指数
1	—	广州	0.185	0.090	0	0.048	0.013	0.336
2	—	杭州	0.099	0.028	0	0.060	0.022	0.208
3	—	武汉	0.102	0.013	0	0.035	0.031	0.182
4	↑2	南京	0.063	0.049	0	0.026	0.034	0.172
5	↓1	长沙	0.081	0.015	0.029	0.043	0.005	0.172
6	↓1	郑州	0.038	0.062	0.008	0.035	0.017	0.160
7	↑3	西安	0.051	0.038	0	0.022	0.036	0.147
8	—	济南	0.058	0.051	0	0.024	0.005	0.139
9	↓2	成都	0.044	0.045	0.021	0.026	0	0.136
10	↑5	厦门*	0.030	0.058	0	0.012	0.031	0.130
11	↓2	沈阳	0.044	0.053	0	0.022	0.010	0.129
12	—	哈尔滨	0.037	0.045	0	0.036	0	0.118
13	↓2	昆明	0.017	0.077	0	0.011	0.010	0.114
14	↑3	深圳*	0.016	0.068	0	0.012	0.018	0.114
15	↑1	太原	0.015	0.068	0	0.030	0	0.114
16	↓3	合肥	0.037	0.054	0.007	0.013	0	0.111
17	↓3	石家庄	0.032	0.049	0	0.012	0.014	0.107
18	↑1	南宁	0.017	0.054	0	0.025	0	0.096
19	↓1	福州	0.054	0.013	0.006	0.021	0	0.094
20	—	长春	0.053	0.017	0	0.013	0.006	0.089
21	—	宁波*	0	0.040	0.033	0	0.009	0.083
22	—	大连*	0.032	0.027	0.015	0	0.006	0.079
23	↑2	南昌	0.032	0.029	0	0.012	0	0.073
24	↑2	兰州	0.030	0.018	0	0.023	0	0.071
25	↑2	乌鲁木齐	0.034	0.012	0	0.012	0.010	0.069
26	↓2	海口	0	0.059	0	0	0.008	0.067
27	↓4	贵阳	0.014	0.019	0	0.021	0.009	0.064
28	↑1	青岛*	0.019	0.026	0.009	0	0	0.055

名次	名次变化	城市	顶级医院	省单医院	县级医院	中医医院	社会办医·单体医院	综合竞争力指数
29	↓1	呼和浩特	0	0.037	0	0.006	0	0.043
30	—	西宁	0	0.036	0	0.006	0	0.042
31	—	银川	0.015	0.017	0	0	0	0.032
32	—	拉萨	0	0	0	0	0	0

注：综合竞争力指数是数据标准化之后各层次、各类型医院竞争力加权之和，标＊的为计划单列市。

资料来源：广州艾力彼医院管理中心数据库。

医院综合竞争力指数最高的省会城市是广州，且与其他省会（首府）城市相比优势明显。2020～2021年，广州顶级医院综合竞争力指数贡献度从57%降到55%，省单医院综合竞争力指数贡献度从24%上升到27%，中医医院综合竞争力指数贡献度略有上升，从13%提升到14%，社会办医·单体医院综合竞争力指数贡献度从6%降到4%，虽然各类型医院综合竞争力指数贡献度差距在缩小，但不均衡现象仍然明显。相比之下，2021年医院综合竞争力指数排第2名的杭州，顶级医院综合竞争力指数贡献度为47%，省单医院综合竞争力指数贡献度为13%，中医医院综合竞争力指数贡献度为29%，社会办医·单体医院综合竞争力指数贡献度为11%，可以明显看出杭州西医综合医院和中医综合医院的优质医疗资源均衡性好于广州。各省会（首府）城市社会办医·单体医院综合竞争力指数贡献度整体偏低，顶级医院和省单医院综合竞争力指数贡献度普遍较高，说明各类型医院发展存在较明显的不均衡性。2021年中医医院综合竞争力指数贡献度超过30%的省会城市有哈尔滨、兰州和贵阳，可见在这三个省会城市中中医医院还是占据一定的位置的。海口、银川和拉萨三个省会（首府）城市没有中医医院100强，另外计划单列市宁波、大连和青岛也没有中医医院100强，可见，省会（首府）城市和计划单列市在中医医院方面还大有可为（见表4）。

计划单列市中，除了宁波外，深圳、厦门、大连、青岛均有医院进入顶级医院100强，有医院进入中医医院100强的计划单列市只有厦门和深圳。

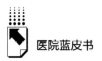

表4　2020~2021年省会（首府）城市、计划单列市医院综合竞争力指数贡献度

单位：%

名次	城市	顶级医院		省单医院		县级医院		中医医院		社会办医·单体医院	
		2020年	2021年	2020年	2021年	2020年	2021年	2020年	2021年	2020年	2021年
1	广州	57	55	24	27	0	0	13	14	6	4
2	杭州	47	47	13	13	0	0	29	29	10	11
3	武汉	53	56	7	7	0	0	19	19	22	17
4	南京	40	37	24	28	0	0	17	15	18	20
5	长沙	47	47	8	8	16	17	25	25	3	3
6	郑州	24	24	41	39	5	5	22	22	8	11
7	西安	42	35	21	26	0	0	18	15	20	25
8	济南	43	42	30	37	0	0	18	17	9	4
9	成都	30	32	37	33	14	16	17	19	3	0
10	厦门*	14	23	54	45	0	0	11	9	21	24
11	沈阳	36	34	42	41	0	0	18	17	4	8
12	哈尔滨	32	31	38	38	0	0	30	30	0	0
13	昆明	14	14	63	67	0	0	9	9	14	9
14	深圳*	16	14	54	60	0	0	12	11	18	15
15	太原	28	13	44	60	0	0	29	27	0	0
16	合肥	34	33	47	48	6	7	12	12	0	0
17	石家庄	29	30	46	46	0	0	11	11	13	13
18	南宁	18	18	56	56	0	0	26	26	0	0
19	福州	55	58	13	13	0	7	32	22	0	0
20	长春	64	59	20	19	0	0	16	15	0	7
21	宁波*	0	0	48	49	41	40	0	0	11	11
22	大连*	40	40	33	34	19	19	0	0	8	8
23	南昌	43	44	40	39	0	0	17	17	0	0
24	兰州	42	42	26	26	0	0	32	32	0	0
25	乌鲁木齐	50	50	17	17	0	0	18	18	14	14
26	海口	0	0	81	88	0	0	8	0	11	12
27	贵阳	19	22	40	29	0	0	29	34	12	15
28	青岛*	44	35	34	48	21	17	0	0	0	0
29	呼和浩特	0	0	88	86	0	0	12	14	0	0
30	西宁	0	0	86	86	0	0	14	14	0	0
31	银川	48	47	52	53	0	0	0	0	0	0
32	拉萨	0	0	0	0	0	0	0	0	0	0

注：标*的为计划单列市。

资料来源：广州艾力彼医院管理中心数据库。

受新冠肺炎疫情的影响，2020 年省会（首府）城市和计划单列市的人均 GDP 有所降低。医院综合竞争力指数排前 5 名的省会城市人均 GDP 超过 12 万元。排名靠后的西部省会（首府）城市，其人口数量、人均 GDP 排名也相对靠后。计划单列市中，深圳经济实力最强、人口规模最大，但其医院综合竞争力指数却落后于厦门，差距体现在顶级医院和社会办医·单体医院上，因此深圳的医疗资源在公立医院与社会办医院之间的分布方面还有较大的提升空间。相关性分析表明，省会（首府）城市、计划单列市医院综合竞争力指数排名与该城市的常住人口数量、人均 GDP 呈正相关。

（三）地级城市医院竞争力评价

在地级城市医院综合竞争力指数 30 强中，江苏入围城市数量最多，有 9 个，其次是广东，有 6 个城市入围（见表 5）。苏州、温州、徐州在地级城市中排前 3 名，这 3 个地级城市都有医院进入顶级医院 100 强，苏州与其他地级城市相比，医院竞争优势明显。烟台是唯一一个有医院进入顶级医院 100 强，但是排名不在前 10 的地级城市，这充分说明烟台的优质医疗资源分布不均。与 2020 年相比，陕西咸阳、广东茂名重新挤进 30 强，而广东中山、四川南充则掉出 30 强。汕头地区新增 1 家医院跃进地级城市医院 100 强，使其从 2020 年的第 19 名提升到 2021 年的第 14 名。广东的东莞、江苏的南通分别下降了 4 名和 3 名。在 30 强地级城市中，中医医院和社会办医·单体医院综合竞争力指数贡献度普遍偏低，陕西咸阳是唯一的中医医院综合竞争力指数贡献度超过地级城市医院的城市，社会办医·单体医院综合竞争力指数贡献度较高的是江苏宿迁，高达 70%（见表 6）。

表 5　2021 年地级城市医院综合竞争力指数 30 强

名次	变化	城市	省份	顶级医院	地级城市医院	县级医院	中医医院	社会办医·单体医院	综合竞争力指数
1	—	苏州	江苏	0.021	0.071	0.104	0.010	0.020	0.225
2	—	温州	浙江	0.018	0.053	0.034	0.010	0.011	0.125
3	—	徐州	江苏	0.018	0.055	0.018	0.011	0.016	0.117

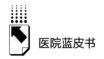
续表

名次	变化	城市	省份	顶级医院	地级城市医院	县级医院	中医医院	社会办医·单体医院	综合竞争力指数
4	—	潍坊	山东	0	0.022	0.055	0.011	0.007	0.096
5	↑2	金华	浙江	0	0.022	0.047	0.009	0.014	0.092
6	↓1	佛山	广东	0	0.062	0	0.013	0.014	0.088
7	↑1	无锡	江苏	0	0.039	0.038	0.010	0	0.087
8	↑2	济宁	山东	0	0.052	0.019	0	0.010	0.081
9	—	临沂	山东	0	0.026	0.041	0.010	0	0.077
10	↓4	东莞	广东	0	0.039	0	0.011	0.026	0.076
11	—	常州	江苏	0	0.045	0.007	0.011	0	0.063
12	↑1	烟台	山东	0.015	0.028	0.016	0	0	0.059
13	↑2	宿迁	江苏	0	0	0.017	0	0.040	0.057
14	↑5	汕头	广东	0	0.046	0	0	0.010	0.056
15	↓3	南通	江苏	0	0.025	0.024	0	0.006	0.055
16	—	泰州	江苏	0	0.018	0.037	0	0	0.055
17	—	江门	广东	0	0.021	0.022	0.011	0	0.054
18	—	襄阳	湖北	0	0.033	0.008	0.011	0	0.052
19	↑1	沧州	河北	0	0.039	0	0.012	0	0.051
20	↑1	绍兴	浙江	0	0.015	0.035	0	0	0.050
21	↑2	柳州	广西	0	0.038	0	0.011	0	0.049
22	—	湛江	广东	0	0.037	0.012	0	0	0.049
23	↑1	新乡	河南	0	0.039	0	0	0.007	0.046
24	↑1	十堰	湖北	0	0.045	0	0	0	0.045
25	新上榜	咸阳	陕西	0	0.013	0	0.019	0.011	0.044
26	—	扬州	江苏	0	0.037	0	0	0.004	0.041
27	↑1	泉州	福建	0	0.039	0	0	0	0.039
28	↓1	镇江	江苏	0	0.028	0.011	0	0	0.039
29	↑1	台州	浙江	0	0.024	0.014	0	0	0.038
30	新上榜	茂名	广东	0	0.012	0.016	0.010	0	0.038

注：综合竞争指数是数据标准化之后各层次、各类型医院竞争力加权之和。

资料来源：广州艾力彼医院管理中心数据库。

表6　2020～2021年地级城市不同类型医院综合竞争力指数贡献度

单位：%

名次	城市	顶级医院		地级城市医院		县级医院		中医医院		社会办医·单体医院	
		2020年	2021年	2020年	2021年	2020年	2021年	2020年	2021年	2020年	2021年
1	苏州	10	9	33	31	45	46	4	4	9	9
2	温州	14	14	42	42	27	27	8	8	9	9
3	徐州	15	15	48	47	15	15	9	9	13	13
4	潍坊	0	0	20	23	65	58	10	12	5	7
5	金华	0	0	23	23	50	51	10	10	16	15
6	佛山	0	0	56	70	20	0	12	14	12	15
7	无锡	0	0	44	45	45	44	11	12	0	0
8	济宁	0	0	67	64	24	23	0	0	9	13
9	临沂	0	0	35	34	52	52	13	13	0	0
10	东莞	0	0	40	51	22	0	11	14	27	35
11	常州	0	0	71	71	11	11	18	18	0	0
12	烟台	24	25	48	47	29	28	0	0	0	0
13	宿迁	0	0	0	0	29	30	0	0	71	70
14	汕头	0	0	82	83	0	0	0	0	18	17
15	南通	0	0	39	45	38	44	0	0	23	12
16	泰州	0	0	34	33	66	67	0	0	0	0
17	江门	0	0	39	39	41	40	20	20	0	0
18	襄阳	0	0	63	64	15	16	21	21	0	0
19	沧州	0	0	76	76	0	0	24	24	0	0
20	绍兴	0	0	29	29	71	71	0	0	0	0
21	柳州	0	0	77	78	0	0	23	22	0	0
22	湛江	0	0	75	76	25	24	0	0	0	0
23	新乡	0	0	85	85	0	0	0	0	15	15
24	十堰	0	0	100	100	0	0	0	0	0	0
25	咸阳	未上榜	0	未上榜	30	未上榜	0	未上榜	44	未上榜	25
26	扬州	0	0	90	90	0	0	0	0	10	10
27	泉州	0	0	100	100	0	0	0	0	0	0
28	镇江	0	0	72	72	28	28	0	0	0	0
29	台州	0	0	63	63	37	37	0	0	0	0
30	茂名	未上榜	0	未上榜	33	未上榜	41	未上榜	26	未上榜	0

资料来源：广州艾力彼医院管理中心数据库。

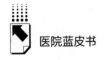

医院综合竞争力指数排名靠前的地级市,其常住人口、GDP 排名也比较靠前。广东和江苏两省地级市入围数量之和在 30 强中占 50%,而这两个省的 GDP 在全国也分别排第 1 名和第 2 名。苏州的 GDP 和常住人口遥遥领先,医院竞争力连续多年保持第一,可见医疗卫生水平与经济水平、人口等因素密切相关。对于一些经济水平较高(GDP 超过 1 万亿元)和常住人口较多(超过 700 万)的地级城市,如广东的佛山,江苏的无锡、南通,福建的泉州在地级城市 30 强中排名不是特别靠前,是因为其毗邻该省省会城市或计划单列市且交通便利,病人被虹吸到当地省会城市或计划单列市的大医院,因此交通也会影响当地医院的竞争力。

(四)区域医疗资源均衡性分析

1. 地级城市医院均衡指数分析

本报告以均衡指数(A/B 值)衡量医疗资源分布的均衡性。A/B 值中的 A 是入围地级城市医院 100 强、300 强或 500 强所在地级城市的数量,B 为本省(区)的地级城市总数。A/B 值越接近 1,表明医疗资源分布越均衡。

2021 年中国地级城市医院 100 强分布在全国 17 个省(区)的 75 个地级城市,东部地区 100 强均衡指数明显高于西部地区。地级城市医院 100 强均衡指数排前 3 名的省份依旧是江苏、浙江和广东,与 2020 年的排名一致。江苏 12 个地级城市中 11 个有医院进入 100 强(见表 7)。2021 年仍然有贵州、内蒙古、山西、吉林、甘肃、新疆、宁夏、海南、西藏和青海 10 个省(区)没有医院进入地级城市 100 强,因此这些省份 100 强均衡指数为 0。

2021 年中国地级城市医院 300 强分布在 188 个地级城市,比 2020 年少了 2 个地级城市,全国有 23 个省(区)入围 300 强。地级城市医院 300 强均衡指数达到 1.000 的省份有江苏、浙江、山东、福建和河南,可见所有地级城市均有医院进入地级城市医院 300 强。值得一提的是,广东虽然综合竞争力排名领先,并且 100 强均衡指数排第 3 名,但是 300 强均衡指数和 500 强均衡指数排名与 100 强均衡指数排名仍有较大差距。广东有 18 个地级城市共 46 家医院入围地级城市医院 500 强,其中有 26 家位于粤港澳大湾区。

根据以上数据可知，广东省医疗资源分布不均衡的局面仍未被打破，优质医疗资源主要集中在经济相对发达的城市。

2021年中国地级城市医院500强分布在257个地级城市，比2020年增加了2个，入围医院分布在25个省（区），其中有12个省份地级城市医院均衡指数达到1.000，即所有地级城市均有医院入围地级城市医院500强。

表7　2021年全国27个省（区）地级城市医院均衡指数情况

单位：个

省（区）	地级城市总数	100强入围城市数	100强均衡指数（排名）	300强入围城市数	300强均衡指数（排名）	500强入围城市数	500强均衡指数（排名）
江苏	12	11	0.917(1)	12	1.000(1)	12	1.000(1)
浙江	9	6	0.667(2)	9	1.000(1)	9	1.000(1)
广东	19	12	0.632(3)	15	0.789(10)	18	0.947(13)
山东	14	8	0.571(4)	14	1.000(1)	14	1.000(1)
湖北	12	6	0.500(5)	11	0.917(6)	12	1.000(1)
河北	10	5	0.500(5)	9	0.900(7)	10	1.000(1)
福建	7	3	0.429(7)	7	1.000(1)	7	1.000(1)
湖南	13	5	0.385(8)	11	0.846(8)	13	1.000(1)
河南	16	4	0.250(9)	16	1.000(1)	16	1.000(1)
四川	20	5	0.250(9)	12	0.600(14)	18	0.900(14)
陕西	9	2	0.222(11)	7	0.778(11)	9	1.000(1)
黑龙江	12	2	0.167(12)	4	0.333(21)	9	0.750(20)
安徽	15	2	0.133(13)	10	0.667(12)	15	1.000(1)
江西	10	1	0.100(14)	5	0.500(15)	8	0.800(18)
辽宁	12	1	0.083(15)	10	0.833(9)	12	1.000(1)
广西	13	1	0.077(16)	8	0.615(13)	10	0.769(19)
云南	15	1	0.067(17)	7	0.467(17)	13	0.867(16)
贵州	8	0	0(18)	4	0.500(15)	8	1.000(1)
内蒙古	11	0	0(18)	5	0.455(18)	9	0.818(17)
山西	10	0	0(18)	4	0.400(19)	9	0.900(14)
吉林	8	0	0(18)	3	0.375(20)	5	0.625(24)
甘肃	13	0	0(18)	3	0.231(22)	7	0.538(25)
新疆	13	0	0(18)	2	0.154(23)	9	0.692(22)
宁夏	4	0	0(18)	0	0(24)	3	0.750(20)
海南	3	0	0(18)	0	0(24)	2	0.667(23)
西藏	6	0	0(18)	0	0(24)	0	0(26)
青海	7	0	0(18)	0	0(24)	0	0(26)

注：统计地级城市数量时不包括省会城市、计划单列市。

资料来源：广州艾力彼医院管理中心数据库。

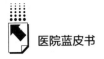
2. 县级医院均衡指数分析

2021 年中国县级医院 100 强分布在 90 个县，整体均衡指数为 0.048。县级医院 100 强、300 强和 500 强均衡指数排前 3 名的省份均是江苏、浙江、山东（见表 8）。县级医院 100 强均衡指数在 0.100 以上的只有 4 个省。整体来讲，东部地区县级医院 100 强均衡指数明显好于中西部地区，江苏县级医院 100 强分布均衡指数是 0.450，优势最明显。全国仍然有 11 个省（区）没有医院入选县级医院 100 强，这些省（区）主要集中在西部地区。2021年福建省增加了 1 家县级医院进入 100 强，因此福建省县级医院 100 强均衡指数排名从 2020 年的第 15 名提升到第 11 名。尽管在县级医院 100 强中，东部有 7 个省（区、市）入围，中部和西部则各有 5 个省（区、市）入围，从入围省（区、市）的数量看差距不大，但是入围县级医院 100 强的家数还存在很大差距，东部入围 100 强的医院共有 73 家，中部 17 家，西部 10 家，与中、西部地区相比，东部依然有绝对的竞争优势。虽说近几年西部县级医院在医疗服务能力方面正在逐步缩小与东、中部的差距，但要挤进 100 强还需要时间，发展不平衡的现象依然存在。

县级医院 300 强分布在 280 个县，较 2020 年增加了 2 个县。均衡指数排前 5 名的分别是江苏、浙江、山东、湖北、广东，其均衡指数均在 0.280 以上。与 100 强相比，300 强县级医院分布更加均衡。500 强县级医院分布在 453 个县，较 2020 年只增加了 1 个县。县级医院均衡指数排名靠后的主要是西部地区的省（区），比如宁夏、青海和西藏，这 3 个省（区）还没有一家县级医院进入 100 强、300 强、500 强。西部其他的省（区）也只有少数县级医院竞争力较强，县级医院优质资源匮乏，综合能力有待提升。

表 8 2021 年全国 28 个省（区、市）县级医院均衡指数情况

单位：个

省（区、市）	县域总数	100 强入围个数	100 强均衡指数（排名）	300 强入围个数	300 强均衡指数（排名）	500 强入围个数	500 强均衡指数（排名）
江苏	40	18	0.450（1）	33	0.825（1）	39	0.975（1）
浙江	53	16	0.302（2）	30	0.566（2）	34	0.642（3）

省(区、市)	县域总数	100强入围个数	100强均衡指数(排名)	300强入围个数	300强均衡指数(排名)	500强入围个数	500强均衡指数(排名)
山东	78	19	0.244(3)	44	0.564(3)	64	0.821(2)
广东	57	6	0.105(4)	16	0.281(5)	25	0.439(6)
重庆	12	1	0.083(5)	1	0.083(14)	6	0.500(5)
湖北	64	5	0.078(6)	22	0.344(4)	33	0.516(4)
安徽	59	3	0.051(7)	11	0.186(9)	22	0.373(8)
辽宁	41	2	0.049(8)	8	0.195(7)	15	0.366(9)
湖南	86	4	0.047(9)	16	0.186(10)	30	0.349(11)
四川	128	5	0.039(10)	21	0.164(11)	31	0.242(12)
福建	53	2	0.038(11)	10	0.189(8)	19	0.358(10)
广西	70	2	0.029(12)	5	0.071(15)	11	0.157(16)
吉林	39	1	0.026(13)	5	0.128(12)	9	0.231(13)
河南	103	2	0.019(14)	22	0.214(6)	43	0.417(7)
河北	118	2	0.017(15)	13	0.110(13)	24	0.203(14)
贵州	72	1	0.014(16)	3	0.042(18)	5	0.069(20)
云南	112	1	0.009(17)	6	0.054(17)	11	0.098(18)
海南	15	0	0(18)	1	0.067(16)	3	0.200(15)
新疆	94	0	0(18)	3	0.032(20)	5	0.053(21)
黑龙江	67	0	0(18)	2	0.030(21)	2	0.030(23)
江西	73	0	0(18)	3	0.041(19)	9	0.123(17)
陕西	76	0	0(18)	2	0.026(22)	7	0.092(19)
内蒙古	80	0	0(18)	2	0.025(23)	3	0.038(22)
甘肃	69	0	0(18)	1	0.014(24)	2	0.029(24)
山西	91	0	0(18)	0	0(25)	1	0.011(25)
宁夏	13	0	0(18)	0	0(25)	0	0(26)
青海	37	0	0(18)	0	0(25)	0	0(26)
西藏	66	0	0(18)	0	0(25)	0	0(26)

资料来源:广州艾力彼医院管理中心数据库。

二 百千万国家临床专科能力建设分析

2021年10月,国家卫健委为进一步加强临床专科能力建设,充分发挥临床专科能力建设对推动公立医院高质量发展的重要作用,发布了《"十四五"国家临床专科能力建设规划》。从建设国际高水平临床专科、普遍提升主要临床专科能力、促进临床专科能力均衡发展以及补齐薄弱专科资源短板四个方向加强临床专科能力建设。

《规划》按照"分级负责、分层建设、统筹规划、统一部署"的原则明确不同层面的临床重点专科建设责任和任务。通过实施临床重点专科"百千万工程",促进临床专科均衡、持续发展。为避免资源过度集中,原则上国家医学中心和委属委管医院不再作为各省(区、市)国家项目建设单位,并且相关项目应当适度向非省会(首府)城市倾斜,省会(首府)城市项目占比不超过60%。具体而言,在国家层面,5年累计支持各省(区、市)建设不少于750个国家临床重点专科建设项目;在省级层面,31个省(区、市)5年累计支持不少于5000个省级临床重点专科建设项目;在市(县)级层面,31个省(区、市)5年累计支持不少于10000个地市级和县级临床专科能力建设项目(见表9)。

表9　"十四五"期间临床重点专科"百千万工程"建设数量

层级	临床重点专科"百千万工程"建设数量
国家层面	每年至少支持150个国家临床重点专科建设项目,5年累计不少于750个
省级层面	每年至少支持1000个省级临床重点专科建设项目,5年累计不少于5000个
市(县)级层面	5年累计不少于10000个

资料来源:国家卫生健康委员会《"十四五"国家临床专科能力建设规划》。

在国家层面,明确关键领域的临床核心专科发展方向,建设国际高水平临床专科(见表10)。根据我国居民疾病谱,选择致死致残率较高、严重影响人民健康的恶性肿瘤、心脑血管疾病等重大疾病相关专科进行普惠性建设,进一步扩充优质医疗资源。支持高质量医院结合我国居民未来诊治需求,在临床核心专科中选取致死率较高的临床专科进行重点建设,争取解决一批"卡脖子"技术,推动相关专科进入国际前列。

表10   国家层面的临床核心专科能力建设方向

疾病范围	诊疗领域
心血管系统疾病	心血管疾病内科（含介入）治疗、心脏大血管外科治疗
神经系统疾病	颅脑外伤外科治疗、颅内肿瘤综合治疗（含手术、放疗、化疗、靶向治疗、免疫治疗等）
急危重症	危重症综合治疗（包括急诊和重症）
呼吸系统疾病	慢性阻塞性肺病、哮喘综合治疗、重症肺炎综合治疗、呼吸衰竭综合治疗
	肺癌综合治疗（含手术、放疗、化疗、靶向治疗、免疫治疗等）
消化系统疾病	胃癌、结直肠癌、肝癌等消化系统肿瘤综合治疗（含手术、放疗、化疗、靶向治疗、免疫治疗等）
妇产系统疾病	卵巢癌、宫颈癌、乳腺癌等妇产科肿瘤综合治疗（含手术、放疗、化疗、靶向治疗、免疫治疗等）

资料来源：国家卫生健康委员会《"十四五"国家临床专科能力建设规划》。

另外，《规划》还明确省级层面以及地市和县域层面临床专科资源短板补齐方向。根据近10年来临床重点专科建设基础，结合近5年来患者跨省（区、市）就医和经济社会发展的区域特点，针对不同地区就医需求、各省（区、市）人口数量和其国家临床重点专科项目数量，有针对性地加强部分专科建设。在省级层面，东北、西北、华北等地区重点加强心脑血管疾病相关专科能力建设，西南地区和东南地区重点加强消化系统疾病、外科创伤性疾病等相关专科能力建设；在地市和县域层面，以市属医院和县级医院为基础，围绕肿瘤科、心内科、胸外科、普外科、呼吸科、妇产科、麻醉科、重症医学科、骨科、儿科、病理科、检验科、医学影像科等基础专科加强建设（见表11）。

表11   省级、地市和县域层面临床专科资源短板补齐方向

临床专业	重点省（区、市）
肿瘤科（含放疗科、肿瘤内科、肿瘤外科）	内蒙古、新疆、广西、云南、河北、山东、重庆、福建、陕西等
心内科	河北、山西、内蒙古、山东、陕西等
神经内科	黑龙江、吉林、辽宁、河北、山西、内蒙古、陕西、新疆、河南等

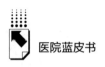
续表

临床专业	重点省（区、市）
呼吸内科	河北、山西、福建、江西、山东、海南、云南、四川、重庆、甘肃等
消化内科	云南、广西、贵州、福建、海南等
心血管外科	内蒙古、新疆、广西、云南、贵州、四川、西藏等
胸外科	山西、辽宁、黑龙江、吉林、浙江、安徽、福建、江西、山东、广西、贵州、云南、陕西、甘肃、新疆等
神经外科	河北、山西、福建、贵州、云南、青海、新疆等
胃肠外科	河北、山西、安徽、山东、河南、广西、重庆、海南、四川、贵州、云南、陕西等
骨科（含手外科、脊柱外科）	黑龙江、福建、江西、贵州、青海、广西、海南、甘肃、宁夏、新疆等
妇产科	河北、山西、内蒙古、辽宁、吉林、安徽、福建、江西、广西、重庆、四川、云南、甘肃、陕西、西藏等
儿科（含新生儿科）	天津、山西、黑龙江、安徽、山东、河南、广西、海南、云南、甘肃、宁夏等
病理科、检验科、医学影像科	河北、福建、江西、贵州、云南、西藏、甘肃、山西、内蒙古、广西、海南、青海等
重症医学科	内蒙古、新疆、广西、云南、贵州、四川、重庆、海南、河北、河南、江西等

资料来源：国家卫生健康委员会《“十四五”国家临床专科能力建设规划》。

同时，《规划》明确了未来关键领域技术创新方向（见表12）。根据我国未来疾病诊疗领域的需求和发展趋势，支持再生医学、精准医疗、脑科学、人工智能、生物医学等关键技术领域进行创新，通过与大学、研究单位合作等形式加强复合型创新团队建设，加强临床诊疗技术创新、应用研究和成果转化，争取在关键领域实现重大突破。

表12 关键领域技术创新方向

疾病领域	支持方向
恶性肿瘤治疗	免疫治疗、靶向治疗、精准放疗、肿瘤发病和治疗基因研究
心血管病治疗	再生医学治疗心血管系统疾病、人工心脏、心肌梗死再灌注治疗方法改进、抗高血压新型药物研发
脑血管疾病和脑神经疾病治疗	脑梗死再灌注治疗方法改进、再生医学治疗脑梗死后遗症、脑卒中综合预防策略研究、阿尔兹海默病治疗研究、癫痫治疗研究、生物医学技术重建脑功能

续表

疾病领域	支持方向
重症医学	危重症综合救治策略、呼吸循环综合支持策略
呼吸疾病治疗	再生医学治疗慢性阻塞性肺病、生物免疫方法治疗哮喘、呼吸功能支持、呼吸道传染病重症患者救治
代谢性疾病	高血压相关血管受体研究和治疗药物研发、生物技术重建胰岛功能治疗糖尿病、脂代谢异常相关基因确认及治疗药物研发
外科	人工智能辅助手术(手术机器人研发及应用)、微创手术、肿瘤外科切除综合策略研究、外科用组织工程产品研发及应用、运动功能外科重建与恢复
妇产科	妇科肿瘤综合治疗策略、人工辅助生殖技术升级、胎儿宫内手术治疗技术
儿科	新生儿危重症救治策略、儿童血液系统肿瘤救治策略、先天性疾病救治
其他	人体菌群微生态研究与转化(治疗过敏性鼻炎、皮炎、肠炎、哮喘等)、口腔功能重建(包括牙齿、黏膜、舌等)、人工角膜

资料来源:国家卫生健康委员会《"十四五"国家临床专科能力建设规划》。

从2016年起,艾力彼逐步对县级综合医院的17个专科、地级综合医院的19个专科、省单综合医院的22个专科和中医医院的21个专科进行分层分类的排名(见表13),为各级综合医院的临床专科提供高质量发展的标杆。

表13 艾力彼各级医院上榜专科

序号	省单专科	地级专科	县级专科	中医专科
1	重症医学科	重症医学科	重症医学科	急诊科(含重症医学科)(临床)
2	神经外科	神经外科	神经外科	脑病科(研究/临床/优秀区县)
3	普通外科	普通外科	普通外科	外科(临床)
4	肿瘤内科	肿瘤内科	肿瘤内科	肿瘤科(研究/临床)
5	血液科	血液科	血液科	血液病科(研究)
6	泌尿外科	泌尿外科	泌尿外科	肝病科(研究/临床)
7	心血管内科	心血管内科	心血管内科	心病科(研究/临床/优秀区县)
8	肾脏内科	肾脏内科	肾脏内科	肾病科(研究/临床/优秀区县)
9	消化内科	消化内科	消化内科	脾胃病科(研究/临床/优秀区县)

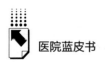

续表

序号	省单专科	地级专科	县级专科	中医专科
10	神经内科	神经内科	神经内科	肛肠科（临床）
11	内分泌科	内分泌科	内分泌科	内分泌科（研究/临床）
12	呼吸内科	呼吸内科	呼吸内科	肺病科（研究/临床/优秀区县）
13	骨科	骨科	骨科	骨伤科（研究/临床/优秀区县）
14	妇科	妇科	妇科	妇产科（研究/临床）
15	儿内科	儿内科	儿内科	儿科（研究/临床）
16	康复科	康复科	康复科	康复科（临床/优秀区县）
17	产科	产科	产科	老年病科（研究/临床）
18	心胸外科	心胸外科		针灸科（研究/临床/优秀区县）
19	健康管理科	健康管理科		推拿科（临床）
20	风湿免疫科			风湿病科（临床）
21	介入科			皮肤科（研究/临床）
22	急诊医学科			

资料来源：广州艾力彼医院管理中心数据库。

三　全国大型医用设备资源配置分析

2018年3月，经国务院批准，国家卫健委发布《大型医用设备配置许可管理目录（2018年）》（见表14）。目录分为甲类和乙类，甲类包括5类大型医用设备，由国家卫健委负责配置管理，乙类包括7类大型医用设备，由省级卫生计生委负责配置管理。其中新增重离子放射治疗系统为甲类大型医用设备，PET/CT、内窥镜手术器械控制系统（手术机器人）、直线加速器调整为乙类大型医用设备。

表14　大型医用设备配置许可管理目录（2018年）

甲类（国家卫生健康委员会 负责配置管理）	乙类（省级卫生计生委 负责配置管理）
一、重离子放射治疗系统	一、X线正电子发射断层扫描仪（英文简称PET/CT，含PET）
二、质子放射治疗系统	二、内窥镜手术器械控制系统（手术机器人）

续表

甲类(国家卫生健康委员会 负责配置管理)	乙类(省级卫生计生委 负责配置管理)
三、正电子发射型磁共振成像系统(英文简称 PET/MR)	三、64 排及以上 X 线计算机断层扫描仪(64 排及以上 CT)
四、高端放射治疗设备。指集合了多模态影像、人工智能、复杂动态调强、高精度大剂量率等精确放疗技术的放射治疗设备,目前包括 X 线立体定向放射治疗系统(英文简称 Cyberknife)、螺旋断层放射治疗系统(英文简称 Tomo)HD 和 HDA 两个型号、Edge 和 Versa HD 等型号直线加速器	四、1.5T 及以上磁共振成像系统(1.5T 及以上 MR)
五、首次配置的单台(套)价格在 3000 万元人民币(或 400 万美元)及以上的大型医疗器械	五、直线加速器(含 X 刀,不包括列入甲类管理目录的放射治疗设备)
	六、伽玛射线立体定向放射治疗系统(包括用于头部、体部和全身)
	七、首次配置的单台(套)价格在 1000 万~3000 万元人民币的大型医疗器械

资料来源:国家卫生健康委员会《大型医用设备配置许可管理目录 (2018 年)》。

2018 年 10 月,国家卫健委发布第一版 2018~2020 年全国大型医用设备配置规划,直至 2020 年 7 月,发布调整版 2018~2020 年大型医用设备配置规划。调整版和第一版的差异见图 1、图 2,调整文件中显示新增甲类大型医用设备配置规划 281 台,相比第一版增加 55 台,乙类大型医用设备新增规划配置 12487 台,相比第一版增加 2616 台。调整版中乙类设备数量变化较大的是 64 排及以上 CT 和 1.5T 及以上 MR,两者新增数量占乙类新增规划配置设备的 81%。

《"健康中国 2030"规划纲要》在提供优质高效的医疗服务的部分中提到,县域和市域内基本医疗卫生资源按常住人口和服务半径合理布局,实现人人享有均等化的基本医疗卫生服务;省级及以上分区域统筹配置,整合推进区域医疗资源共享,基本实现优质医疗卫生资源配置均衡化,省域内人人享有均质化的危急重症、疑难病症诊疗和专科医疗服务;提升医疗服务同

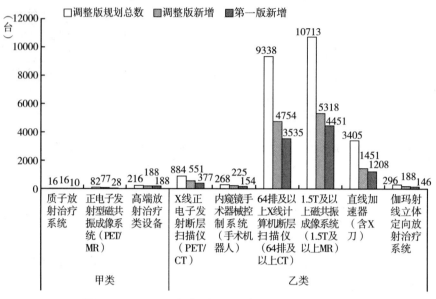

图1　2018～2020年大型医用设备配置规划数量分布

资料来源：国家卫生健康委员会《2018—2020年大型医用设备配置规划数量分布表》。

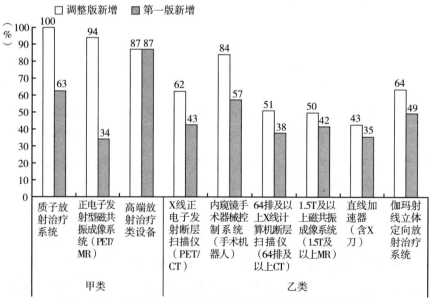

图2　2018～2020年大型医用设备配置规划新增设备占比情况
（分母均为调整版总数）

资料来源：国家卫生健康委员会《2018—2020年大型医用设备配置规划数量分布表》。

质化程度，基本实现医疗机构检查检验结果互认。从甲、乙类各区域设备规划占比情况来看，我国大型医用设备规划和各地区人口分布关系密切（见图3、图4），各类大型医用设备和人口分布的相关系数除质子放射治疗系统为0.76外，其他设备和人口分布的相关系数均能达0.90以上，甲、乙类设备按区域人口分配较为均匀，具体到六大地区的省（区、市），各省（区、市）设备数量与GDP的相关性高于人口的相关性。我国二甲及以上医院总数为7258家（三级及以上医院2996家、二甲医院4262家），现有乙类CT（4584台）和MR（5395台）主要配置在三级医院及少数二甲医院，规划新增部分的乙类MR和CT不仅补充三级医院的需求，而且更多地配备到二甲医院以提高其现有的影像设备水平。《国家卫生健康委办公厅关于加快推进检查检验结果互认工作的通知》（国卫办医函〔2021〕392号）提到，要推进检查检验结果互认互享，提高医疗资源利用效率。艾力彼认为实现检查检验结果互认需要达到三个基本条件：一是统一医用设备硬件基础；二是提升

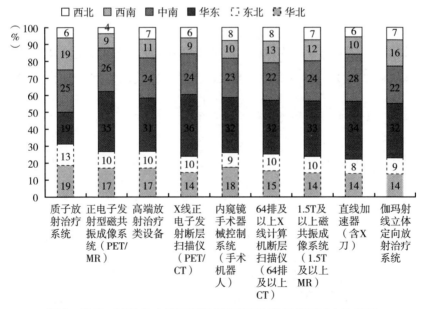

图3　2018~2020年大型医用设备配置规划数量各区域占比情况

资料来源：国家卫生健康委员会《2018—2020年大型医用设备配置规划数量分布表》。

现有技术人员的专业水平，保证高标准高质量的检查结果；三是通过建设信息共享平台，实现区域检查检验资料的互联互通。大型乙类设备下沉到区县级二甲医院，能为实现检查检验结果互认建立硬件基础，符合人人享受均等化基本医疗卫生服务，区域医疗资源配置均衡化的发展战略。

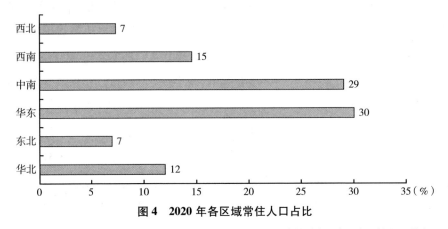

图 4　2020 年各区域常住人口占比

资料来源：国家卫生健康委员会编《2021 中国卫生健康统计年鉴》，中国协和医科大学出版社，2021。

如图 5、图 6 所示，手术机器人被调整为乙类设备后，手术机器人装机量出现爆发式增长，2019 ~ 2020 年我国手术机器人设备装机量年均增加 50

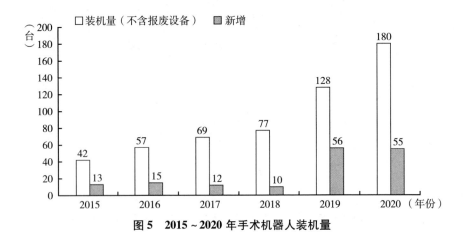

图 5　2015 ~ 2020 年手术机器人装机量

资料来源：IQVIA 艾昆纬。

多台，国家卫健委规划 2020 年总装机量达 268 台（不含港澳台地区）。截至 2021 年，国内手术机器人装机量已达 200 多台，日本手术机器人装机量约为 400 台（2015 年底为 194 台），韩国装机量为 110 多台。受益于国家层面的支持以及国产手术机器人辅助治疗技术的突破，从现有装机量和数量增长趋势来看，未来 5 年我国手术机器人装机总量有望和日本持平。

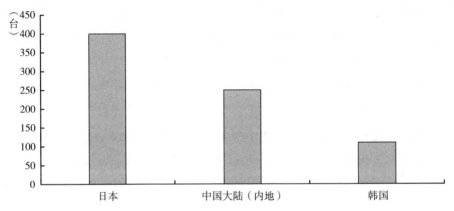

图 6　2021 年中日韩医院手术机器人装机量

资料来源：广州艾力彼医院管理中心数据库。

四　结语

从全国医疗资源情况来看，发展不平衡和分布不均衡的问题还是非常明显，东、中、西部存在很大差异，东部地区各个类型的医院都占有绝对的竞争优势，这也和东部的经济、人口和交通等因素呈正相关。2021 年中国 31 个省（区、市）医院综合竞争力指数排前 3 名的是广东、江苏和山东。省会（首府）城市医院综合竞争力指数最高的是广州，地级城市医院综合竞争力指数排前 3 名的是苏州、温州、徐州，这三个东部地级城市都有医院进入顶级医院 100 强。

近年来国家大力推动省市优质资源支持县级医院的发展，县级医院的综合能力和医疗技术水平正在逐步提升，尤其是西部县级医院在医疗服务

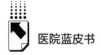

能力方面正在逐步缩小与东、中部的差距，但差距仍然较大。县级医院100强、300强和500强均衡指数排前3名的省份仍然是东部的江苏、浙江、山东。

《规划》根据我国居民疾病谱以及看病就医情况，统筹考虑不同层级医院、不同地区医疗资源和不同临床专科的发展情况，对临床专科能力建设做出整体性、系统性、制度性安排。实施"国家级临床重点专科往前带、省级临床重点专科均衡建、县级临床重点专科有序跟"的临床专科能力建设新模式。从《规划》可以看出，国家医疗资源整体将向中西部倾斜，并适当向人口密集、基础薄弱的省份倾斜。

大型医用设备资源规划在数量上与各区域经济社会发展水平、人口分布密集程度高度相关，与《"健康中国2030"规划纲要》中提到人人享有均等化的基本医疗卫生服务，人人享有均质化的危急重症、疑难病症诊疗和专科医疗服务的目标相符。调整版2018～2020年大型医用设备配置规划中新增12768台甲、乙类大型医用设备，一方面提高省市级医院医用设备配置水平，使其医用设备达到国际先进水平，发挥拥有优质医疗资源医院的龙头效应；另一方面补充医用装备配置较弱的区县级医院，逐步提高我国医用设备的平均水平，以实现区域医用设备均衡配备。

随着国家《"健康中国2030"规划纲要》、"公立医院高质量发展"战略、《规划》的推进，医疗资源进一步下沉到县级医院，优质资源向薄弱地区辐射，相信在未来中西部和县级医院的医疗技术水平、服务能力将会得到进一步的提升，并逐步适应"十四五"时期公立医院高质量发展的要求。

参考文献

［1］庄一强主编《医院蓝皮书：中国医院竞争力报告（2020～2021）》，社会科学文献出版社，2021。

［2］庄一强主编《医院蓝皮书：中国医院竞争力报告（2018～2019）》，社会科学文献出版社，2019。

［3］庄一强、曾益新主编《医院蓝皮书：中国医院竞争力报告（2017）》，社会科学文献出版社，2017。

［4］庄一强、曾益新主编《医院蓝皮书：中国医院竞争力报告（2016）》，社会科学文献出版社，2016。

［5］庄一强、刘庭芳主编《医院蓝皮书：中国医院评价报告（2018）》，社会科学文献出版社，2018。

［6］庄一强、王兴琳主编《中国医院评价报告（2020）》，社会科学文献出版社，2020。

［7］庄一强主编《民营医院蓝皮书：中国民营医院发展报告（2015）》，社会科学文献出版社，2015。

［8］国家卫生健康委员会编《2021中国卫生健康统计年鉴》，中国协和医科大学出版社，2021。

［9］中华人民共和国民政部编《中华人民共和国行政区划简册2020》，中国地图出版社，2019。

［10］国家统计局编《2019中国统计年鉴》，中国统计出版社，2019。

［11］世界卫生组织：《转型中的中国卫生体系》，2015。

［12］陈丽金、杜纯艳、黄奕祥：《医疗床位及相关资源供给趋势分析：基于中美对比分析思考我国医疗卫生领域的供给侧改革》，《中国卫生经济》2017年第3期。

［13］《中华人民共和国国民经济和社会发展第十四个五年规划和2035年远景目标纲要》，中华人民共和国中央人民政府网站，2021年3月12日，http://www.gov.cn/zhuanti/shisiwu/chrome/index.html#!/main。

［14］《国务院办公厅印发〈关于推动公立医院高质量发展的意见〉》，中华人民共和国中央人民政府网站，2021年6月4日，http://www.gov.cn/xinwen/2021-06/04/content_5615494.htm。

［15］《国家卫生健康委关于印发〈"十四五"国家临床专科能力建设规划〉的通知》，医政医管局网站，2021年10月18日，http://www.nhc.gov.cn/yzygj/s7657/202110/cd03f50d5ea4400794524290baef05a3.shtml。

［16］《中共中央 国务院印发〈"健康中国2030"规划纲要〉》，中华人民共和国中央人民政府网站，2016年11月20日，http://www.gov.cn/gongbao/2016-11/20/content_5133024.htm。

［17］《〈"十四五"医疗装备产业发展规划〉印发 提速医疗装备发展》，中华人民共和国中央人民政府网站，2021年12月28日，http://www.gov.cn/xinwen/2021-12/28/content_5664993.htm。

［18］《国家卫生健康委关于调整2018—2020年大型医用设备配置规划的通知》，中华人民共和国中央人民政府网站，2020年8月1日，http://www.gov.cn/

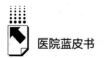

zhengce/zhengceku/2020 - 08/01/content_ 5531860. htm。

［19］《国家卫生健康委办公厅关于印发"千县工程"县医院综合能力提升工作方案（2021—2025 年）的通知》，中华人民共和国中央人民政府网站，2021 年 11 月 4 日，http：//www. gov. cn/zhengce/zhengceku/2021 - 11/04/content_ 5648771. htm。

主题报告

Theme Report

B.2

2021年县级、地级医院运营管理分析

王兴琳 刘嘉豪 李海贞[*]

摘　要： 本报告根据2016～2021年艾力彼县级、地级医院的数据库进行横向、纵向的对比分析，找出标杆医院的竞争力优势和存在的问题，为该层级医院的进一步发展提供数据支撑。地/县300强医院需要重视专科建设，提升医疗服务质量，由规模化向质量化转型，提高患者满意度，真正做到大病不出地/县。数据分析结果显示，地/县300强医院床位数增幅整体缩减，床位使用率下降到100%以下，平均住院天数呈下降态势。人力资源的合理配置是保证医院高质量发展的前提，2016～2021年随着床位数的增长，地/县300强医院职工人数呈现快速增长态势，医生人数和护士人数增长速度相当。由于快速诊断和快速检测的发展，医院

---

* 王兴琳，博士，广州艾力彼医院管理中心执行主任；刘嘉豪，广州艾力彼医院管理中心数据分析师；李海贞，广州艾力彼医院管理中心数据分析师。

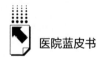
检查检验设备不断更新，医技人员数量也有明显增长，中高级职称人数和硕士学历人数增长较快，博士人数增长放缓，可见人才下沉还需要相关配套政策的支持。地/县 300 强医院医疗服务量先持续增长，2021 年出现下降拐点，年住院手术量总体呈增长趋势，充分体现了分级诊疗的建设成效。

关键词： 县级医院　地级医院　医疗技术　资源配置　医院运营

2019 年国家层面第一次推出统一的三级公立医院绩效考核指标体系，用一把尺子衡量三级公立医院绩效管理的成果，引导公立医院落实功能定位，坚持公益性，促进医院精细化管理，推进医院绩效管理变革，提高运营效率和医疗质量。医院发展模式由规模扩张型转向质量效益型，管理模式由粗放管理转向精细化管理，以实现社会效益和经济效益最大化。国家绩效考核政策的推行对公立医院绩效管理提出了新的挑战，引导公立医院从内部推动组织绩效管理变革，提高医院核心竞争力，以求在市场竞争中生存和发展。三级公立医院已经拿到连续三年的国家绩效考核结果，对医院而言，要在此次"国考"中脱颖而出，其需要尽快转变管理思维，有效提升自身管理水平。这也是建立现代医院管理制度的目标导向。从 2020 年开始，全国所有二级公立医院全面参加公立医院绩效考核。公立医院绩效考核既要体现公益性，还要关注经济和运营效益，寻求两者的平衡。

本报告根据 2016～2021 年艾力彼"地级城市医院 300 强"和"县级医院 300 强"榜单上的医院（以下简称"地/县 300 强医院"）数据进行研究与分析，主要从医院运营、资源配置、医疗技术三方面对医院竞争力进行分析。从不同的维度分析县级医疗机构现阶段存在的问题，为该层级的医院进一步发展提供数据支持和决策参考，帮助医院提升质量和运营效率，提升核心竞争力。

一 地/县300强医院：由规模化向质量化转型

（一）床位数增幅总体缩减

图1显示，地/县300强医院2021年床位数均值已经达到1863张，远远超出国家对地/县医院床位数的规定。国家卫健委在2015年发布的《全国医疗卫生服务体系规划纲要（2015—2020年）》中对各级各类医疗卫生机构的资源配置与功能定位提出明确的标准，严禁医院擅自增加床位、扩大建设规模。该纲要强调控制公立医院单体规模不合理的增长：县办综合医院床位数以约500张为宜；市办综合医院床位数以800张左右为宜，原则上不超过1200张；省办及以上综合医院床位数以1000张左右为宜，原则上不超过1500张。2016～2021年地/县300强医院的床位数增幅总体缩减，尤其是2018年以来，床位数增幅不大。2019年国家公立医院绩效考核强化医院落实功能定位，推动医院在发展模式上由规模扩张型转向质量效益型，为公立医院提供下一步的发展思路。目前大部分公立医院已完成规模扩张，尤其是

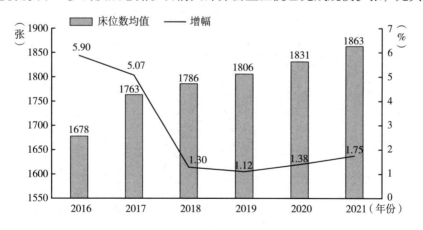

图1 2016～2021年地/县300强医院床位数均值与增幅

资料来源：广州艾力彼医院管理中心数据库。

地/县 300 强医院。地/县 300 强医院的床位数均值从 2016 年的 1678 张增加到 2021 年的 1863 张，这已经远远超过国家对三甲医院的要求。未来地/县 300 强医院将由规模化向质量化转型，重视内涵建设，提升医疗质量和服务，提高患者满意度，真正做到大病不出地/县。

（二）床位负荷量不足，运营压力增加

如图 2 所示，2019~2021 年地/县 300 强医院的床位使用率持续下降，尤其是三级综合医院床位使用率 2021 年显著下降，为 81.3%，提示床位的负荷量不足，可能会给医院的运营带来挑战和压力。

提升医院运营效率的重要方式是合理减少住院天数，2016~2021 年地/县 300 强医院的平均住院天数整体呈下降态势，2021 年与 2020 年持平，说明医院运营效率总体在提升。三级综合医院平均住院天数从 2016 年的 10.4 天下降到 2021 年的 9.3 天，接近 2018 年全国三级公立医院绩效考核水平的平均住院天数 9.1 天。可见，通过持续的改进，三级综合医院运营效率得到了很大的提升。

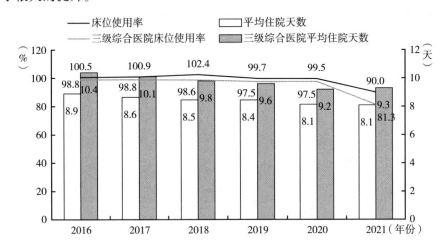

图 2 2016~2021 年地/县 300 强医院床位使用率和平均住院天数

资料来源：广州艾力彼医院管理中心数据库；国家卫生健康委员会编《2021 中国卫生健康统计年鉴》，中国协和医科大学出版社，2021。

（三）医护数稳步增长，医技数先增后降

与2016年比，2021年地/县300强医院床位数增长11.0%，医院职工总人数增长17.5%，医师人数增长18.5%，护士人数增长17.8%，医技人数增长12.3%（见图3）。随着医院床位的增多，医院需要相应增加更多的人力资源，数据表明人力资源的增长高于床位数增长6.5个百分点，尤其是医师人数增长速度最快，其次是护士和医技人数。随着"千县工程"政策的推进和实施，更多医生资源下沉到县级医院，人力资源的合理配置是保证医院高质量发展的前提。

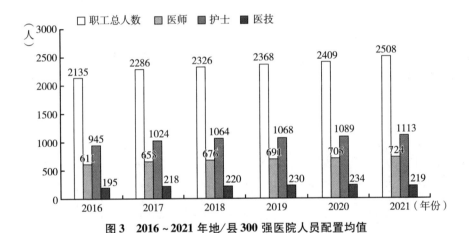

图3　2016～2021年地/县300强医院人员配置均值

资料来源：广州艾力彼医院管理中心数据库。

从医院的人员构成来看，2021年地/县300强医院中，医师人数占全院人数的28.9%，医技人数占8.7%，工勤技能人员占9.2%，管理人员占8.8%，护士占44.4%（见图4）。目前大部分医院后勤服务社会化，后勤服务更加专业，提高了服务质量，同时降低了运行成本。卫生技术人员占比达87%，《医疗机构专业技术人员岗位结构比例原则》要求卫生技术人员至少占医院总编制的70%，现在地/县300强医院已达到这个要求。较2016年，2021年医师人数占比增加0.3个百分点，护士人数占比增加0.2个百分点（见图5）。

2016～2021年地/县300强医院医床比和护床比总体呈现上升的趋势。

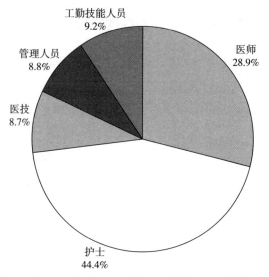

图4 2021年地/县300强医院人员构成（按岗位分）

资料来源：广州艾力彼医院管理中心数据库。

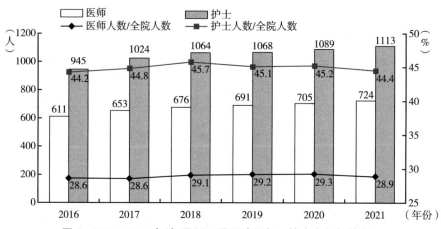

图5 2016～2021年地/县300强医院医师、护士人数与其占比

资料来源：广州艾力彼医院管理中心数据库。

2016年医床比为0.36，护床比为0.56，医护比为0.65，2021年医床比为0.40，护床比为0.61，平均每床配备0.40个医师和0.61个护士（见图6），都高于国家三级医院评审标准规定的比值。地/县300强医院医护比与国家三级综合医院医护比的平均值相当。

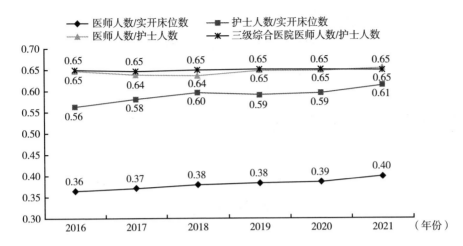

图6 2016~2021年地/县300强医院医床比、护床比和医护比

资料来源：广州艾力彼医院管理中心数据库；国家卫生健康委员会编《2021中国卫生健康统计年鉴》，中国协和医科大学出版社，2021。

（四）员工呈现双高（高级职称、硕博高学历）增长态势

提升人才竞争力是医院提升竞争力的关键。地/县300强医院的中高级职称人数和硕士学历人数增长速度较快，博士学历人数增长放缓（见图7）。

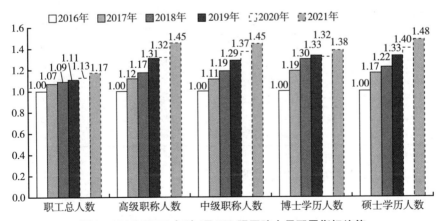

图7 2016~2021年地/县300强医院人员配置指标均值

说明：以2014年数据为基准值"1"。

资料来源：广州艾力彼医院管理中心数据库。

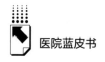

近年来，地/县医院非常注重人才培养和人才引进，员工整体水平已经有了很大的提高，但在高层次人才（如博士）的引进和培养方面还需要时间的积累和政策的扶持。虽然国家近年来不断推进分级诊疗和医联（共）体的建立，促进优质医疗资源下沉，但是要真正做到大病不出地/县，在当地解决多数群众看病的问题，需要吸引更多高层次人才到地/县医院。

二 地/县300强医院：服务量首现下降拐点，提质增效是关键

（一） 2021年医疗服务量出现下降拐点

2016～2020年地/县300强医院医疗服务量总体增长，2021年略有下降（见表1）。与2020年相比，2021年年门急诊量下降8.8%，年出院量下降7.1%，年住院手术量下降1.5%。年出院量和年住院手术量降幅小于年门急诊量降幅。

表1 2016～2021年地/县300强医院医疗服务量

单位：人次

年份	年门急诊量	年出院量	年住院手术量
2016	1360511	65815	23112
2017	1429433	70913	25870
2018	1477058	74416	28311
2019	1481324	76669	27646
2020	1518505	79577	28435
2021	1385364	73922	28008

注：均为中位数，下同。
资料来源：广州艾力彼医院管理中心数据库。

（二）年出院量与年住院手术量占比总体呈上升趋势

从功能定位看，地/县300强医院年住院手术量/年出院量、年出院量/

年门急诊量每年都在发生变化。如图8所示，年住院手术量/年出院量从2016年的35.12%增加到2021年的37.42%，年出院量/年门急诊量从2016年的4.84%增加到2021年的5.92%，说明手术病人数量在增长，也间接说明地/县300强医院高层次的人才需进一步引进。

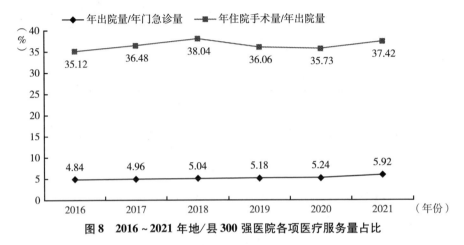

图8 2016~2021年地/县300强医院各项医疗服务量占比

资料来源：广州艾力彼医院管理中心数据库。

（三）2021年医师临床工作负荷总体下降

2016~2020年地/县300强医院医疗服务总量呈上升趋势，2021年略有降低。2016~2020年年门急诊量总体呈上升趋势，2021年略有下降，2021年比2020年年门急诊量下降8.8%（见图9），由于医师总人数也总体呈上升趋势，医师人均年门急诊服务量总体呈下降趋势，这说明地/县300强医院年门急诊量的变化没有导致医师的工作量增加。2016~2020年年出院量总体也呈上升趋势，2021年略有降低，医师人均年出院量2021年之前呈上升趋势，2021年略有降低（见图10），这说明地/县300强医院年出院量的总体变化并未增加医师的工作量。

图11显示，2021年地/县300强医院年住院手术量达到28008人次，医师人均年住院手术量达到37.45人次，较上一年略有降低，地/县医院的手术病人治疗能力还有进一步提升的空间。

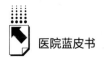

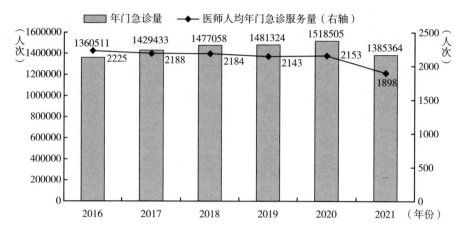

图9 2016～2021年地/县300强医院年门急诊量和医师人均年门急诊服务量

资料来源：广州艾力彼医院管理中心数据库。

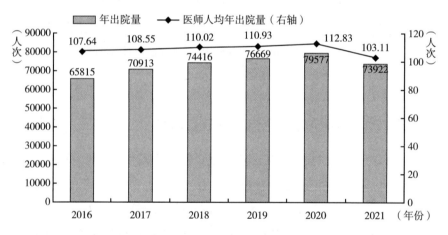

图10 2016～2021年地/县300强医院年出院量和医师人均年出院量

资料来源：广州艾力彼医院管理中心数据库。

（四）次均费用增加，但增幅放缓

2016～2021年患者就医费用一直呈现上涨的趋势，我国三级综合医院门诊次均费用从284元上升到374元（见图12），住院次均费用从12599元增加到14442元。与我国三级综合医院平均水平相比，地/县300强医院门

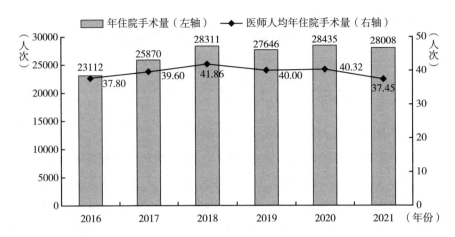

图11 2016～2021年地/县300强医院年住院手术量和医师人均年住院手术量

资料来源：广州艾力彼医院管理中心数据库。

诊次均费用和住院次均费用均偏低：门诊次均费用从260元增加到313元，住院次均费用从11020元增加到12403元。但从增长速度看，地/县300强医院的住院次均费用总体增长速度降低，控费成效显现。

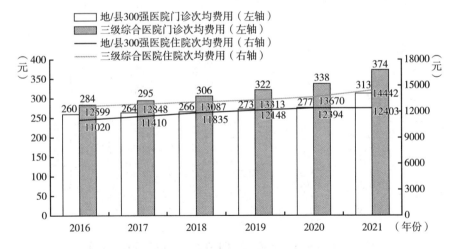

图12 2016～2021年地/县300强医院门诊、住院次均费用对比

资料来源：广州艾力彼医院管理中心数据库、历年《中国卫生健康统计年鉴》。

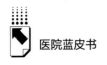

三 地/县300强医院：控费初见成效，
负债率高，运营风险大

（一）总收入增幅为0.3%，控费初见成效

截至 2018 年底，城乡居民基本医保覆盖了 13.5 亿人，参保率达到 96.4%，其中大病保险覆盖了 10.5 亿人，基本养老保险覆盖了 9.4 亿人。 2021~2025 年是实施深化医药卫生体制改革"十四五"规划的重要阶段，2020 年，各级医院都在准备"十四五"规划建议。《中共中央 国务院关于深化医疗保障制度改革的意见》中提到，逐步将门诊医疗费用纳入基本医疗保险统筹基金支付范围。全国公立医院医疗费用增长幅度需要稳定在合理水平，增长幅度力争降到 10% 以内。地/县 300 强医院平均业务收入情况如图 13 所示，医院整体收入增速放缓。2021 年总收入同比增速仅为 0.3%，门急诊收入同比下降 0.6%，住院收入同比下降 2.3%（见图 14），远小于 10% 的目标。对比 2019 年的 GDP 增速 6.1%，[①] 医疗卫生产业收入增速远低于 GDP 增速，由此可见，医院总体费用控制略有成效。

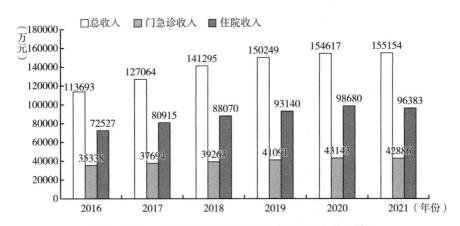

图 13　2016~2021 年地/县 300 强医院平均业务收入情况

资料来源：广州艾力彼医院管理中心数据库。

---

① 国家统计局 2020 年 1 月 17 日发布。

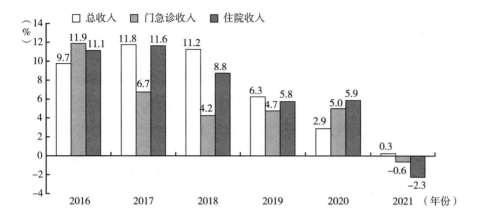

图14 2016~2021年地/县300强医院平均业务收入同比增长情况

资料来源：广州艾力彼医院管理中心数据库。

（二）药品和检查占比实现有效管控

为优化用药结构，保证医院合理用药，严控公立医院的药占比，国务院在《关于城市公立医院综合改革试点的指导意见》中指出，公立医院药占比（不含中药饮片）总体控制在30%，为控制药价虚高取消药品加成。随着国家药品集中采购、带量采购管理办法的出台，药品迎来了大幅度降价。2019年国家绩效考核将门诊次均药品费用增幅和住院次均药品费用增幅列入重点考核范围，引导公立医院重视药品的合理使用。图15显示，2016~2021年地/县300强医院药占比逐年下降，2021年已经降到25.6%，明显低于国家设定的预期目标值。公立医院药占比下降的同时，2016~2020年检查收入占比总体攀高，2021年略有降低，2017~2019年检查收入占比均值连续3年达到16.1%。2021年检查收入有所下降，这应该是国家对过度检查的管控在起作用。在药品和耗材零加成这一变化过程中，医院的收入结构随之发生了很大的改变，调整医疗服务价格、节约医院成本、加强精细化管理显得尤为重要。

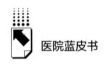

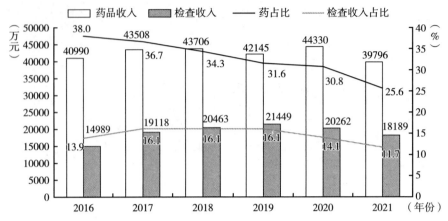

图 15　2016～2021 年地/县 300 强医院药品收入、检查收入及其占比

资料来源：广州艾力彼医院管理中心数据库。

（三）三成以上医院负债率超过 50%

图 16 显示了地/县 300 强医院的净利润均值。2021 年地/县 300 强医院平均净利润达到 6412 万元，利润率达到 4.25%，均较上一年略有降低，但 2018 年以来，总体呈上升趋势。地/县 300 强医院平均净利润和利润率的增长与分级诊疗的推进有直接的关系，更多病人留在当地看病和手术，手术病人的占比逐年增多。

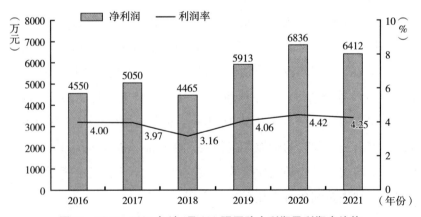

图 16　2016～2021 年地/县 300 强医院净利润及利润率均值

资料来源：广州艾力彼医院管理中心数据库。

2021年，地/县300强医院负债占比为44%，净资产占比为56%，由此可知我国公立医院高负债运营的情况具有普遍性。其中，负债率超过70%的医院占比达到15.32%，负债率超过50%的医院占比高达36.94%（见图17）。虽然公立医院由国家投资建设，但仍面临资金不足问题，再加上医院的人力、物力成本不断上升而医疗服务的定价偏低，给公立医院的发展带来巨大的压力。同时，医疗行业的竞争日渐加剧，公立医院为了不断提高自身的核心竞争力以应对外部市场的竞争，只能靠负债来完成基础建设、规模扩张和人才引进，在硬件和软件建设上加大投入，用高额薪酬引进人才，这使医院运营成本快速增加。对于偿还能力弱的公立医院，负债率高于50%就会有较大的财务风险。

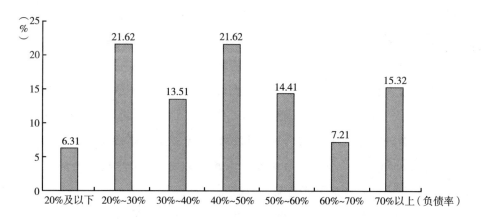

图17　2021年地/县300强医院负债情况分布

资料来源：广州艾力彼医院管理中心数据库。

四　结语

中国拥有14亿多人口，医保覆盖率达到96%以上，优质医疗资源不足和资源分布不均是医改面临的两大重要问题。分级诊疗体系一直在有序推进，这使得地/县300强医院近年来得到了迅速发展。本报告基于艾力彼大数据，对分层医院竞争力进行排名研究，获得地/县300强医院的一系列数

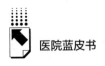

据特点，希望为该层级医院的高质量发展提供数据参考。2016～2021年地/县300强医院的特点如下。

医院规模与运行： 床位数增幅总体缩减，2019～2021年床位使用率持续下降，提示床位的负荷量不足，可能会给医院的运营带来挑战和压力。

人才梯队： 员工呈现双高（高级职称、硕博高学历）增长态势，医师和护士人数呈现增长态势，医技人数出现下降拐点，随着"千县工程"政策的推进和实施，更多医生资源下沉到县级医院，人力资源的合理配置是保证医院高质量发展的前提。

医疗服务： 2021年医疗服务量出现下降拐点，年出院量和年住院手术量降幅小于年门急诊量降幅，2021年医师临床工作负荷总体下降，提质增效是关键。

医疗费用： 多年来患者就医费用呈持续上升趋势。地/县300强医院的住院次均费用增速逐年放缓，可见控费成效凸显。

医院收入和负债： 医院业务收入增速放缓，2021年总收入同比增速仅为0.3%，门急诊收入同比下降0.6%，住院收入同比下降2.3%，远远低于全国公立医院医疗费用增长10%的目标，总体费用控制初见成效。医院净资产占比为56%，负债占比为44%，由此可见我国公立医院高负债运营的情况具有普遍性，应该引起有关部门重视。

"十四五"期间，国家医学中心和区域医疗中心是国家重点建设的对象，一方面增加优质医疗资源的总供给，补齐优质医疗资源不足的短板；另一方面通过优质资源的区域辐射效应，带动医疗资源短缺地区医疗技术的发展，实现区域均衡布局。

参考文献

[1] 王兴琳等：《2018公立医院生存发展调研系列报告（一）——卫生投入与医院发展现状分析》，《现代医院》2019年第11期。

［2］王兴琳等:《2018 公立医院生存发展调研系列报告（二）——医院运营压力现状分析》,《现代医院》2019 年第 12 期。

［3］王兴琳等:《2018 公立医院生存发展调研系列报告（三）——医院财务管理现状分析》,《现代医院》2020 年第 1 期。

［4］王兴琳等:《2018 公立医院生存发展调研系列报告（四）——医院转型与发展趋势》,《现代医院》2020 年第 2 期。

［5］王兴琳等:《新冠肺炎疫情下医院运营状况调查与分析》,《中国卫生质量管理》2020 年第 4 期。

［6］庄一强主编《医院蓝皮书:中国医院竞争力报告（2018～2019）》,社会科学文献出版社,2019。

［7］庄一强主编《医院蓝皮书:中国医院竞争力报告（2017～2018）》,社会科学文献出版社,2018。

［8］庄一强、曾益新主编《医院蓝皮书:中国医院竞争力报告（2017）》,社会科学文献出版社,2017。

［9］庄一强、曾益新主编《医院蓝皮书:中国医院竞争力报告（2016）》,社会科学文献出版社,2016。

［10］国家卫生健康委员会编《2018 中国卫生健康统计年鉴》,中国协和医科大学出版社,2018。

［11］《国务院办公厅关于印发全国医疗卫生服务体系规划纲要（2015—2020 年）的通知》,中华人民共和国中央人民政府网站,2015 年 3 月 30 日,http：// www. gov. cn/zhengce/content/2015 – 03/30/content_ 9560. htm。

［12］张涛等:《我国公立医院规模扩张现状分析及政策建议》,《中国医院建筑与装备》2018 年第 3 期。

［13］庄一强等:《创新县级医院改革模式的探讨》,《现代医院》2011 年第 4 期。

［14］王兴琳:《区域协同地级城市医院的尴尬与出路——新医改中地级城市医院竞争力状况报告（二)》,《现代医院管理》2013 年第 1 期。

［15］张永勤等:《2019 版三级公立医院绩效考核指标分析及其对医院管理的影响》,《中华医院管理杂志》2019 年第 9 期。

分报告一：国际/境外报告

1st Sub-report：International/Overseas Reports

B.3
2020年中日韩医院竞争力报告

王兴琳　蔡华　刘嘉豪*

摘　要： 本报告以2020年中日韩最佳医院100强为研究对象，从医疗政策、医院分布、医疗资源与服务效率等维度分析各地区医院整体医疗水平以及相对于上年的变化情况。从医院上榜数量来看，中国医院上榜数量最多。上榜医院多分布于各国的政治经济中心地区，如中国的北上广、港台地区，日本的东京都市圈、京阪神都市圈，韩国的首尔都市圈。在医疗资源方面，医师和床位数量最多的是中国医院，日本的达芬奇手术机器人拥有量最多，中国的达芬奇手术机器人拥有量明显增加。

关键词： 医疗政策　医院分布　医疗资源

---

* 王兴琳，博士，广州艾力彼医院管理中心执行主任；蔡华，广州艾力彼医院管理中心量化咨询部门总经理；刘嘉豪，广州艾力彼医院管理中心数据分析师。

一 榜单背景

中、日、韩三国合作水平不断提高，共同推动各个领域的高质量发展。在新冠肺炎疫情防控常态化的形势下，中、日、韩持续深化医疗健康领域的合作交流。2021年10月，中韩保健医疗合作交流会在中国济南召开，中日国际医疗科技园首个国际科研合作项目在山东自贸试验区济南片区正式启动，一系列活动促进中、日、韩三国在医疗健康领域的高质量合作。为展现2020年中、日、韩高水平综合医院的发展现状，艾力彼推出"中日韩最佳医院100强"。中日韩最佳医院评价对象为位于中国（含香港、台湾）、日本、韩国的最佳综合医院，不含专科医院和部队医院。

二 榜单分析

（一）各地医疗政策

中国内地医院根据医院等级划分标准分为三级十等，最高级别为三级甲等医院；按照香港和台湾卫生部门的划分，香港最高等级的医院为联网总医院，台湾最高等级的医院为医学中心。

日本全国医院（日本称为"病院"）共有8300家，较上年增加18家，包含国立病院322家，公立病院1202家，国立、公立医院占比为18%。按病院等级和功能划分，最高等级为特定机能病院（87家，较上年增加1家，为大学附属医院或者国立研究机构附属医院，相当于中国内地实力较强的省级三甲医院）、地域支援病院、中小型病院、疗养型病院、精神病院。在引导分级诊疗上，日本规划三级医疗圈：一次医疗圈以市町村为单位，主要提供门诊服务；二次医疗圈主要提供住院服务；三次医疗圈主要提供高精尖住院服务。其中，除急诊外，患者凭借诊所医生的介绍信方可到上一级医疗机构进行治疗，如果患者跳过一次医疗圈而直接选择二次、三次医疗圈治疗，

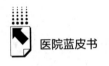

则需额外支付不可医保报销的费用。

韩国根据医疗法将医院划分为上级综合医院（45 家，较上年增加 3 家）、综合医院、医院、诊所。按照医疗补助和分级诊疗分类，则将医院分为三类：三级医疗机构为上级综合医院，医疗水平最高，提供高精尖的医疗技术服务，接收疑难杂症和重症病人以及进行临床学科研究；二级医疗机构为医院，包括综合医院和专科医院，主要负责接收住院病人；一级医疗机构为诊所和保健所，主要负责门诊患者。

（二）上榜医院分布

中日韩最佳医院 100 强分布情况如图 1 所示，日本上榜医院 34 家；中国内地上榜医院 32 家，相较上一年新增 3 家，中国台湾上榜医院 10 家，减少 1 家，中国香港上榜医院 9 家，新增 1 家；韩国上榜医院 15 家，减少 3 家。从上榜医院等级（根据各地划分方式）来看，日本上榜医院均为特定机能病院，中国内地上榜医院均为三级甲等医院，中国台湾上榜医院均为医学中心，中国香港上榜的 9 家医院中含 7 家联网总医院，韩国上榜医院均为上级综合医院。

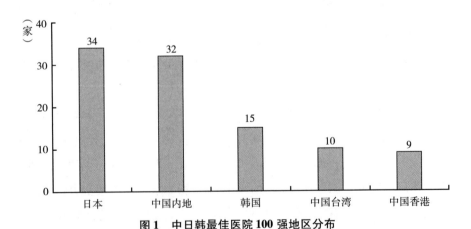

图 1　中日韩最佳医院 100 强地区分布

资料来源：广州艾力彼医院管理中心数据库。

如表 1、图 2、图 3 所示，中日韩上榜医院多分布于各国的政治经济中心地区，如中国的北上广、港台地区，日本的东京都市圈、京阪神都市圈，韩国的首尔都市圈。中国台湾和韩国的非公立（社会办）医院上榜数量多于公立医院，中国内地无非公立（社会办）医院上榜。

表1 中日韩最佳医院100强各国上榜数量排名前五位的一级行政区划情况

国家	一级行政区划	上榜医院数量（家）	人口（万人）	GDP（人民币, 亿元）	人均GDP（人民币, 万元）
中国	台湾	10	2356	45797	19.44
中国	香港	9	747	22559	30.18
中国	上海	7	2487	38701	15.56
中国	北京	6	2189	36103	16.49
中国	广东	6	12601	110761	8.79
日本	东京都	11	1392	61894	44.46
日本	大阪府	5	881	23345	26.50
日本	京都府	2	258	6292	24.36
日本	爱知县	2	755	23479	31.09
日本	宫城县	1	231	5514	23.91
韩国	首尔特别市	9	972	24954	25.66
韩国	京畿道	3	1332	27994	21.01
韩国	光州广域市	1	146	2352	16.16
韩国	釜山广域市	1	341	5300	15.56
韩国	大邱广域市	1	243	3348	13.78

资料来源：各国统计年鉴。

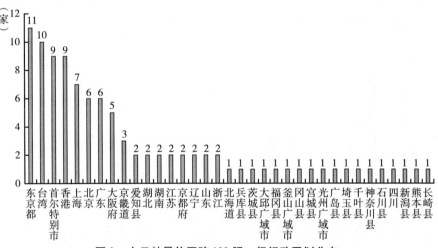

图2 中日韩最佳医院100强一级行政区划分布

注：中国一级行政区划为省（区、市）和特别行政区，日本一级行政区划为都道府县，韩国一级行政区划为特别市、广域市、道。

资料来源：广州艾力彼医院管理中心数据库。

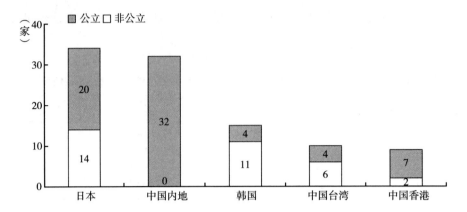

图3 中日韩最佳医院100强医院性质分布

资料来源：广州艾力彼医院管理中心数据库。

如图4所示，日本拥有约400台达芬奇手术机器人；中国内地拥有200多台达芬奇手术机器人（国家卫健委2020年大型医用设备配置第一版规划配备197台，后续第二版规划增加到268台），中国台湾拥有达芬奇手术机器人40多台，中国香港拥有达芬奇手术机器人10多台；韩国拥有达芬奇手术机器人110多台。值得留意的是，所有上榜的医院都拥有达芬奇手术机器人，均能为患者提供更加精准的微创手术服务。

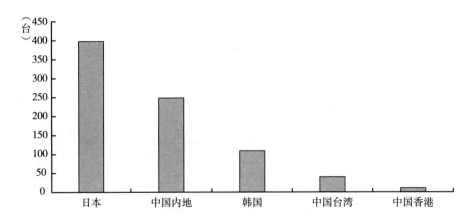

图4 中日韩达芬奇手术机器人数量分布

资料来源：广州艾力彼医院管理中心数据库。

（三）医疗资源与服务效率

如图5、图6、图7所示，中日韩上榜医院中，中国内地、韩国、中国
台湾三个地区的医床比和平均住院天数相近。从规模上看，中国内地上榜医
院的医师数和床位数最多，且年出院量明显高于日、韩两国。中国香港医院

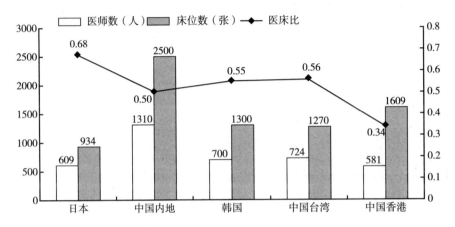

图5 中日韩最佳医院100强医师数、床位数与医床比中位值

资料来源：广州艾力彼医院管理中心数据库。

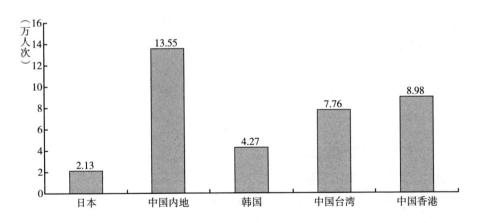

图6 中日韩最佳医院100强年出院量中位值

说明：香港年出院量不含日间手术人次。

资料来源：广州艾力彼医院管理中心数据库。

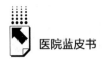

年出院量统计时不包含日间手术人次,相较上年有所减少,但由于医师数量相对较少,香港地区医师人均住院负担仍旧最重。得益于严格的分级诊疗制度,日本上榜医院医床比较高,年出院量较低,但平均住院天数最高,住院日运行效率不如中、韩医院。由于人口基数大,中国内地医院实际开放床位数中位值达2500张。日本特定机能病院规模相近,特定机能病院的床位数不超过1500张。韩国上榜医院的医师数、床位数和医床比中位值与中国台湾相近,韩国排名前5位的医院健康保险收入占所有上级综合医院收入的35%以上,虹吸效应明显。

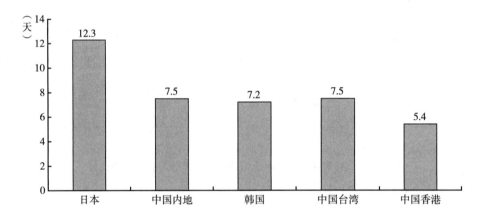

图7 中日韩最佳医院100强平均住院天数

资料来源:广州艾力彼医院管理中心数据库。

三 结 语

中、日、韩三国医院发展现状各不相同,总体情况与上年相差不大。从上榜医院数量看,中国医院上榜数量最多,达51家。从医院分布看,中国医院主要分布于北上广、港台地区。日本医院集中于东京都市圈、京阪神都市圈,韩国医院主要分布于首尔都市圈。在高精尖手术设备拥有量方面,中国的达芬奇手术机器人拥有量较上年有所增加,但与日本仍有一定的差距。从医疗资源看,中国医院床位和医师数量最多,但医床比相对较低,医师日常工作负荷高于日、韩两国。从年出院量看，中国医院远高于日本和韩国，服务体量庞大。

参考文献

［1］胡艳敏、徐俊、李宗友等：《韩医医疗资源与服务发展现状》，《国际中医中药杂志》2019 年第 1 期。

［2］顾亚明：《日本分级诊疗制度及其对我国的启示》，《卫生经济研究》2015 年第 3 期。

［3］张洁、陶四海：《中国台湾地区全民健保背景下的分级诊疗概况及其对大陆的启示》，《中国全科医学》2018 年第 7 期。

［4］庄一强主编《医院蓝皮书：中国医院竞争力报告（2020～2021）》，社会科学文献出版社，2021。

B.4
2020年中国·东盟医院竞争力报告

庄一强　李海贞*

摘　要： 东盟是共建"一带一路"的重点地区，中国与东盟国际医疗合作日渐紧密。本报告主要从地域分布、机构属性、竞争力要素等几个方面分析中国·东盟最佳医院100强，以便更好地展现中国·东盟最佳医院的医疗现状。其中，中国、新加坡入围医院数量相对更多，分别是58家和11家。在榜单中，中国医疗水平在中国·东盟地区占相对较大的优势，中国医院地区竞争力较强，且均为公立医院。菲律宾与中国的医疗情况形成鲜明对比，菲律宾的私立医院上榜数量和竞争力均超过其公立医院。

关键词： 医疗资源　医院竞争力　东盟

一　中国·东盟合作情况

东盟自1967年成立以来，有力促进了地区和平稳定与发展繁荣，取得了堪称"亚洲奇迹"的发展成就。2021年10月12~14日，中国—东盟传统医药健康旅游国际论坛在广西壮族自治区巴马县举办，论坛主题为"疫情防控常态化下传统医药与旅游产业的融合发展"，旨在进一步交流中国与东盟各国在新冠肺炎疫情背景下传统医药健康旅游的发展现状，探讨疫情防控常态化下传统医药与旅游产业融合发展的趋势、路径及健

---

* 庄一强，博士，广州艾力彼医院管理中心主任；李海贞，广州艾力彼医院管理中心数据分析师。

康旅游产业的体系建设，展望中国与东盟国家健康旅游持续发展及国际合作的愿景，助力构建更为紧密的中国—东盟命运共同体。10月21日，中国—东盟医学健康共同体发展会议暨中国—东盟高校医学联盟年会开幕，会议聚焦新冠肺炎疫情这场全球公共卫生危机，回顾中国与东盟国家如何共同应对疫情，探讨进一步维护全球公共卫生安全。11月22日，国家主席习近平在北京以视频方式出席并主持中国—东盟建立对话关系30周年纪念峰会，正式宣布建立中国东盟全面战略伙伴关系，这是双方关系史上新的里程碑，将为地区和世界和平稳定、繁荣发展注入新的动力。

新冠肺炎疫情在全球蔓延使东盟国家面临卫生健康与经济增长的多重考验，疫情下的全球价值链重构导致东盟外向型经济遭受重创，各国普遍深陷发展困境。面对国际形势和地缘政治的风云变幻，中国与东盟不断增强政治互信，努力加强抗疫合作，共同促进经济复苏。双方经贸合作逆势而上，共建"一带一路"的前景依然广阔。

二 中国·东盟最佳医院100强分析

中国·东盟最佳医院评价对象为位于中国（不含港澳台，下同）、东盟十国（文莱、柬埔寨、印度尼西亚、老挝、马来西亚、缅甸、菲律宾、新加坡、泰国和越南）的最佳综合医院，不含专科医院和部队医院。本报告通过对入围榜单医院的地域分布、机构属性等进行分析，研究中国·东盟最佳医院100强医院竞争力情况。

从图1可以看出，中国·东盟最佳医院100强中有7个国家有不低于4家医院入围榜单。其中，中国、新加坡入围医院数量相对较多，分别是58家和11家，竞争力指数也相对较高。其次是马来西亚、泰国、印度尼西亚、越南、菲律宾。除此之外，缅甸、文莱、柬埔寨、老挝入围医院数量仅各有1家，竞争力指数也较低，说明这些国家的优质医疗资源相对不足，医疗技术水平也亟待提高。

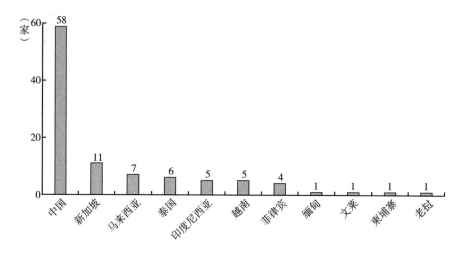

图1　2020 年中国·东盟最佳医院 100 强国家分布

资料来源：广州艾力彼医院管理中心数据库。

从图 2 可以看出，根据公立与私立医院数量情况，中国医疗水平在中国·东盟地区占相对较大的优势，中国医院在榜单中地区竞争力较强，且均为公立医院。与中国形成鲜明对比的是菲律宾，其私立医院数量和竞争力均超过了公立医院，说明菲律宾的医疗体系中社会资本办医的参与度较高，政府和市场也非常重视对私立医院的开拓和发展。在中国·东盟最佳医院 100强榜单中，还有新加坡、马来西亚、泰国的私立医院入榜，私立医院在榜单中占比为 11%。

从中国与东盟入围私立医院的数量对比可以看出，东盟各国的私立医院发展相对较好。公立医院的公益性使其可以提供低价医疗，但资源相对有限。私立医院虽费用相对较高，但能补充医疗资源，打造更加优质的医疗服务。目前中国的私立医院有数量多但不够强的特点，其整体实力无法与公立医院相比。

如图 3 所示，中国·东盟最佳医院 100 强中，新加坡由于实行分级诊疗制度，人床比较高。且在此次疫情防控中，新加坡采取的抗疫策略的核心就是在最大可能不停摆、不影响经济发展的情况下，依靠世界一流的医疗卫

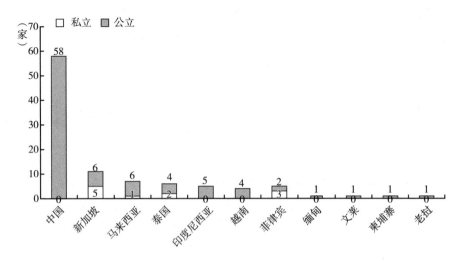

图2　2020年中国·东盟最佳医院100强性质分布

资料来源：广州艾力彼医院管理中心数据库。

生体系、医护人员和科研人员，依靠高素质的精英政府领导、公务员以及国民，向科学与管理要效益。其中，新加坡的分级诊疗制度在保证医疗资源的高效分配和使用、不挤兑医疗资源方面发挥了重大作用。

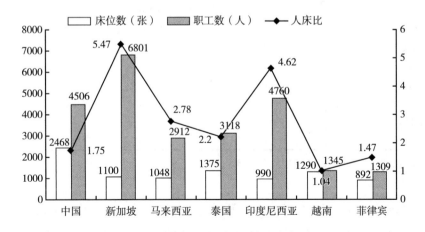

图3　2020年中国·东盟最佳医院100强床位数、职工数、人床比中位值

资料来源：广州艾力彼医院管理中心数据库。

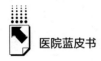

此外，人床比相对较高的国家有印度尼西亚（4.62）、马来西亚（2.78），而中国仅为1.75，可以看出中国和部分东盟国家相比，人床比相对较低，中国医护人员的工作负担可能相对较大，较容易出现医护人员过劳的情况。

根据表1，从人均GDP来看，新加坡、文莱最高，分别是5.9万美元和2.6万美元。

表1 2020年中国·东盟最佳医院100强各国（省市）医疗资源配置

国家（省市）	上榜数（家）	常住人口（万人）	人均GDP（美元）
中国	58	141178	10504
北京	13	2189	24736
上海	8	2487	23341
广东	7	12601	13185
湖北	4	5775	11284
江苏	4	8475	18181
山东	3	10153	10804
浙江	3	6457	15011
新加坡	11	577	58902
马来西亚	7	3294	10270
泰国	6	6980	7190
印度尼西亚	5	27020	3922
菲律宾	5	10877	3330
越南	4	9741	3499
缅甸	1	5320	1527
文莱	1	46	26089
柬埔寨	1	1568	1655
老挝	1	727	2626

资料来源：世界银行，各国卫生、统计部门网站。

各国的人口、经济、医疗卫生发展情况各不相同。以人均GDP最高的新加坡为例，新加坡的医疗体系可分为金字塔的三层级：最底层为社区医院、诊所和护理院等基础医疗单位，覆盖范围较广；中间层为综合性医院，病人需持诊所医生开具的推荐信才能就诊；顶端的金字塔尖则是一些专科医院，比如癌症治疗中心、精神病治疗中心等。此外，新加坡的门诊和住院服务基本是分开的，大型医院一般只设急诊科，不设普通门诊部，如新加坡国立大学医院、新加坡国立心脏中心等只接待有转诊证明且有预约的患者。随着东盟各国经济水平的不断提升，经济实力较为雄厚的新加坡的医疗水平已与国际接轨，经济实力相对较好的马来西亚、泰国的医疗水平也与国际标准接近。

此外，各国入围榜单的医院数量与当地人口规模、整体卫生医疗条件、经济水平和交通状况有密切的关系。

虽然中国—东盟命运共同体的构建在疫情蔓延的形势下受到一定程度的影响，但各国的合作在一定程度上得到了加强。首先，在中国—东盟建立对话30周年纪念峰会上，中国与东盟达成了支持《东盟全面复苏框架》，加强疫后合作，实现互利共赢和长期可持续发展等共识，为医疗物资跨境流动提供制度保障。其次，抗疫期间中国与东盟各国守望相助，泰国积极收治中国病患，老挝各界多次为中国筹款，越南民众捐赠医疗物资及设备，同时中国也通过无偿援助和商采向东盟各国提供大量新冠疫苗，占其获取疫苗总量的60%以上，一系列举措强化了中国—东盟命运共同体建设，深化了双方友谊和团结。

中国是首个加入《东南亚友好合作条约》、首个同东盟建立战略伙伴关系、首个提出与东盟建立全面战略伙伴关系倡议的国家，双方关系随着各自发展在过去30年取得巨大成就并不断成熟，相信通过双方密切合作，能推动中国和东盟共建互利未来，构建更为紧密的命运共同体。

参考文献

［1］庄一强主编《医院蓝皮书：中国医院竞争力报告（2020～2021)》，社会科学文献出版社，2021。

［2］庄一强主编《医院蓝皮书：中国医院竞争力报告（2019～2020)》，社会科学文献出版社，2020。

［3］国家卫生健康委员会编《2020中国卫生健康统计年鉴》，中国协和医科大学出版社，2020。

B.5
中东欧17国医疗服务概况

庄一强　梁远萍　雷至珊*

摘　要： 本报告主要从经济、医疗卫生和教育角度简要分析中东欧 17 国概况。从经济情况来看，中东欧 17 国有 11 个属于高收入国家，6 个属于中高收入国家，整体的经济水平较高，中国总体经济水平与中东欧经济水平中位值大体相当。从医疗卫生方面看，中东欧 17 国的医疗水平与其经济发展水平相符，高收入国家的医疗水平相对更高、医疗资源相对更充足，因此预期寿命相对更长、婴儿死亡率相对较低，中国整体医疗水平与中东欧 17 国医疗水平的中位值相当。从教育资源方面看，优质的教育资源主要集中在高收入国家。

关键词： 中东欧　医疗水平　医疗资源

一　中国·中东欧合作背景

"17 + 1 合作"是中国与中东欧 17 国合作的简称，是"一带一路"倡议中的重要组成部分，也是实现亚欧互联互通的关键节点，目的是捍卫多边主义，推动自由贸易，深化中国同欧盟的互利合作，共同建设开放型世界经济。在新冠肺炎疫情不断蔓延、全球经贸可持续发展受到严峻挑战的复杂国

---

* 庄一强，博士，广州艾力彼医院管理中心主任；梁远萍，广州艾力彼医院管理中心数据分析师；雷至珊，广州艾力彼医院管理中心数据分析师。

际形势下，"17＋1合作"以开放包容的发展理念不断丰富合作内涵，提升中国和中东欧国家的合作效益。自2012年启动以来，"17＋1合作"已经搭建起全方位、多层次、宽领域的立体架构，在多个传统领域的合作中取得了早期收获和重要成果。未来"17＋1合作"将拓展数字经济、生命科学（含卫生医疗）、人工智能、金融科技、生态环境等新兴领域的合作，实现"17＋1合作"高水平、高质量发展。

17个中东欧国家包括波兰、匈牙利、捷克、斯洛伐克、立陶宛、爱沙尼亚、拉脱维亚、斯洛文尼亚、克罗地亚、塞尔维亚、黑山、波黑、阿尔巴尼亚、北马其顿、保加利亚、罗马尼亚和希腊。

二 中国·中东欧最佳医院排名 研究背景

广州艾力彼医院管理中心（以下简称"艾力彼GAHA"）自2006年开始研究《美国新闻与世界报道》（*U. S. News & World Report*）、英国Q. S.（Quacquarelli Symonds）和T. H. E.（Times Higher Education）的大学及医院排名指标体系与方法。2007～2008年，艾力彼GAHA对1000多家中国县级医院进行生存与发展的调查和研究，于2010年首次发布中国县级医院100强排行榜，并逐步对不同层级、不同类别的3000多家医院进行横向和纵向的对比研究。艾力彼GAHA希望借助国际排名的思路、方法和工具，通过国内医院排名为中国医院发展提供分层分类的参考标杆。

现代医学起源于欧洲，发扬光大在美国，中国的现代医学发展始源于100多年前。改革开放以来，尤其是2010年后，中国的循证医学已经逐渐接近西方的先进水平。日本、中东欧、新加坡、韩国的医疗水平业已达到或接近国际领先水平。艾力彼GAHA榜单有中国的顶级医院100强，和发达国家的高水平医院对比，哪些医院可以达到国际领先水平？和他们对照，中国顶级医院处于什么位置？国内医院需要一个参考对照

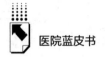

的国际标杆。

于是，艾力彼 GAHA 在 2016 年推出中国·东盟最佳医院 100 强，2019 年推出中日韩最佳医院 100 强，首次将中外医院放在同一个评价体系内进行比较，搭建了医院评价的中外桥梁，并于 2020 年开展对中东欧国家的研究，于 2022 年首次推出中国·中东欧最佳医院 100 强。艾力彼 GAHA 一直致力于推动中国医疗软实力走出国门，深化国际交流与合作，而中东欧国家是建设"一带一路"的重要合作伙伴，推出中国·中东欧最佳医院 100 强，有助于给国内顶级医院提供国际标杆和定位，给国内医院的国际化发展带来不一样的视角，助力中国与中东欧 17 国在医疗领域的合作。本报告主要从经济、医疗卫生和教育角度简要分析中东欧 17 国概况。

三　中东欧17国概况

（一）各国人口与面积概况

根据表 1，中东欧 17 国总人口数量为 1.3 亿人，总面积为 147.4 万平方千米（与新疆面积 166.5 万平方千米相当）。从常住人口来看，2020 年波兰人口数量最多，为 3795.1 万人（与重庆人口 3208.9 万人相当），占中东欧 17 国总人口的 29.5%；人口数量最少的国家是黑山，只有 62.2 万人（与我国中小型县人口数量相当），仅占中东欧 17 国总人口数量的 0.5%。从国家面积看，波兰国土面积最大，为 31.3 万平方千米（与云南面积 39.4 万平方千米相当），占中东欧 17 国总面积的 21.2%，而国土面积最小的国家是黑山，面积为 1.4 万平方千米（与天津面积 1.2 万平方千米相当），只占中东欧 17 国总面积的 0.9%。通过以上数据可知，中东欧各国的人口数量和国家面积各不相同，差异较大。

表1　2020年中东欧17国常住人口、面积、人均GDP

国家	常住人口（人）	面积（平方千米）	人均GDP（美元）
波兰	37950802	312685	15654
罗马尼亚	19286123	238391	12797
希腊	10715549	131957	17670
捷克	10698896	78866	22579
匈牙利	9749763	93030	15820
保加利亚	6927288	110372	9919
塞尔维亚	6908224	88361	7636
克罗地亚	4047200	56594	14072
斯洛伐克	5458827	49037	19071
斯洛文尼亚	2100126	20273	25211
波黑	3280815	51200	5913
立陶宛	2794700	65300	19917
拉脱维亚	1901548	64589	17560
爱沙尼亚	1331057	45339	23330
阿尔巴尼亚	2837743	28748	5287
北马其顿	2083380	25713	5918
黑山	621718	13812	7689

资料来源：国际货币基金组织。

（二）各国经济概况

按照2020年世界银行的标准，人均GDP超过12535美元的国家为高收入国家，人均GDP在4046～12535美元的国家为中高收入国家，人均GDP在1036～4045美元的国家为中低收入国家，人均GDP少于1036美元的国家为低收入国家。根据2020年中东欧17国的人均GDP，一共有11个国家的人均GDP高于12535美元，属于高收入国家，分别是斯洛文尼亚、爱沙尼亚、捷克、立陶宛、斯洛伐克、希腊、拉脱维亚、匈牙利、波兰、克罗地亚、罗马尼亚。而剩余6个国家均属于中高收入国家，包括保加利亚、黑山、塞尔维亚、北马其顿、波黑、阿尔巴尼亚。2020年人均GDP最高的国家为斯洛文尼亚，达到25211美元（与北京24305美元相当），人均GDP最低的是阿尔巴尼亚，为5287美元。

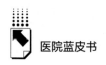

按照 2020 年世界银行的标准，中国（统计数据不含港澳台，下同）有 7 个省级行政区符合高收入国家标准，分别是北京、上海、江苏、福建、浙江、广东、天津，有 23 个省级行政区符合中高收入国家标准，1 个省级行政区（吉林）符合中低收入国家标准。根据表 1 可知，中东欧 17 国的人均 GDP 中位数是波兰的 15654 美元。2020 年中国人均 GDP 为 10156 美元，低于中东欧 17 国的人均 GDP 中位数。中国有 5 个省级行政区的人均 GDP 高于中东欧 17 国人均 GDP 的中位数，分别是北京、上海、江苏、福建、浙江（见表 2）。通过以上数据可知，中国总体经济水平与中东欧 17 国整体相近。

表 2　2020 年中国 31 个省级行政区人均 GDP

单位：美元

地区	人均 GDP	地区	人均 GDP
全　国	10156	四　川	8413
北　京	24305	辽　宁	8367
上　海	23108	河　南	8271
江　苏	18454	宁　夏	8184
福　建	16022	江　西	7983
浙　江	16014	新　疆	7928
广　东	13938	西　藏	7870
天　津	13074	云　南	7318
重　庆	11603	青　海	7170
湖　北	10627	贵　州	7134
山　东	10529	河　北	6914
内蒙古	9911	山　西	6863
陕　西	9793	广　西	6477
安　徽	8810	黑龙江	5295
湖　南	8756	甘　肃	4938
海　南	8490	吉　林	2284

资料来源：中国统计年鉴。

四　中东欧17国医疗卫生概况

根据世界卫生组织公布的 2018 年医疗卫生数据（见表 3），中东欧 17 国每千人口医生数（以下简称"千人医"）最高的前三个国家是立陶宛（0.64

人)、希腊 (0.55 人)、爱沙尼亚 (0.45 人),中位数为塞尔维亚的 0.31 人,而阿尔巴尼亚的千人医最低,为 0.12 人。根据《中国卫生健康统计年鉴》,2018 年中国的千人医为 0.29 人,略低于中东欧 17 国中位数 0.31 人。中国高于中东欧中位数的省级行政区有 6 个,分别是江苏 (0.59 人)、北京 (0.45 人)、浙江 (0.42 人)、上海 (0.40 人)、天津 (0.36 人)、吉林 (0.33 人)。

从每千人口床位数(以下简称"千人床")看,中东欧 17 国中最高的前三个国家是保加利亚 (7.45 张)、匈牙利 (7.01 张)、罗马尼亚 (6.89 张),中位数是克罗地亚的 5.54 张,千人床最低的国家是阿尔巴尼亚 (2.89 张)。2018 年中国的千人床为 6.03 张,略高于中东欧 17 国中位数 5.54 张,仅有 4 个省级行政区的千人床低于中东欧中位数,分别是天津 (4.92 张)、福建 (5.22 张)、广东 (4.48 张)、西藏 (5.09 张)。

从每千人口护士数(以下简称"千人护")看,中东欧 17 国中最高的前三个国家是斯洛文尼亚 (9.97 人)、立陶宛 (9.45 人)、捷克 (8.40 人),中位数是斯洛伐克的 6.07 人,千人护最低的国家是希腊 (3.70 人)。2018 年中国千人护为 2.94 人,远低于中东欧 17 国中位数 (6.07 人),而且没有省级行政区千人护高于中东欧 17 国中位数。

从 2018 年人均卫生总支出看,中东欧 17 国最高的前三个国家是斯洛文尼亚 (2169.6 美元)、捷克 (1765.6 美元)、希腊 (1566.9 美元),中位数是克罗地亚的 1014.2 美元,人均卫生总支出最低的国家是阿尔巴尼亚 (274.9 美元)。2018 年中国的人均卫生总支出为 731.2 美元,远低于中东欧 17 国中位数 1014.2 美元。

根据 2019 年世界卫生组织公布的预期寿命,中东欧 17 国中预期寿命最长的前三个国家是斯洛文尼亚 (81.3 岁)、希腊 (81.1 岁)、捷克 (79.1 岁),中位数是波黑的 76.8 岁,预期寿命最短的国家是北马其顿 (73.8 岁)。2019 年中国的预期寿命为 77.3 岁,略高于中东欧 17 国中位数 76.8 岁。中东欧 17 国中婴儿死亡率最低的四个国家是斯洛文尼亚 (1.7‰)、爱沙尼亚 (1.9‰)、黑山 (2‰)、捷克 (2.5‰),中位数是波兰的 3.8‰。2019 年中国的婴儿死亡率为 5.6‰,高于中东欧 17 国中位数 3.8‰。

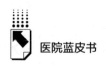

表3　中东欧17国医疗卫生数据

国家	2018年千人医（人）	2018年千人床（张）	2018年千人护（人）	2018年人均卫生总支出（美元）	2019年预期寿命（岁）	2019年婴儿死亡率（‰）
斯洛文尼亚	0.31	4.43	9.97	2169.6	81.3	1.7
立陶宛	0.64	6.43	9.45	1248.2	76.0	3.0
捷克	0.41	6.62	8.40	1765.6	79.1	2.5
克罗地亚	0.30	5.54	8.12	1014.2	78.6	4.1
罗马尼亚	0.30	6.89	7.39	687.2	75.6	5.7
波兰	0.24	6.54	6.89	978.7	78.3	3.8
爱沙尼亚	0.45	4.57	6.63	1553.0	78.9	1.9
塞尔维亚	0.31	5.61	6.09	617.0	75.9	4.6
斯洛伐克	0.34	5.70	6.07	1300.0	78.3	4.7
波黑	0.22	3.49	5.73	539.6	76.8	5.1
匈牙利	0.32	7.01	5.26	1081.8	76.4	3.0
黑山	0.28	3.86	5.23	731.5	75.9	2.0
阿尔巴尼亚	0.12	2.89	5.09	274.9	78.0	8.6
保加利亚	0.40	7.45	4.79	689.9	75.1	5.6
拉脱维亚	0.32	5.49	4.62	1101.5	75.4	3.1
北马其顿	0.29	4.28	3.79	399.1	73.8	5.3
希腊	0.55	4.20	3.70	1566.9	81.1	3.3

资料来源：世界卫生组织。

五　中东欧17国教育概况

好的大学往往开设医学院，好的医学院通常开设好的附属医院，通过了解各国教育情况，有助于深入研究各国医院医疗水平，助力评选中国·中东欧最佳医院100强。

根据2021年Q.S.世界大学医学学科排名中东欧国家上榜大学情况（见表4），中东欧17国中有13个国家的22所高校上榜，没有高校上榜的国家是阿尔巴尼亚、波黑、北马其顿、黑山。其中匈牙利上榜数量最多，有

4 所，其次是希腊和捷克，分别有 3 所。同时匈牙利、希腊和捷克均有高校医学学科排名在 201~250 名区间，反映出三国在中东欧 17 国中的医疗教育水平相对较高。

表 4　2021 年 Q.S. 世界大学医学学科排名中东欧国家上榜大学情况

单位：所

国家	排名	大学名称	合计
匈牙利	201~250	塞梅维什大学	4
	351~400	德布勒森大学	
	351~400	佩奇大学	
	351~400	塞格德大学	
希腊	201~250	雅典大学	3
	301~350	亚里士多德大学	
	451~500	克里特大学	
斯洛文尼亚	401~450	卢布尔雅那大学	1
斯洛伐克	501~550	考门斯基大学	1
塞尔维亚	451~500	贝尔格莱德大学	1
罗马尼亚	351~400	尤利乌哈蒂加努医药大学	2
	601~650	巴比什－波雅依大学	
立陶宛	401~450	维尔纽斯大学	2
	401~450	立陶宛健康科学大学	
拉脱维亚	501~550	里加斯特拉迪什大学	1
克罗地亚	451~500	萨格勒布大学	1
捷克	201~250	查理大学	3
	401~450	捷克科学院	
	401~450	马萨里克大学	
波兰	401~450	雅盖隆大学	1
保加利亚	601~650	索非亚医科大学	1
爱沙尼亚	301~350	塔尔图大学	1

资料来源：2021 年 Q.S. 世界大学医学学科排名。

根据 2021 年 Q.S. 世界大学医学学科排名中国上榜大学情况（见表 5），中国上榜数量为 42 所，远高于中东欧 17 国的上榜数量，而名次在前 200 名的高校有 12 所，排名最靠前的高校是香港大学，为第 39 名。中东欧 17 国中没有高校进入 200 强，且名次较靠前的大学是匈牙利的塞梅维什大学、希腊的雅典大学、捷克的查理大学，均排在第 201～250 名。综上所述，从上榜数量和名次看，匈牙利、希腊、捷克的医学学科上榜大学数量较多且名次较靠前，是中东欧 17 国中医疗教育水平较好的国家。中国无论是上榜数量还是名次均好于中东欧 17 国。

表5　2021 年 Q. S. 世界大学医学学科排名中国上榜大学情况

排名	大学名称	排名	大学名称
39	香港大学(HKU)	301～350	中国科学技术大学
40	香港中文大学	301～350	北京协和医学院
49	台湾大学	351～400	山东大学
56	北京大学	351～400	台湾清华大学
74	复旦大学	351～400	中南大学
80	上海交通大学	401～450	香港城市大学
110	清华大学	401～450	吉林大学
125	浙江大学	401～450	东南大学
137	台北医科大学	451～500	南开大学
139	中山大学	451～500	南京医科大学
151～200	台湾阳明大学	501～550	郑州大学
151～200	南京大学	501～550	辅仁大学
201～250	武汉大学	501～550	苏州大学
201～250	台湾成功大学	501～550	天津大学
201～250	中国医科大学台中医院	501～550	台湾中兴大学
251～300	高雄医科大学	551～600	哈尔滨工业大学
251～300	长庚大学	551～600	兰州大学
251～300	四川大学	551～600	中国电子科技大学
251～300	华中科技大学	551～600	澳门大学
301～350	西安交通大学	601～650	南昌大学
301～350	同济大学	601～650	华南理工大学

资料来源：2021 年 Q. S. 世界大学医学学科排名。

　　Q. S. 大学排名的子榜单 Q. S. 新兴欧洲和中亚地区大学排名于 2014 年首次发布，该排名涵盖新兴欧洲和中亚地区 30 多个国家排名前 400 名的大学。根据 2021 年该子榜单 100 强（见图 1），中东欧 17 国中有 12 个国家的

56 所大学上榜。其中波兰的高校上榜数量最多，有 17 所，其次是捷克 9 所，然后是匈牙利 7 所、罗马尼亚 6 所。另外 4 个没有高校上榜的国家是黑山、北马其顿、波黑、阿尔巴尼亚。通过上榜情况可知，中东欧 17 国的教育水平和资源参差不齐，优质的教育资源主要集中在高收入国家。中高收入国家中只有保加利亚和塞尔维亚各有 1 所高校上榜。

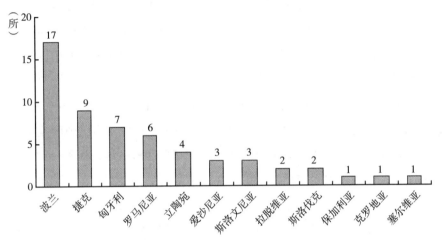

图 1　2021 年 Q. S. 新兴欧洲和中亚地区大学 100 强中东欧 17 国上榜数量

资料来源：Q. S. 新兴欧洲和中亚地区大学排名。

六　结　语

中东欧 17 国的人口数量和国家面积各不相同，差异较大。从经济情况来看，有 11 个国家属于高收入国家，6 个国家属于中高收入国家，中东欧 17 国的整体经济水平较高。中国作为世界人口第一大国，人均 GDP 与中东欧的中位值大体相当。

根据中东欧 17 国的经济水平和医疗水平，高收入国家的千人医、千人护、千人床、人均卫生总支出整体上高于中位数，说明高收入国家医疗水平与经济实力成正比，医疗资源更充足。人均 GDP 最低的三个国家北马其顿、波黑和阿尔巴尼亚的医疗资源则相对匮乏。中东欧 17 国高收入国家的预期

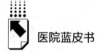

寿命相对较长、婴儿死亡率相对较低。另外，中国与中东欧 17 国的医疗水平对比，中国的千人床和预期寿命均高于中东欧 17 国的中位数，而千人医略低于中东欧 17 国的中位数；千人护明显低于中东欧 17 国中位数，仅约为其一半；人均卫生总支出低于中东欧 17 国中位数。这说明中国的医疗卫生水平与中东欧 17 国整体相近。

从教育方面看，中东欧 17 国的优质教育资源主要集中在高收入国家，如匈牙利、希腊、捷克等国家。根据 Q. S. 世界大学医学学科排名，匈牙利、希腊、捷克是中东欧 17 国中医疗教育水平较高的国家，而中国无论是上榜数量还是名次均好于中东欧 17 国。

综上所述，从各国的经济、医疗和教育水平来看，中国与中东欧 17 国总体相当，具有可比性。"17 + 1 合作"是"一带一路"倡议中的重要组成部分，是根据中国和中东欧国家的共同愿望打造的跨区域合作平台，自成立以来已在各个领域取得丰硕的成果。在疫情蔓延的形势下，中国和中东欧国家不断深化防疫合作，未来在疫苗、卫生医疗、生物医药等领域将有良好的合作前景。艾力彼 GAHA 推出中国·中东欧最佳医院 100 强排名，将有助于深入了解中国和中东欧最佳医院的医疗水平现状，推动中国医院评价标准走向国际，助力深化中国和中东欧"健康丝绸之路"合作。

参考文献

［1］茅银辉、蒋涌主编《中东欧文化蓝皮书：中东欧国家文化发展报告（2020）》，社会科学文献出版社，2021。

［2］国家卫生健康委员会编《2018 中国卫生健康统计年鉴》，中国协和医科大学出版社，2018。

［3］国家卫生健康委员会编《2019 中国卫生健康统计年鉴》，中国协和医科大学出版社，2019。

分报告二：分层分类报告

2nd Sub-report：Hierarchical Classification Reports

B.6

2020年粤港澳大湾区最佳医院
竞争力报告

庄一强　蔡华　邱悦*

摘　要： 本报告遵循"以数字说话、时间说话"的原则，从地域分布、竞争力要素、学科建设、医院性质和医疗服务半径五个维度，研究了粤港澳大湾区城市群的医疗发展现状和整体水平，并对2020年粤港澳大湾区最佳医院100强进行分析。研究发现，粤港澳大湾区城市群不仅地理位置优越、经济实力突出，医疗资源也非常丰富，整体医院竞争力水平高并具备高质量的医院运营和服务能力，是支撑粤港澳大湾区可持续发展的重要基础。

关键词： 最佳医院100强　医疗服务　粤港澳大湾区

---

* 庄一强，博士，广州艾力彼医院管理中心主任；蔡华，广州艾力彼医院管理中心副主任；邱悦，广州艾力彼医院管理中心数据分析师。

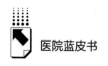
一　粤港澳大湾区医疗卫生发展现状

（一）粤港澳大湾区医疗卫生政策背景

粤港澳大湾区（指广州、深圳、香港、澳门、佛山、东莞、惠州、珠海、中山、江门、肇庆 11 个城市）位于中国珠江三角洲，与中国台湾、东南亚国家的经济联系紧密，经济影响力辐射范围日益宽广，在亚洲经济发展中占据不可或缺的地位。粤港澳大湾区三地有不同的医疗系统、经济水平和社会情况，医疗卫生现状也各有特点。香港拥有高水平的医疗技术、国际化的医疗制度以及与国际接轨的药品、医疗器械准入制度；澳门则有完善的社区医疗服务网络；广东通过积极地引进新技术来不断提升自身医疗水平。《粤港澳大湾区发展规划纲要》指出，支持港澳医疗卫生服务提供主体在广东 9 市按规定以独资、合资或合作等方式设置医疗机构，发展区域医疗联合体和区域性医疗中心。在多项政策的强力推动下，粤港澳三地跨境医疗合作日渐深入。然而，粤港澳大湾区跨境医疗合作的困难和政策性障碍仍然不少，逐步突破亦势在必行。例如，由于两地的药物以及医疗器械的认证问题，香港注册的药物不能在内地使用，医疗器械也需要重新认证，而且审批时间过长。2020 年 11 月 25 日，国家市场监管总局等八部门联合发布了《粤港澳大湾区药品医疗器械监管创新发展工作方案》（以下简称《方案》）。《方案》提出，在广东 9 市开业的指定医疗机构使用临床急需、已在港澳上市的药品，由国家药监局批准改为由国务院授权广东省人民政府批准。此项创新举措赋予广东省人民政府有关审批权限。广东省药监局自 2021 年 1 月起开展"港澳药械通"政策试点，较好地满足了临床急需。

（二）粤港澳大湾区医疗资源配置分析

本报告在粤港澳大湾区各城市经济和常住人口数据的基础上，对各城市医疗资源配置现状进行了分析。

从表 1 可以看出，经济上，2020 年粤港澳大湾区 11 个城市 GDP 和人均 GDP 均呈现为三个梯队。从 GDP 上看，深圳、广州、香港为第一梯队，佛山、东莞为第二梯队，其他城市为第三梯队。由于人口数差异很大，人均 GDP 的三个梯队分布出现变化，第一梯队为香港、澳门，第二梯队为深圳、珠海、广州、佛山，其他城市为第三梯队。

表 1　2020 年粤港澳大湾区 11 个城市经济、常住人口及医疗资源数据

城市	GDP（亿元）	人均 GDP（元）	常住人口数量（百万人）	每千人卫生机构床位数（张）	每千人执业（助理）医师数（人）	每千人注册护士数（人）
香港	24104	324485	7.43	5.7	2.1	8.3
澳门	1678	245709	0.68	2.5	2.6	3.8
广州	25019	135047	18.74	5.4	3.3	4.4
深圳	27670	159309	17.63	2.8	2.4	2.6
佛山	10816	114157	9.52	4.0	2.3	3.0
东莞	9650	92176	10.48	3.2	2.1	2.7
惠州	4222	70191	6.06	3.8	2.5	2.8
中山	3152	71478	4.43	3.6	2.2	2.8
珠海	3482	145645	2.45	4.6	3.3	3.8
江门	3201	66984	4.80	5.2	2.4	3.2
肇庆	2312	56318	4.12	4.6	2.2	2.8

注：港澳无执业（助理）医师，因此每千人执业（助理）医师数相对较少；数据因四舍五入，略有误差，未做机械调整。

资料来源：《广东卫生健康年鉴 2021》、《2021 中国统计年鉴》、《2021 广东统计年鉴》、《2021 澳门统计年鉴》、香港政府统计处网站、广州艾力彼医院管理研究中心数据库。

从表 2 中 2020 年的数据可以看出，每千人卫生机构床位数，香港、广州、江门三个城市较高；每千人执业（助理）医师数，广州、珠海最高，香港、东莞最少；每千人注册护士数，第一梯队为香港，高达 8.3，是第二名广州的近 2 倍，第二梯队为广州、澳门、珠海，其他城市为第三梯队，其中深圳最低。可以推论，深港护士互认，穗港、珠港医师互认，非常有前景，也有利于粤港澳大湾区内城市的优势资源互补。

对比表 2 中 2020 年与 2019 年的数据，每千人卫生机构床位数增加的只有

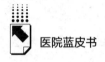

肇庆、香港、澳门、江门，其余城市均有不同程度的减少，其中中山、广州下降数量分别居第一位、第二位；每千人执业（助理）医师数略微增加和没变化的也是肇庆、香港、澳门、江门，减少较多的有中山、深圳和珠海；每千人注册护士数增加的还是肇庆、香港、澳门、江门，其中香港增加最多，减少较多的还是中山、深圳和珠海。由此可见，2019～2020年医疗资源配置有进步的是肇庆、香港、澳门、江门，其中香港在每千人注册护士数方面进步明显，而其他城市有不同程度的退步，其中中山全方位退步明显。

表2　2019年与2020年粤港澳大湾区11个城市医疗资源配置对比

单位：张，人

城市	每千人卫生机构床位数			每千人执业（助理）医师数			每千人注册护士数		
	2020年	2019年	2020年比2019年增长	2020年	2019年	2020年比2019年增长	2020年	2019年	2020年比2019年增长
香港	5.7	5.4	0.3	2.1	2.0	0.1	8.3	7.5	0.8
澳门	2.5	2.4	0.1	2.6	2.6	0.0	3.8	3.7	0.1
广州	5.4	6.4	−1.0	3.3	3.6	−0.3	4.4	4.8	−0.4
深圳	2.8	3.3	−0.5	2.4	2.8	−0.4	2.6	3.1	−0.5
佛山	4.0	4.7	−0.7	2.3	2.5	−0.2	3.0	3.2	−0.2
东莞	3.2	3.7	−0.5	2.1	2.3	−0.2	2.7	3.0	−0.3
惠州	3.8	4.4	−0.6	2.3	2.5	−0.2	2.8	3.2	−0.4
中山	3.6	4.8	−1.2	2.2	2.7	−0.5	2.8	3.5	−0.7
珠海	4.6	5.2	−0.6	3.3	3.7	−0.4	3.8	4.3	−0.5
江门	5.2	5.1	0.1	2.4	2.2	0.2	3.2	3.0	0.2
肇庆	4.6	4.2	0.4	2.2	2.0	0.2	2.8	2.6	0.2

资料来源：《广东卫生健康年鉴2021》、《2021中国统计年鉴》、《2021广东统计年鉴》、《2021澳门统计年鉴》、香港政府统计处网站、广州艾力彼医院管理中心数据库。

结合各城市的经济实力与医疗水平，可以看出老牌一线城市广州、香港的医疗水平和经济发展契合度较高；新一线城市深圳在经济水平上高于广州，在医疗资源方面发展较快，但仍有差距；经济实力较弱的肇庆等城市，医疗资源也相对不足。可见，经济发展对医疗事业能够产生积极的正向影响，但往往存在一定的滞后，因此，当城市经济水平得到明显提升时，当地政府应及时加大医疗卫生投入，以尽快提高自身的医疗竞争实力。

二 粤港澳大湾区最佳医院100强分析

粤港澳大湾区最佳医院评选的范围是位于粤港澳大湾区城市群①的医院，包含综合医院和专科医院，但不含部队医院。本报告以2020年粤港澳大湾区最佳医院100强的医疗技术、资源配置和医院运营作为一级指标进行横向分析，并根据历年研究数据的联系与差异进行纵向分析，从多方面剖析粤港澳大湾区城市群的基本医疗现状和发展水平，从而为粤港澳大湾区的医疗建设和完善提供较全面的数据参考。

（一）最佳医院100强地域分布分析

为了研究粤港澳大湾区的医疗资源分布情况和区域发展水平，首先从地域分布的角度，对上榜粤港澳大湾区最佳医院100强的城市进行分析。各市上榜医院数量及医院上榜率情况见表3。

表3　2020年粤港澳大湾区11个城市上榜医院数量及医院上榜率

单位：家，%

城市	上榜医院数量	医院总数	医院上榜率
广州	28	289	9.69
深圳	17	145	11.72
佛山	7	131	5.34
东莞	7	112	6.25
中山	4	68	5.88
珠海	4	42	9.52
惠州	3	81	3.70

---

① 粤港澳大湾区城市群是指由广东9个城市（广州、深圳、珠海、佛山、中山、东莞、肇庆、江门、惠州）和2个特别行政区（香港、澳门）组成的城市群。

续表

城市	上榜医院数量	医院总数	医院上榜率
江门	3	53	5.66
肇庆	1	58	1.72
香港	23	144	15.97
澳门	3	4	75.00

注：香港、澳门医院包括医院管理局辖下医院及机构、私家医院、护养院及惩教机构的医院。

资料来源：粤港澳大湾区各城市2020年国民经济和社会发展统计公报、2021年《香港健康数字一览》、《2021澳门统计年鉴》、广州艾力彼医院管理中心数据库。

上榜医院数量方面，广州、香港上榜的医院较多，都超过了20家，是优质医疗资源集中的第一梯队；深圳上榜医院数量为17家，接近20家，属于第二梯队；其他城市上榜医院数量相对较少，为1~7家，属于第三梯队。2020年最佳医院100强地域分布集中效应明显，广州、香港、深圳三地上榜医院数量占比高达68%，而广州、香港合计占比达51%。

医院上榜率方面，澳门、香港医院上榜率较高，其中澳门较特殊，其医院总数本身就少，医院上榜率高达75.00%，说明港澳地区整体医疗水平高于广东9市。深圳、广州、珠海属于第二梯队，医院上榜率在10%左右，其他6市医院上榜率均低于7%，其中肇庆最低，仅为1.72%。

从图1可以看到，20强只分布在香港和广州，说明这两个城市的医院竞争力在粤港澳大湾区是最强的。排名前10的医院中，香港、广州各有5家，排在第11~20名的医院中，香港有6家，广州有4家，头部医院香港略强于广州。深圳、佛山从第21~30名开始有医院入围，东莞从第31~40名开始有医院入围，这3个市入围100强的医院总数较多，医院竞争力较强。

对比2020年与2019年80强上榜医院的地域分布发现，80强榜单中，广州、香港和深圳优势明显（见图2）。广州和深圳的上榜医院分别增加了1家和3家，这两个城市在2020年发展迅速，一个代表区域龙头，一个代表发展潜力巨大的新生力量；东莞、香港、珠海则分别减少2家、1

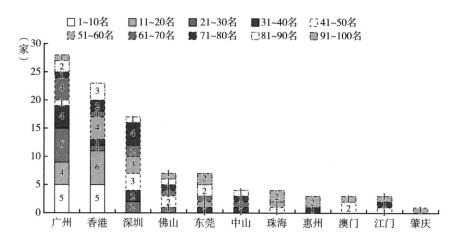

图1 2020年粤港澳大湾区11个城市最佳医院100强分组分布

资料来源：广州艾力彼医院管理中心数据库。

家和1家，其他城市则与2019年持平。这说明广州和深圳的医院竞争力有提升，其中深圳发展较快，而东莞、香港、珠海受经济和新冠肺炎疫情影响，竞争力稍微低于2019年。2020年最佳医院100强和2019年最佳医院80强分组分布情况见表4。

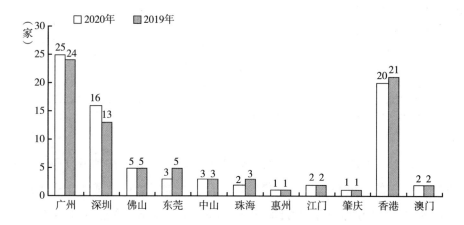

图2 2020年与2019年80强上榜的医院地域分布

资料来源：广州艾力彼医院管理中心数据库。

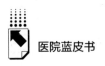

表4　粤港澳大湾区 11 个城市 2020 年最佳医院 100 强
与 2019 年最佳医院 80 强分组分布

单位：家

城市	年份	1~10名	11~20名	21~30名	31~40名	41~50名	51~60名	61~70名	71~80名	81~90名	91~100名
广州	2020 年	5	4	6	4	1		4	1	2	1
	2019 年	5	4	6	4		2	1	2		
香港	2020 年	5	6	1	1		4	1	2	3	
	2019 年	5	6	1	1	1	3		3		
深圳	2020 年			2	2	3	3	2	4	1	
	2019 年			2	2	2	1	4	2		
佛山	2020 年				2		1	1	1		1
	2019 年			1	2		2				
东莞	2020 年				1		1	1		2	2
	2019 年				1	1	1		2		
中山	2020 年				1			1	1	1	
	2019 年				1		1				
珠海	2020 年					1					2
	2019 年					1	1		1		
惠州	2020 年				1						2
	2019 年					1					
澳门	2020 年					2					1
	2019 年				1	1					
江门	2020 年					1			1		1
	2019 年					1		1			
肇庆	2020 年						1				
	2019 年						1				

资料来源：广州艾力彼医院管理中心数据库。

从 2018~2020 年粤港澳大湾区最佳医院 50 强上榜医院地域分布中可以看出，50 强的排位和数量比较稳定，广州、香港稳居第一梯队。变化情况是广州逐年各增加 1 家，深圳 2020 年增加 1 家，东莞、香港 2020 年均减少 1 家，肇庆 2019 年减少 1 家，2020 年不变，其他 6 市 3 年数量不变（见图 3）。这说明 2018~2020 年广州和深圳的医院竞争力在提升，其中广州提升较快，而东莞、香港、肇庆医院竞争力缓慢下降。

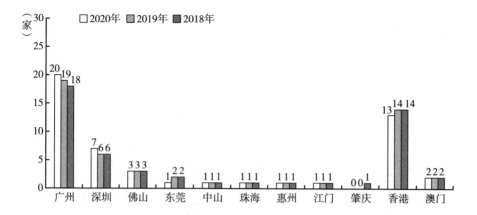

图3   2018～2020年粤港澳大湾区最佳医院50强上榜医院地域分布

资料来源：广州艾力彼医院管理中心数据库。

（二）最佳医院100强运营竞争力分析

粤港澳大湾区最佳医院竞争力评价指标包括资源配置、医院运营、学术科研、医疗技术四个一级指标。现选取运营竞争力要素指标来对医院运营竞争力进行分析。本报告以实际开放床位数、全院职工人数和人力资源配置率（全院职工人数/实际开放床位数）来分析运营竞争力。

从图4人力资源配置情况来看，2020年香港、广州上榜医院全院职工人数折算值分别位列第一和第二，两年均高于1.00；东莞上榜医院全院职工人数折算值2019年高于1.00，2020年则低于1.00；其他城市均低于1.00，尤其是澳门上榜医院全院职工人数折算值最低。香港在人力资源配置方面有明显的优势，广州人力资源配置也较充足，而其他城市人力资源配置相对不足，尤其是澳门，人力资源配置严重不足。

从图5床位配置情况来看，广东9市上榜医院的实际开放床位数折算值普遍高于港澳两地，其中惠州、东莞、广州、佛山和中山2019～2020年实际开放床位数折算值均高于或等于1.00，床位配置较充足，而港澳实际开放床位数折算值较低，2020年分别低至0.78和0.40，床位配置明显不足。2020年比2019年有增长的有肇庆、惠州、中山、广州、香港，表明这5市

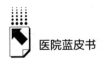

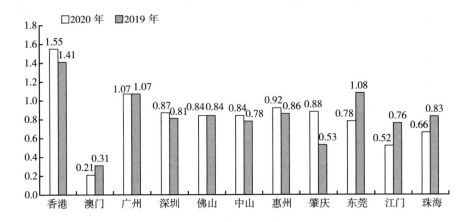

图4　2019年与2020年粤港澳大湾区11个城市全院职工人数折算值

说明：分别以粤港澳大湾区2020年最佳医院100强、2019年最佳医院80强的职工人数均值为1，各城市上榜医院的职工人数按比例折算。

资料来源：广州艾力彼医院管理中心数据库。

情况有好转，而其他6市情况则变差，尤其是江门，实际开放床位数折算值两年间差距最大，由1.17降至0.76。

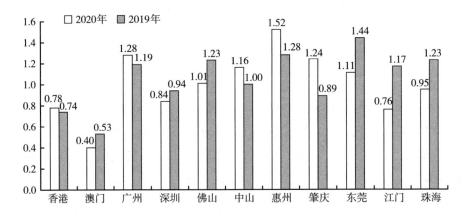

图5　2019年与2020年粤港澳大湾区11个城市实际开放床位数折算值

说明：分别以粤港澳大湾区2020年最佳医院100强、2019年最佳医院80强的实际开放床位数均值为1，各城市上榜医院的实际开放床位数按比例折算。

资料来源：广州艾力彼医院管理中心数据库。

从图6人力资源配置率来看，香港明显高于广东9市，2019～2020年澳门增长显著。2020年人力资源配置率，只有香港、澳门、深圳高于均值，惠州、东莞和中山等地的人力资源配置率偏低，主要是因为这些城市实际开放床位数较多。广东9市在医院规模方面占据优势，但在人力资源配置率方面仍有提升空间。

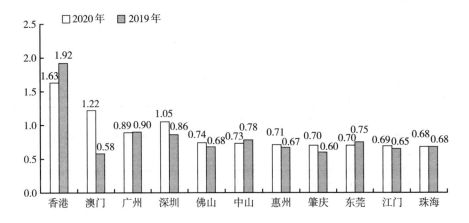

图6　2019年与2020年粤港澳大湾区11个城市全院职工人数／实际开放床位数折算值

说明：分别以粤港澳大湾区2020年最佳医院100强、2019年最佳医院80强的全院职工人数／实际开放床位数均值为1，各城市上榜医院的全院职工人数／实际开放床位数按比例折算。

资料来源：广州艾力彼医院管理中心数据库。

（三）最佳医院20强学科建设分析

医院学科是医院最重要的卫生资源，也是卫生资源中最集中、最活跃的部分，在资源配置中居于主导地位并对其他资源配置起决定性作用。而且，完好的学科建设能为医疗事业改革和创新提供更充足的理论依据。

本报告以2020年粤港澳大湾区最佳医院20强为例，分析其所属高校在国内外知名机构的医学学科排名情况。其中，最佳医院20强中共有10家医院有所属高校（包括直属和非直属），对应的所属高校共有6所，对比2019年，2020年新增广州中医药大学（见表5）。

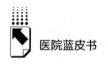

表5　2020年粤港澳大湾区最佳医院20强所属高校

高校	粤港澳大湾区最佳医院20强机构数（家）	粤港澳大湾区最佳医院排名	教育部第四轮临床医学一级学科评估结果*	《美国新闻与世界报道》全球大学临床医学学科排名**	英国T.H.E.全球大学临床医学学科排名***	英国Q.S.全球大学临床医学学科排名****
香港大学	1	1	—	75	20	39
中山大学	4	3、5、8、14	A−	124	126~150	139
香港中文大学	1	2	—	68	52	40
南方医科大学	2	4、19	B	312	401~500	—
广州医科大学	1	13	B−	519	—	—
广州中医药大学	1	20	—	631	—	—

* 中国教育部学位与研究生教育发展中心2016年开展第四轮一级学科评估。

** 《美国新闻与世界报道》2022年全球大学临床医学学科（Clinical Medicine）排名、肿瘤学学科（Oncology）排名。

*** 英国泰晤士高等教育2022年全球大学临床医学学科（Clinical Pre-clinicl&Health）排名。

**** 英国Quacquarelli Symonds 2021年全球大学临床医学学科（Medicine）排名。

综合国内外医学学科评估或排名结果，可以看到香港大学和香港中文大学的整体排名较靠前，中山大学的国际排名紧随其后，其次为南方医科大学。具有教育部一级学科的高校包括中山大学、南方医科大学和广州医科大学。

根据教育部第四轮临床医学一级学科评估结果和《美国新闻与世界报道》、英国T.H.E.以及英国Q.S.的全球大学临床医学学科排名，可以发现：3所高校被评为教育部第四轮临床医学一级学科；在《美国新闻与世界报道》全球大学临床医学学科排名中，共有4所高校进入前350名，其中2所高校进入前100名；在英国T.H.E.的排名中，仅有香港大学和香港中文大学进入前100名，分别为第20名、第52名，这两所高校临床医学学科建设处于国际领先地位，对应的附属医院（玛丽医院和威尔斯亲王医院）在粤港澳大湾区最佳医院排名中亦名列前茅，分别为第1名、第2名，综合竞争力较强，强于广东9市；在英国Q.S.的排名中，3所高校进入前150名，2所高校进入前50名。

从入围医院数量分析，中山大学和广州医科大学入围医院分别比2019年减少1家，南方医科大学入围医院数量不变，广州中医药大学的广东省中医院新晋入围。中山大学和南方医科大学分别有4家和2家医院入围，说明这两所高校的附属医院竞争力强大。

由表6可以发现，香港中文大学所属的医院在最佳医院20强榜单中排名提前了1名，由于广州中医药大学的广东省中医院新晋入围，中山大学、广州医科大学分别有1家医院（并列第20名）退出榜单。

表6　2020年与2019年粤港澳大湾区最佳医院20强所属高校对比分析

高校	2020年与2019年比较
香港大学	各项排名提前,总排名仍居榜首
中山大学	入围20强医院减少1家
香港中文大学	各项排名有提前有落后,总排名提前1位
南方医科大学	入围20强医院数量不变,各项排名有进步
广州医科大学	入围20强医院减少1家
广州中医药大学	新晋入围院校

资料来源：广州艾力彼医院管理中心数据库。

综上所述，香港的大学学科建设好，医院质量高，国际排名靠前。广东的大学和医院规模大，与当地的人口相匹配，能较好满足当地的医疗需求。

（四）最佳医院100强医院性质分析

共有15家社会办医院上榜2020年粤港澳大湾区最佳医院100强。广东9个城市有4家社会办医院上榜，另外11家来自港澳。广东9市与港澳相比，社会办医院上榜数量较少，侧面反映了港澳的社会办医院发展水平更高，同时体现了内地社会办医院数量多但总体实力难以与公立医院抗衡的特点。

从图7城市分布来看，上榜社会办医院主要在香港（9家），其次是东莞（2家）和澳门（2家），广州和佛山均有1家，深圳则没有。这一方面是由港澳体制与内地不同所造成的，另一方面也反映出广州和深圳对公立医院的大力扶持，对社会办医院产生了一定的"挤出效应"。

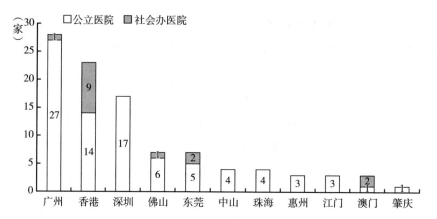

图7 2020年粤港澳大湾区11个城市上榜的公立医院和社会办医院数量分布

资料来源：广州艾力彼医院管理中心数据库。

根据2018~2020年上榜的公立医院和社会办医院占比情况可以发现，历年上榜的公立医院数量占据绝对优势，其中2020年公立医院数量是社会办医院的5.67倍，说明公立医院的综合实力进一步凸显，也反映了当前粤港澳大湾区优质的医疗资源和技术主要集中于公立医院。自2015年起，全国社会办医院占比呈现逐渐上升态势，2020年全国社会办医院数量超过公立医院数量，社会办医院占比达到66.67%，但服务能力如诊疗人次只达到15.7%，出院人次占19.6%，总体服务能力未达到20%。从图8可知，2018~2020年上榜的公立医院占比逐年上升，从2018年的77%上升到2020年的85%，而上榜的社会办医院占比则逐渐下降，从2018年的23%下降到2020年的15%，这跟公立医院在政府扶持下发展快于社会办医院有关，公立医院仍占主导地位。

从表7可以看出，上榜的社会办医院分布在各个排名区间，进入60强的社会办医院发展稳定，2019年和2020年的数量没有变化。但对比2019年，2020年有4家社会办医院跌出61~80名，即有更多的公立医院竞争力排名上升。总体来看，社会办医院数量稳中有降，只有实力非常强的社会办医院才能留在2020年榜单中，公立医院数量稳中有升，尤其在2020年榜单新增的81~100名中占主流，这与2020年公立医院的扩张和迅速发展有关。

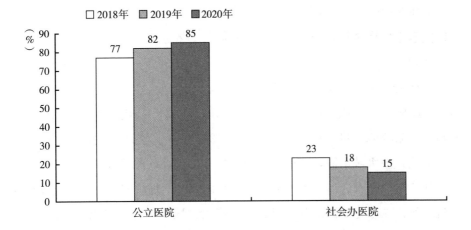

图8　2018～2020年上榜100强的公立医院和社会办医院占比情况

资料来源：广州艾力彼医院管理中心数据库。

表7　2020年100强与2019年80强上榜的各类医院排名分布

单位：家

年份	性质	1～20名	21～40名	41～60名	61～80名	81～100名
2020	社会办医院	3	2	4	1	5
	公立医院	17	18	16	19	15
2019	社会办医院	3	2	4	5	0
	公立医院	17	18	16	15	0

资料来源：广州艾力彼医院管理中心数据库。

（五）医疗服务半径分析

为实现高质量发展，医院要从目前的规模型医院向质量型医院转变，不断扩大医院的医疗服务半径。医疗服务半径指的是医院和患者之间的物理距离。具体来说，短半径涉及比较紧急、需要短时间内治疗的疾病，如需要急诊科、儿科、妇产科治疗的疾病以及慢性病、老年病等符合就近治疗原则的专科病；长半径主要涉及不紧急的病情、疑难杂症等可以异地就医的专科疾病，如肿瘤等。

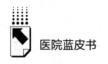

分析 2020 年粤港澳大湾区最佳医院 100 强目前的服务半径，可以为今后医院制定发展规划及明确工作重心提供科学依据。

从短半径来看，粤港澳大湾区的 7 个地级市在医疗水平上相较于香港、澳门、广州和深圳处于劣势地位。珠三角城际轨道将建设完工，珠三角一小时生活圈将随即形成。在公共交通更发达的情况下，香港、广州的高质量医院短半径服务能力将会提升，地级城市医院的短半径竞争力会随之大大降低。因此，地级城市医院亟须加强短半径专科建设以迎接未来的医疗竞争。

从长半径来看，粤港澳大湾区建设是国家级发展战略，目标是建设全球一流湾区，在已有的经济基础上，粤港澳大湾区的医疗服务需要面向全国，乃至国际。因此，应提升粤港澳大湾区医院的长半径专科影响力，加强香港、广州、深圳医院的长半径专科建设。

三　结语

香港、广州入围医院多，且排位整体靠前（20 强全落在这两个城市），医院上榜率较高，是优质医疗资源第一梯队，在粤港澳大湾区起引领作用。深圳厚积薄发，在第二梯队进步神速，今后有望进入第一梯队。

香港、澳门 2020 年人力资源配置率较广东 9 市高，而广东 9 市床位配置较香港、澳门充足，各有优势。另外，深港护士互认，穗港、珠港医师互认，将有利于粤港澳大湾区内城市的优势资源互补。

香港的大学学科建设好，医院质量高，国际排名靠前。广东的大学和医院规模大，与当地的人口相匹配，能较好满足当地的医疗需求。

相对于经济发展，医疗事业的发展往往存在一定的滞后，因此，城市在经济发展水平得到明显提升时，应及时加大医疗卫生投入，以尽快提高自身的医疗竞争力。这方面，深圳做了很好的示范。

应加强广州、香港、深圳医院的长半径专科建设，不断扩大医院的医疗服务半径，以适应服务面向全国，乃至全球的愿景。

港澳地区的社会办医院质量较高，广东的社会办医院与公立医院存在较大差距。

为支持和引导社会办医院的发展，国家在放宽规划限制、优化医疗运营管理等方面采取了一系列鼓励措施。粤港澳大湾区各地也鼓励香港、澳门服务提供者到内地设立独资、合资或合作医疗机构，从而不断推动粤港澳大湾区医疗资源整合与技术合作。在政府的鼓励和支持下，粤港澳大湾区的社会办医院或将迎来新的发展机遇。2021年，国家市场监管总局等部门在《关于印发〈粤港澳大湾区药品医疗器械监管创新发展工作方案〉的通知》中推出了两大项主要创新举措，优化了相关流程。相关政策的发布将加速粤港澳大湾区医疗大融合。

参考文献

［1］庄一强主编《医院蓝皮书：中国医院竞争力报告（2020～2021）》，社会科学文献出版社，2021。

［2］庄一强主编《医院蓝皮书：中国医院竞争力报告（2019～2020）》，社会科学文献出版社，2020。

［3］庄一强主编《医院蓝皮书：中国医院竞争力报告（2018～2019）》，社会科学文献出版社，2019。

［4］庄一强、曾益新主编《医院蓝皮书：中国医院竞争力报告（2017）》，社会科学文献出版社，2017。

［5］国家卫生健康委员会编《2019中国卫生健康统计年鉴》，中国协和医科大学出版社，2019。

［6］国家统计局编《2019中国统计年鉴》，中国统计出版社，2019。

［7］王珺、袁俊主编《粤港澳大湾区建设报告（2018）》，社会科学文献出版社，2018。

B.7
2021年县级医院竞争力报告：院级及专科分析

卓进德　刘兆明　刘嘉豪　许亚军*

摘　要： 本报告的研究对象为县级医院，即位于县域内的综合医院，含中医医院，不含专科医院和部队医院。本报告从县级医院地域分布、竞争力要素等方面，从院级和专科两个层面，对2021年县级医院100强、300强、500强及县级专科30强进行分析。华东、华中、华南地区县级医院竞争优势明显，华东地区尤为突出。2017～2021年，县级医院100强年出院人次持续增加，年门急诊人次渐趋下降。专科30强各专科医师服务量明显大于县级医院100强中位数，多数专科平均住院天数呈略微增长趋势，其中重症医学科、神经外科更为显著。县级专科30强住院次均费用多有增加。

关键词： 县级医院　医院竞争力　资源配置

一　2021年县级医院100强分析

（一）地域分布分析

1. 七大地区分布：华东、华中、华南地区上榜医院数合计占比接近九成

如图1所示，2021年县级医院100强集中分布在华东、华中、华南三

---

* 卓进德，广州艾力彼医院管理中心医院认证专家；刘兆明，广州艾力彼医院管理中心医院认证专家；刘嘉豪，广州艾力彼医院管理中心数据分析师；许亚军，广州艾力彼医院管理中心区域总监。

个地区，且华东地区呈现较大领先优势，华北、东北、西北等北部地区县级医院亟须加强建设。相比 2020 年，华东地区增加 1 家，华中、华南、西南、东北地区不变，华北地区减少 1 家。

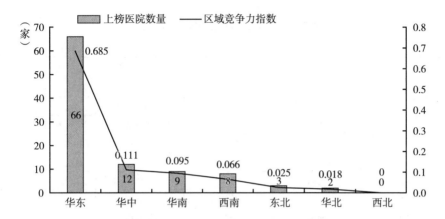

图 1　2021 年七大地区县级医院 100 强上榜医院数量和各区域竞争力指数

资料来源：广州艾力彼医院管理中心数据库。

2.省（区、市）分布：苏、鲁、浙县级医院100强上榜医院数量合计占六成

如表 1 所示，江苏、山东、浙江三省领先优势明显。相比 2020 年，江苏增加 2 家，山东减少 2 家，福建增加 1 家，河北减少 1 家。

表 1　2021 年县级医院 100 强所在省（区、市）情况

单位：家

省（区、市）	江苏	山东	浙江	广东	湖北	湖南	四川	安徽	河北
竞争力指数	0.261	0.198	0.178	0.078	0.051	0.043	0.042	0.033	0.018
上榜医院数	25	19	16	7	5	5	5	4	2
省（区、市）	河南	广西	福建	辽宁	吉林	贵州	重庆	云南	
竞争力指数	0.017	0.016	0.016	0.015	0.011	0.009	0.008	0.006	
上榜医院数	2	2	2	2	1	1	1	1	

资料来源：广州艾力彼医院管理中心数据库。

3. 县域分布: 8个县 (市) 拥有18个县级医院100强席位

县级医院100强中,位于江苏省5县 (市) 的有12家。其中苏州常熟市与张家港市表现突出,均有3家医院进入县级医院100强 (见表2)。

表2　2021年县级医院100强县域分布

单位: 家

所在地区	所在省	所在地	所在县 (市)	上榜医院数
华东	江苏	苏州	常熟市	3
			张家港市	3
			昆山市	2
		宿迁	沭阳县	2
		无锡	江阴市	2
	安徽	阜阳	太和县	2
华南	广东	揭阳	普宁市	2
华中	湖南	长沙	浏阳市	2

注: 表中统计的县域是有两家及以上医院入围县级100强的县 (市)。
资料来源: 广州艾力彼医院管理中心数据库。

(二) 竞争力要素分析

本报告中的县级医院竞争力评价体系包括医疗技术、资源配置和医院运营三个维度,下文将逐一对这三个维度进行分析。

1. 医疗技术要素: 东部县级医院领先

选取部分医疗技术指标对比分析东、中、西部县级医院100强上榜医院情况,结果如表3、图2所示。2021年县级医院100强高级职称人数/全院职工人数中位数为13.8%,相比2020年中位数12.5%增长显著,其中以副高职称医师人数增加为主。正高职称医师人数/医师人数中位数为9.6%,相比2020年中位数10.3%有所下降,具体原因为县级医院医师人数扩大,青年医师人数增多。东部医院正高职称医师人数/医师人数中位数远大于中部、西部。2021年县级医院100强ICU床位数占比中位数为4.0%,相比2020年中位数3.9%呈上升趋势。年住院病人手术 (含介入治疗) /年出院量东、西部差异不明显，中部虽比上年提升1.6个百分点，但仍然较低。东部10强表现突出，达到37.9%。

表3 2021年东、中、西部县级医院100强上榜医院医疗技术相关指标中位数

单位：%

指标	高级职称人数/全院职工人数	正高职称医师人数/医师人数	ICU床位数占比	年住院病人手术（含介入治疗）/年出院量
东部	14.7	11.4	4.1	30.9
其中：东部10强	18.6	15.4	4.5	37.9
中部	12.1	6.2	4.0	25.5
其中：中部10强	12.1	6.6	4.0	30.2
西部	11.6	6.5	2.9	30.8
100强中位数	13.8	9.6	4.0	29.7

资料来源：广州艾力彼医院管理中心数据库。

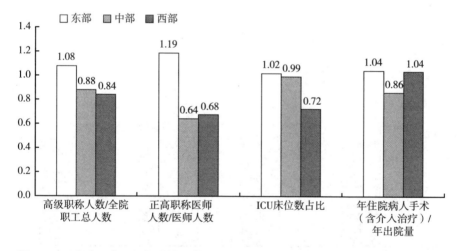

图2 2021年东、中、西部县级医院100强上榜医院医疗技术相关指标中位数折算值

说明：以100强中位数为1；数据因四舍五入，略有误差，未做机械调整，下同。
资料来源：广州艾力彼医院管理中心数据库。

2.资源配置要素：各区域资源配置较均衡

对比东、中、西部县级医院100强上榜医院资源配置情况，结果如表4、图3所示。对比医师人数/床位数，东部明显领先于中部、西部，中部地

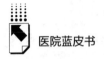

区的医师配备数量最低。对比临床护士人数/床位数，东部、西部和中部10强比较接近，但中部各医院的护理资源配置差异较为明显。从服务量上看，东部全院职工人数/年门急诊量低于中部、西部，而全院职工人数/年出院量，东部高于中部、西部。可见，县级医院100强上榜医院中，相比中部、西部，东部更偏重于住院服务。

表4　2021年东、中、西部县级医院100强上榜医院资源配置相关指标中位数

指标	医师人数/床位数（人/张）	临床护士人数/床位数（人/张）	全院职工人数/年门急诊量（人/万人次）	全院职工人数/年出院量（人/万人次）
东部	0.41	0.62	16.03	341.27
其中：东部10强	0.44	0.62	14.95	338.40
中部	0.32	0.54	24.74	288.29
其中：中部10强	0.34	0.63	25.46	299.80
西部	0.35	0.61	20.20	300.12
100强中位数	0.38	0.62	18.27	316.67

资料来源：广州艾力彼医院管理中心数据库。

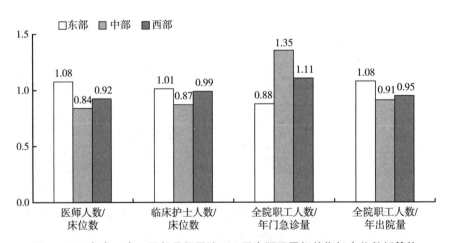

图3　2021年东、中、西部县级医院100强资源配置相关指标中位数折算值

说明：以100强中位数为1。

资料来源：广州艾力彼医院管理中心数据库。

3. 医院运营要素：东部平均住院天数较低，100强中位数次均费用增多

选取部分运营要素指标对比东、中、西部县级医院100强上榜医院，如表

5、图4所示。东部运营效率较高，平均住院天数为7.90天，低于100强中位数8.03天，中部、西部均明显高于中位数；东部床位使用率为89.50%，低于100强中位数92.20%，中部、西部均明显高于中位数。相比2020年县级医院100强平均住院天数中位数（7.90天）和床位使用率中位数（99.51%），2021年县级医院100强受新冠肺炎疫情影响，总体运营效率有所下降。相比2020年住院次均费用东部9301.51元、中部7442.17元、西部9797.60元，2021年东、中、西部住院次均费用均有所增长。相比2020年县级医院100强住院次均费用中位数9213.77元，2021年增长9.18%。

表5　2021年东、中、西部县级医院100强上榜医院运营相关指标中位数

指标	平均住院天数（天）	床位使用率(%)	门诊次均费用(元)	住院次均费用(元)
东部	7.90	89.50	266.08	10423.78
中部	8.84	96.18	279.26	8465.28
西部	8.44	109.70	267.74	9962.70
100强中位数	8.03	92.20	270.00	10059.36

资料来源：广州艾力彼医院管理中心数据库。

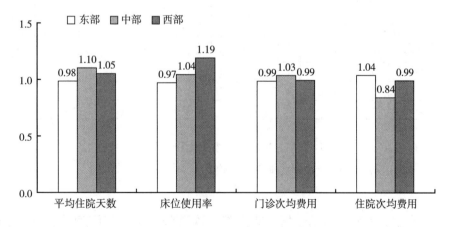

图4　2021年东、中、西部县级医院100强上榜医院运营相关指标中位数折算值

说明：以100强中位数为1。

资料来源：广州艾力彼医院管理中心数据库。

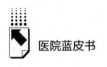

二 2017～2021年县级医院100强纵贯分析

（一）地域分布分析：县级医院100强分布变化不大

如图5所示，各省（区、市）县级医院100强上榜医院数量变化总体趋于平稳。江苏、山东两省排名靠前，但山东总量有下降趋势。西北地区目前无医院进入县级医院100强。

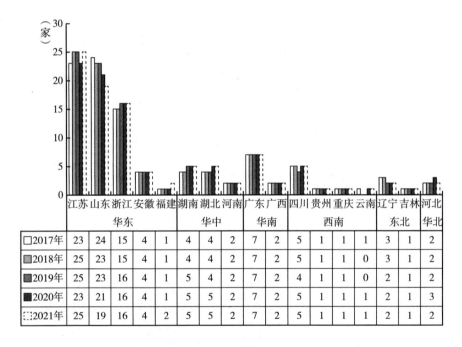

	江苏	山东	浙江	安徽	福建	湖南	湖北	河南	广东	广西	四川	贵州	重庆	云南	辽宁	吉林	河北
□2017年	23	24	15	4	1	4	4	2	7	2	5	1	1	1	3	1	2
▨2018年	25	23	15	4	1	4	4	2	7	2	5	1	1	0	3	1	2
▥2019年	25	23	16	4	1	5	4	2	7	2	4	1	1	0	2	1	2
■2020年	23	21	16	4	1	5	5	2	7	2	5	1	1	1	2	1	3
⬚2021年	25	19	16	4	2	5	5	2	7	2	5	1	1	1	2	1	2

图5　2017～2021年县级医院100强地域分布

资料来源：广州艾力彼医院管理中心数据库。

（二）竞争力要素分析：年出院人次逐年增加，年门急诊人次渐趋下降

如图6所示，鉴于三级公立医院绩效考核统计口径有所改变，县级医院

100强的年手术数量在2019年出现断崖式下跌，2020年该指标恢复增长态势。2021年受疫情影响，多项指标（年手术量、年门急诊量、年出院量）较之前有所下降。

比较2017～2021年县级医院100强的发展趋势发现，床位数、全院职工人数、高级职称人数增长趋于缓和或出现下降，县级医院规模扩张趋势得到控制。

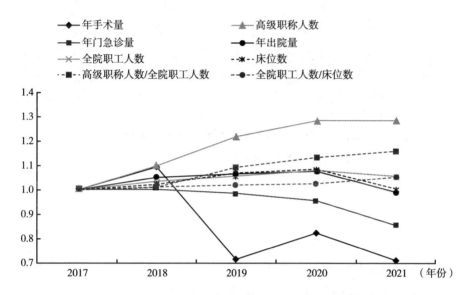

图6 2017～2021年县级医院100强竞争力要素相关指标折算值

说明：以2017年各指标数据为1。
资料来源：广州艾力彼医院管理中心数据库。

三 2021年县级医院100强、300强、500强分析

（一）各省（区、市）入围机构数

如图7所示，2021年华东位于前100名、101～300名、301～500名的县级医院数量领先，其中县级医院100强上榜医院数量江苏省最多，排名位于101～300名的县级医院山东省最多，排名在301～500名的县级医院河南省最多。

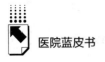

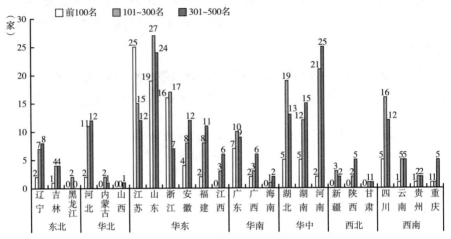

图7　2021年县级医院500强七大地区数量分布

资料来源：广州艾力彼医院管理中心数据库。

（二）医院等级及医院性质分布

如表6所示，相比2020年，2021年县级医院100强、300强、500强中三级医院数量均有增多，县级医院300强、500强中的中医医院数量减少。私立医院占比几乎没有变化，公立医院占据绝对优势。

表6　2019～2021年县级医院100强、300强、500强上榜医院等级及性质变化

单位：家，%

项目	2019年			2020年			2021年		
	100强	300强	500强	100强	300强	500强	100强	300强	500强
三级医院数量	89	175	224	96	219	276	98	237	310
三级以下医院数量	11	125	276	4	81	224	2	63	190
三级医院占比	89.00	58.33	44.80	96.00	73.00	55.20	98.00	79.00	62.00
社会办医院数量	3	14	15	3	13	15	3	12	15
公立医院数量	97	286	485	97	287	485	97	288	485

项目	2019 年			2020 年			2021 年		
	100 强	300 强	500 强	100 强	300 强	500 强	100 强	300 强	500 强
社会办医院占比	3.00	4.67	3.00	3.00	4.33	3.00	3.00	4.00	3.00
中医医院数量	7	16	34	7	15	31	7	13	31
西医医院数量	93	284	466	93	285	469	93	287	469
中医医院占比	7.00	5.33	6.80	7.00	5.00	6.20	7.00	4.33	6.20

资料来源：广州艾力彼医院管理中心数据库。

四　2021年县级医院竞争力要素分析

（一）医疗技术要素

以各专科高级医师占比为研究对象，如图 8 所示，县级专科 30 强高级医师占比中位数大多在 30% 以上，其中泌尿外科、神经外科、妇科的中位数超过 45%，列专科前 3 位。总体来看，外科系列专科的高级医师占比中位数高于内科系列专科。

以县级专科 30 强中，各专科取得硕士、博士学位的医师人数占专科所有医师人数比例（以下简称"硕博医师占比"）为研究对象，如图 9 所示，县级专科 30 强硕博医师占比中位数大部分在 40% 及以上，其中泌尿外科、血液科、内分泌科的中位数不低于 45%，居前 3 位。总体来看，内科系列专科与外科系列专科的硕博医师占比差异不大。产科、重症医学科、儿内科、妇科硕博医师占比较低。

（二）资源配置要素

对县级专科 30 强床位数构成进行分析，普通外科、骨科、神经内科居前 3 位。总体来看，内科系列专科床位数多于外科系列专科（见图 10）。

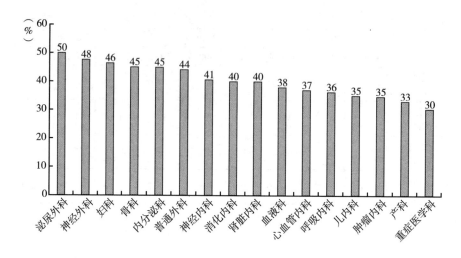

图 8 2021 年县级专科 30 强高级医师占比（中位数）

说明：不含康复科，下同。

资料来源：广州艾力彼医院管理中心数据库。

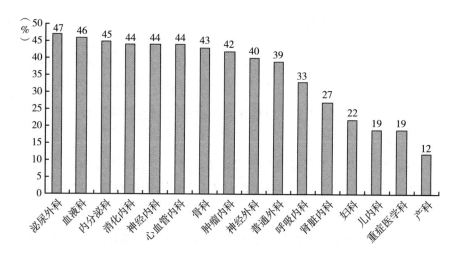

图 9 2021 年县级专科 30 强硕博医师占比（中位数）

资料来源：广州艾力彼医院管理中心数据库。

对县级专科 30 强的医师数和护士数进行分析，除重症医学科、产科外，肾脏内科、神经外科与呼吸内科的护士数/医师数高于其他专科（见图 11）。

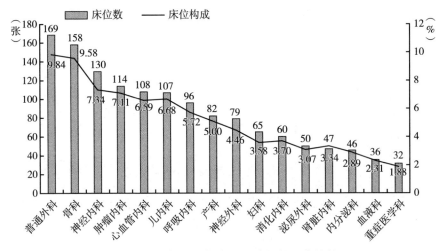

图10　2021年县级专科30强床位数（中位数）

资料来源：广州艾力彼医院管理中心数据库。

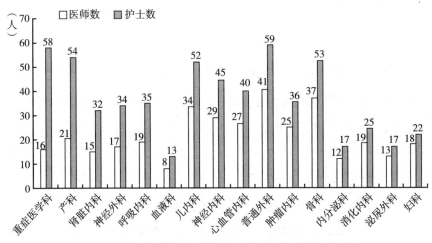

图11　2021年县级专科30强医师、护士人数（中位数）

资料来源：广州艾力彼医院管理中心数据库。

对县级专科30强的各专科医师数/床位数（以下简称"医床比"）与各专科护士数/床位数（以下简称"护床比"）进行分析，大多数专科的护床比低于0.40，其中肿瘤内科医床比为0.18，护床比为0.31，均为所有专科中最低的（见图12）。

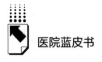

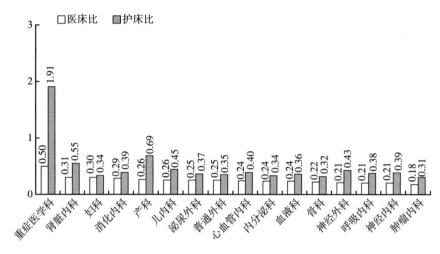

图12　2021年县级专科30强医床比和护床比（中位数）

资料来源：广州艾力彼医院管理中心数据库。

（三）医院运营要素

县级专科30强与县级医院100强医师工作量见图13。县级专科30强中产科的医师人均年出院量最大，达237人次，其次是肿瘤内科（219人次）、儿内科（188人次），相比2020年前三位产科、儿内科、心血管内科有所变化；手术科室中产科医师人均年住院手术量最大，达113例，其次是泌尿外科（104例）、骨科（93例），与2020年前三位泌尿外科、普通外科、产科亦有不同。县级专科30强各专科医师的服务量明显大于县级医院100强。

县级专科30强与县级医院100强床位使用率见图14。虽然受疫情影响较大，但仍有小部分专科床位使用率接近或超过100%，其中神经内科102%、呼吸内科101%、肿瘤内科100%，与2020年相比整体有所下降，但居前三位的科室保持不变。重症医学科床位使用率中位数为80%。

2021年与2020年县级专科30强平均住院天数和住院次均费用中位数见图15。2021年县级专科30强平均住院天数总体呈略微增长趋势。其中重症医学科平均住院天数中位数由10.3天增至11.5天，增幅达11.65%；神

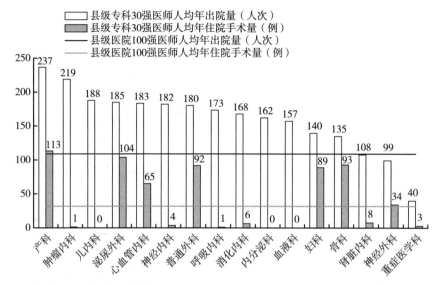

图 13　2021 年县级专科 30 强和县级医院 100 强医师工作量（中位数）

资料来源：广州艾力彼医院管理中心数据库。

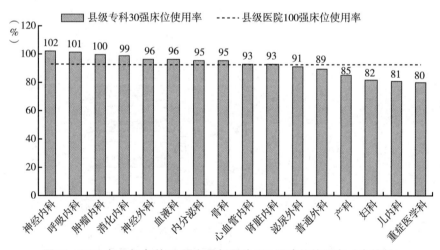

图 14　2021 年县级专科 30 强和县级医院 100 强床位使用率（中位数）

资料来源：广州艾力彼医院管理中心数据库。

经外科平均住院天数中位数增幅达 11.35%。县级专科 30 强住院次均费用
多有增加，其中重症医学科从 50166 元增至 55692 元，增幅达 11.02%。

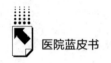

医院蓝皮书

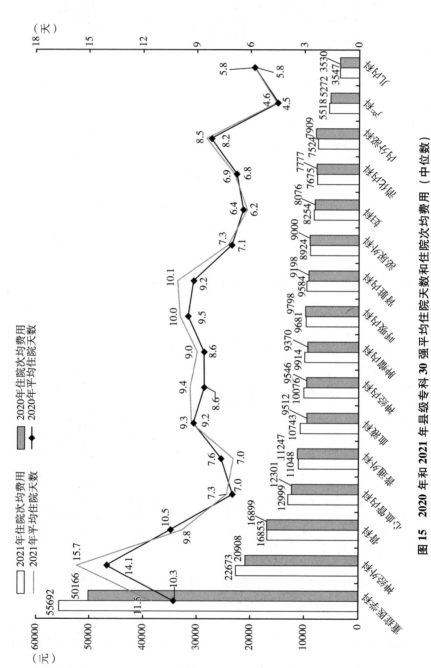

图 15　2020 年和 2021 年县级专科 30 强平均住院天数和住院次均费用（中位数）

资料来源：广州艾力彼医院管理中心数据库。

五　总结和展望

从县级医院 100 强地域分布来看，华东、华中、华南地区优势明显，华东地区表现突出。华北、东北、西北等北部地区应进一步提升县级医院综合服务能力与竞争力。中部地区在资源配置方面，西部地区在医疗技术、医院运营等方面应予以重点加强。

纵贯分析 2017~2021 年的县级医院发展趋势发现，床位数、全院职工人数、高级职称人数增长趋于缓和或出现下降，县级医院规模扩张趋势得到控制。2021 年年出院量、年门急诊量、年手术量较之前有所下降。县级医院 500 强中三级医院占比增加。

县级专科 30 强各专科医师的服务量明显大于县级医院 100 强。县级专科 30 强平均住院天数总体呈略微增长趋势，其中重症医学科、神经外科增长更为显著。县级专科 30 强住院次均费用多有增加。

新版三级医院评审标准的发布及推动公立医院高质量发展的新要求等，促使县级医院进一步加快变革过程，发展模式要从规模扩张转向提质增效，运营模式要从粗放管理转向精细化管理，资源配置要从重物质要素转向重人才技术要素。就 2021 年县级医院数据而言，规模扩张因政策引导已得到有力控制，提质增效、精细化管理及医疗费用控制依然需要进一步加强，人才技术资源短缺，尤其是西部、北部人才技术资源短缺形势尚未得到有效改善。

参考文献

［1］庄一强主编《医院蓝皮书：中国医院竞争力报告（2019~2020）》，社会科学文献出版社，2020。

［2］庄一强主编《医院蓝皮书：中国医院竞争力报告（2018~2019）》，社会科学文献出版社，2019。

［3］庄一强主编《医院蓝皮书：中国医院竞争力报告（2017~2018）》，社会科学文献出版社，2018。

B.8
2021年地级城市医院竞争力报告：
院级及专科分析

刘先德　蔡光辉　李海贞*

摘　要： 本报告的研究对象为地级城市医院［含综合医院、中医医院，区级医院，不含省会（首府）城市、计划单列市医院］。报告分别从医疗地理分布、资源配置、医疗技术、运营状况等维度对地级城市医院100强进行了分析。研究结果显示，三甲医院占比为100%，且98%为公立医院，除100强外，300强和500强中社会办医院占比相对上年均有所下降，提示目前医疗服务市场中公立医院仍占据主体地位，社会办医院承受了更大的运营压力。东部地区，尤其是华东地区的医疗水平具有绝对领先优势，其中，江苏和广东两省入围机构数最多。

关键词： 地级城市医院　医院专科　医疗地理

一　医院层面

（一）医疗地理分布

1. 地区分布

对比2020年历史数据，2021年地级城市医院100强各地区入围机构和

---

* 刘先德，广州艾力彼医院管理中心星级认证专家；蔡光辉，广州艾力彼医院管理中心星级认证专家；李海贞，广州艾力彼医院管理中心数据分析师。

数量均保持不变。图 1 显示，东部、中部和西部地区入围机构数分别是 63 家、25 家、12 家。其中，东部入围机构数占比为 63%，超过中部和西部两地区之和，竞争力指数为 0.66，处于绝对领先地位，而西部相对而言入围机构数量最少，竞争力指数最低。

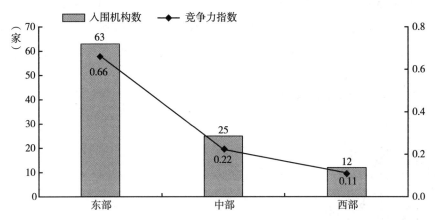

图 1 2021 年东、中、西部地级城市医院 100 强入围机构数和各地区竞争力指数

资料来源：广州艾力彼医院管理中心数据库。下同。

图 2 显示，七大地区总体仍呈现阶梯状分布特征。其中，华东地区入围机构数为 42 家，竞争力指数为 0.45，继续保持领先优势，而西北地区则处在末位，仅有两家机构入围 100 强，竞争力指数为 0.01。

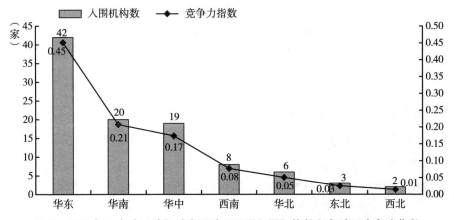

图 2 2021 年七大地区地级城市医院 100 强入围机构数和各地区竞争力指数

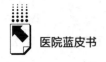

2.省（区）分布

2021年地级城市医院100强分布在全国18个省（区），所属省（区）和各省（区）入围机构数均与上年相同，竞争力指数虽略有变化，但并不明显。

图3显示，从入围机构数来看，江苏、广东各有18家，两省入围机构数合计占36%，分别占华东和华南地区入围机构数量的42.86%和90.00%，竞争力指数分别为0.199和0.189，持续保持领先优势。

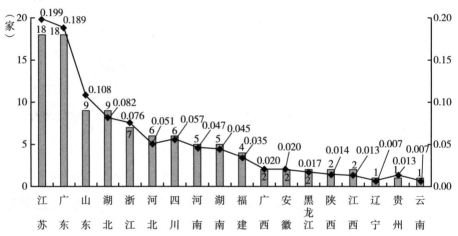

图3　2021年各省（区）地级城市医院100强
入围机构数和各省（区）竞争力指数

3.城市分布

图4显示，76个地级城市中有两家及以上机构入围地级城市100强的城市共有22个，其中，华东、华南、华中、华北和西南地区城市数量分别为10个、6个、4个、1个、1个，华东城市数量最多。其中，江苏苏州和广东佛山入围机构数均为3家。

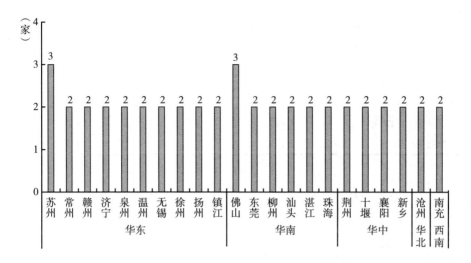

图4 2021年地级城市医院100强城市分布

说明：图中城市是指有两家及以上机构入围地级城市医院100强的城市。

（二）竞争力要素分析

1.资源配置

表1和图5显示，从人床比来看，东部和西部地区持平，中部明显较低，处于100强中位数以下，提示中部医院职工整体配置水平相对较低。从医床比来看，东部地区略高，中部和西部地区持平且略低。从护床比来看，由高到低依次是东部、中部、西部。三个地区的医床比和护床比两项指标中位数均达到《三级综合医院医疗服务能力指南（2016年版）》配置要求水平。

表1 2021年东、中、西部地区地级城市医院100强入围机构
资源配置相关指标（中位数）对比（一）

项目	人床比	医床比	护床比
东部	1.44	0.43	0.66
其中：东部10强	1.44	0.47	0.64

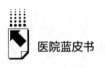

续表

项目	人床比	医床比	护床比
中部	1.20	0.35	0.60
其中:中部10强	1.22	0.34	0.55
西部	1.44	0.35	0.53
其中:西部10强	1.46	0.35	0.53
100强中位数	1.37	0.40	0.62

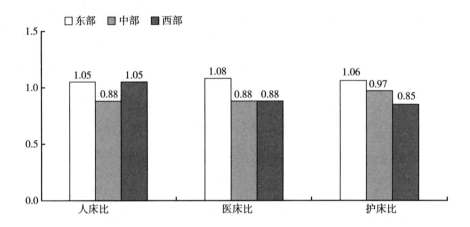

图5 2021年东、中、西部地区地级城市医院100强入围机构
资源配置相关指标（中位数）对比（一）

说明：以100强中位数为1。

表2和图6显示，从全院职工人数/年门急诊量来看，由高到低依次是中部、西部、东部，其中，中部10强最高。从全院职工人数/年出院量来看，由高到低依次是东部、西部、中部，其中，东部10强明显低于东部总体水平。对比上年历史数据，三个地区两项指标水平均有所上升，可能是由于医院业务量受新冠肺炎疫情影响总体下滑，人力资源配置显得相对充裕。从医师人均年门急诊量来看，由高到低依次是东部、中部、西部。从医师人均年出院量来看，由高到低依次是中部、西部、东部，但东部10强最高，提示东部医院存在明显的两极分化现象。

表2 2021年东、中、西部地区地级城市医院100强入围机构
资源配置相关指标（中位数）对比（二）

单位：人/万人次，人次

项目	全院职工人数/年门急诊量	全院职工人数/年出院量	医师人均年门急诊量	医师人均年出院量
东部	18.02	353.83	1888.93	609.81
其中：东部10强	17.26	319.73	1831.89	931.51
中部	21.20	315.76	1785.17	907.16
其中：中部10强	24.67	312.63	1572.79	832.55
西部	20.77	348.36	1526.23	677.02
其中：西部10强	20.53	345.40	1645.09	790.29
100强中位数	19.21	340.94	1854.84	758.66

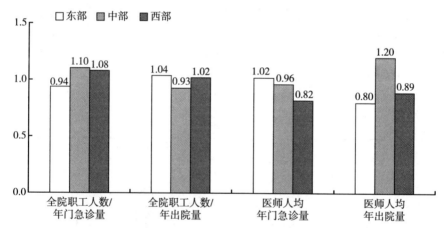

图6 2021年东、中、西部地区地级城市医院100强入围机构
资源配置相关指标（中位数）对比（二）

说明：以100强中位数为1。

2. 医疗技术

表3和图7显示，从医师人数/全院职工人数来看，由高到低排序依次是东部、中部、西部；从高级职称人数/全院职工人数来看，由高到低排序依次是东部、西部、中部。东部地区这两项指标水平明显高于100强中位数，提示其整体处于相对较高水平。从年住院量/年门诊量来看，由高到低依次是西部、中部、东部，且西部明显高于东部。

从 ICU 床位数占比来看,由高到低排序依次是东部、西部、中部。对比上年历史数据,中部地区保持不变,东部和西部地区 ICU 床位数占比均略有上升,且西部超过了中部。地级城市医院 100 强 ICU 床位数占比中位数为 5.33%,提示地级城市医院 100 强至少一半达到《重症医学科建设与管理指南(2020 版)》床位数最低配置要求 5%。

表3 2021 年东、中、西部地区地级城市医院 100 强入围机构医疗技术
相关指标(中位数)对比(一)

单位:%

项目	高级职称人数/ 全院职工人数	医师人数/ 全院职工人数	年住院量/ 年门诊量	ICU 床位数占比
东部	16.36	30.16	5.82	5.51
其中:东部 10 强	18.45	32.21	6.25	6.02
中部	15.08	28.73	6.90	4.22
其中:中部 10 强	14.35	29.70	7.14	4.15
西部	15.13	28.12	8.20	4.71
其中:西部 10 强	15.51	28.31	7.04	4.71
100 强中位数	15.62	29.38	6.35	5.33

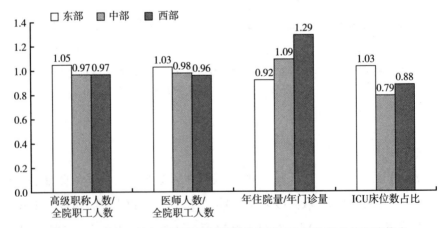

图7 2021 年东、中、西部地区地级城市医院 100 强入围机构医疗技术
相关指标(中位数)对比(一)

说明:以 100 强中位数为 1。

表4和图8显示，从年住院手术量/年出院量来看，东部与西部持平，但中部明显偏低，尤其是中部10强。从四级手术占比来看，东部略高于中部，西部则显著低于二者，形成明显落差。从微创手术占比来看，中部领先，而东部略低，西部明显较低。从日间手术占比来看，仍然是东部领先，中部居中，西部有明显差距。这三组数据均提示西部医疗技术存在弱项。

表4　2021年东、中、西部地区地级城市医院100强入围机构医疗技术
相关指标（中位数）对比（二）

单位：%

项目	年住院手术量/年出院量	四级手术占比	微创手术占比	日间手术占比
东部	38.35	24.97	25.58	7.96
其中：东部10强	43.13	27.71	34.69	5.67
中部	31.23	23.08	27.80	7.31
其中：中部10强	26.37	27.59	24.10	6.06
西部	38.35	14.97	19.91	3.70
其中：西部10强	48.38	17.28	18.59	3.70
100强中位数	37.23	23.77	24.93	7.18

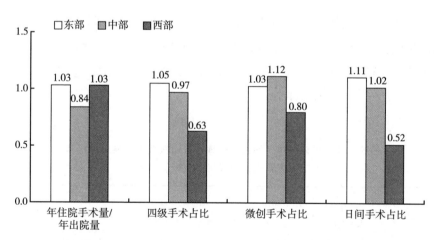

图8　2021年东、中、西部地区地级城市医院100强入围机构医疗技术
相关指标（中位数）对比（二）

说明：以100强中位数为1。

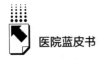

3. 运营状况

（1）平均住院天数和床位使用率

表5和图9显示，从平均住院天数来看，由短到长排序依次是东部、西部和中部。对比上年历史数据，均有所下降，东部平均住院时间最短，且降幅最大，表明东部在运营效率方面提升较多。

从床位使用率来看，由高到低排序依次是中部、东部和西部。对比上年历史数据，均大幅下降，其中西部降幅达63.58%。可能是受新冠肺炎疫情影响，医院对住院病人量有所控制，但西部为何降幅如此之大，仍待进一步研究。

（2）次均费用变化

表5和图9显示，从门诊次均费用来看，由高到低排序依次是中部、东部和西部。对比上年历史数据，东部和西部均有所下降，而中部有所上升。考虑到地区经济发展水平差异，除以本地区人均GDP后，中部相对比值远高于东部、西部及100强中位数，提示中部地区患者个人感受到的支付压力相对较大。

从住院次均费用来看，由高到低排序依次是东部、中部和西部。对比上年历史数据，均有所上升。考虑到地区经济发展水平差异，除以本地区人均GDP后，东部相对比值明显低于中部和西部，提示东部地区患者个人感受到的住院支付压力相对较小。

表5　2021年东、中、西部地区地级城市医院100强入围机构
运营相关指标（中位数）对比

项目	平均住院天数（天）	床位使用率(%)	门诊次均费用(元)	住院次均费用(元)	门诊次均费用/人均GDP	住院次均费用/人均GDP
东部	6.89	78.48	279.45	16134.27	0.0030	0.1713
中部	9.57	90.23	302.35	14212.68	0.0053	0.2470
西部	8.04	42.57	125.93	13151.31	0.0023	0.2358
100强中位数	8.29	74.56	240.29	15062.91	0.0031	0.1946

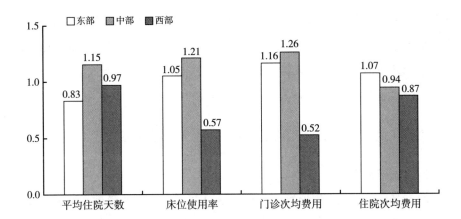

图9　2021年东、中、西部地区地级城市医院100强入围机构
运营相关指标（中位数）对比

说明：以100强中位数为1。

（三）地级城市医院100强五年纵贯分析

图10显示，从2017～2021年数据整体变化趋势来看，地级城市医院
100强，除实际开放床位数、全院人数和高级职称人数等结构性指标呈现持

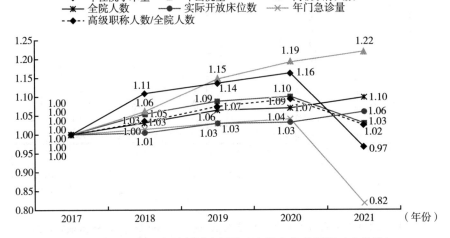

图10　2017～2021年地级城市医院100强竞争力指标（中位数）

说明：以2017年指标100强中位数为1。

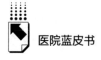

续上升趋势外，其余运营指标均出现明显下降趋势，尤其是年门急诊量和年住院手术量，提示医院整体业务可能因新冠肺炎疫情受到较大的冲击。其中，实际开放床位数增幅较以往有所加大，可能与疫情定点救治医院新建或改建一定数量的新冠肺炎病人收治床位相关。

（四）地级城市医院100强、300强、500强分布

1. 入围机构数

图11显示，2021年地级城市医院300强、500强的整体分布情况与上年基本一致。从入围机构数来看，华东地区最多，其300强和500强入围机构数分别为101家和155家，分别占总数的33.67%和31.00%，其次是华中和华南地区。从省（区）分布来看，广东、江苏、山东和河南处于相对领先地位，四省入围机构数之和分别占到300强和500强的35.67%和32.20%。青海、西藏两省（区）没有医院入围500强，海南和宁夏没有医院入围300强。各省（区）之间优质医疗资源分布不均。

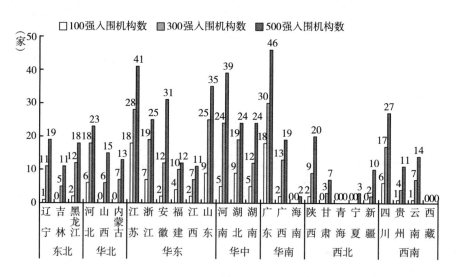

图11　2021年各省（区）地级城市医院100强、300强、500强入围机构数

2. 均衡指数

该指数从一个侧面反映了省域内各地级城市优质资源分布的均衡性。

从地区分布来看，地级城市医院 100 强入围机构均衡指数平均值以华中地区最高，为 0.47，地级城市医院 300 强和 500 强入围机构均衡指数平均值也均以华中地区最高，分别为 0.92 和 1。从省（区）分布来看，地级城市医院 100 强入围机构均衡指数较高的省份依次为江苏、浙江、广东，地级城市医院 300 强入围机构均衡指数达到 1 的 5 个省份为江苏、浙江、福建、山东、河南，此外，地级城市医院 500 强入围机构均衡指数达到 1 的有辽宁、河北、安徽、湖北、湖南、陕西、贵州等 12 个省份（见表 6）。对比上年历史数据，黑龙江、内蒙古地级城市医院 300 强入围机构均衡指数略有下降，湖南略有上升；云南地级城市医院 500 强入围机构均衡指数略有下降，黑龙江、新疆略有上升。

表 6　2021 年各省（区）地级城市医院 100 强、300 强、500 强入围机构均衡指数对比

地区	省（区）	100 强	300 强	500 强
东北	黑龙江	0.17	0.33	0.75
	吉林	0	0.38	0.63
	辽宁	0.08	0.83	1
华北	河北	0.50	0.90	1
	内蒙古	0	0.45	0.82
	山西	0	0.40	0.90
华东	安徽	0.13	0.67	1
	福建	0.43	1	1
	江苏	0.92	1	1
	江西	0.10	0.50	0.80
	山东	0.57	1	1
	浙江	0.67	1	1
华南	广东	0.63	0.79	0.95
	广西	0.08	0.62	0.77
	海南	0	0	0.67
华中	河南	0.25	1	1
	湖北	0.50	0.92	1
	湖南	0.38	0.85	1

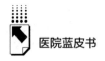

<table>
<tr><td colspan="5" align="right">续表</td></tr>
<tr><td>地区</td><td>省（区）</td><td>100 强</td><td>300 强</td><td>500 强</td></tr>
<tr><td rowspan="5">西北</td><td>甘肃</td><td>0</td><td>0.23</td><td>0.54</td></tr>
<tr><td>宁夏</td><td>0</td><td>0</td><td>0.75</td></tr>
<tr><td>青海</td><td>0</td><td>0</td><td>0</td></tr>
<tr><td>陕西</td><td>0.22</td><td>0.78</td><td>1</td></tr>
<tr><td>新疆</td><td>0</td><td>0.15</td><td>0.69</td></tr>
<tr><td rowspan="4">西南</td><td>贵州</td><td>0.13</td><td>0.50</td><td>1</td></tr>
<tr><td>四川</td><td>0.25</td><td>0.60</td><td>0.90</td></tr>
<tr><td>西藏</td><td>0</td><td>0</td><td>0</td></tr>
<tr><td>云南</td><td>0.07</td><td>0.47</td><td>0.80</td></tr>
</table>

3. 医院性质分布

图 12 显示，从医院性质来看，地级城市医院 100 强、300 强、500 强榜单中社会办医院占比较高的榜单是地级城市医院 500 强，为 5.2%。除 100 强榜单外，300 强和 500 强榜单中社会办医院占比相对上年均有所下降，提示目前医疗服务市场中公立医院仍占据主体地位，受新冠肺炎疫情影响，社会办医院业务受到冲击，面临较大运营压力。

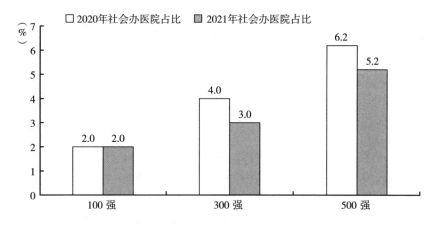

图 12 2020～2021 年地级城市医院 100 强、300 强、500 强榜单中
社会办医院占比

二 专科层面

（一）资源配置

图 13 显示，从床位数来看，排名前 5 位的科室由高到低依次为普通外科、泌尿外科、儿内科、肿瘤内科、心血管内科。对比上年历史数据，神经外科和产科增幅较大，分别为 48.70%、41.13%，而儿内科下降 55.16%。提示在新冠肺炎疫情影响下，儿内科住院人次大幅下降。

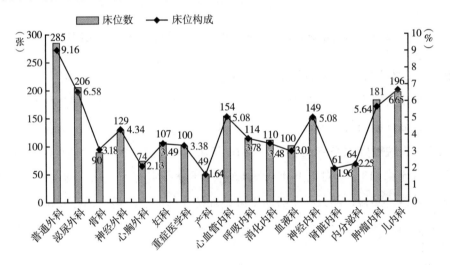

图 13 2021 年地级专科 30 强床位数（中位数）

说明：不含康复科、健康管理科，下同。

图 14 显示，医护比较低的 5 个科室分别为重症医学科、产科、神经外科、呼吸内科、儿内科。医护比超出《关于推动公立医院高质量发展的意见》期望指标 1∶2 的科室有 13 个，占比为 76.47%。对比上年历史数据，部分科室有所下降，如心胸外科、普通外科、重症医学科；部分科室有所上升，如肾脏内科、产科、神经内科、妇科。

图 15 显示，医床比未达到《三级综合医院医疗服务能力指南（2016 年

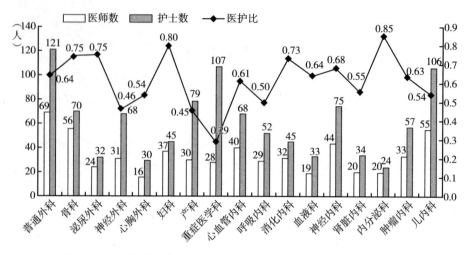

图 14　2021 年地级专科 30 强医师数、护士数、医护比（中位数）

版)》总体指标 0.3∶1 的科室有 11 个，占比 64.71%。对比上年历史数据，部分科室有所上升，如儿内科、产科、神经内科、泌尿外科；部分科室有所下降，如呼吸内科、内分泌科、重症医学科。从护床比来看，未达到《三级综合医院医疗服务能力指南（2016 年版)》总体指标 0.4∶1 的科室有 7 个，占比 41.18%。对比上年历史数据，部分科室有所上升，如重症医学科、骨科、妇科；部分科室有所下降，如泌尿外科、产科、神经外科。

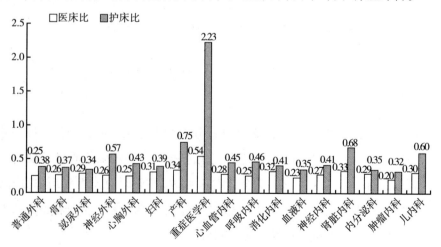

图 15　2021 年地级专科 30 强医床比和护床比（中位数）

（二）医疗技术

图16显示，从高级职称医师占比来看，外科系总体水平仍略高于内科系，排名前5位的科室分别为泌尿外科、心胸外科、神经外科、内分泌科、骨科。对比上年历史数据，高级职称医师占比总体有所提升，其中，部分科室如肿瘤内科、产科、心血管内科、神经内科、重症医学科，略有上升；部分科室如妇科、心胸外科、血液科、普通外科、消化内科，略有降低。

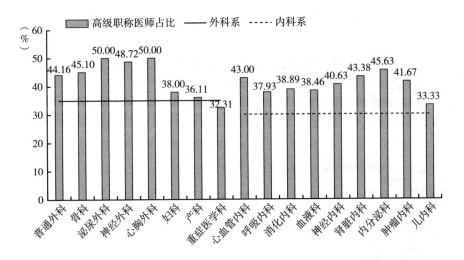

图16 2021年地级专科30强高级职称医师占比（中位数）

图17显示，从硕博学历医师占比来看，内科系总体水平略高于外科系，排名前5位的科室分别为心血管内科、肾脏内科、神经内科、骨科、消化内科。对比上年历史数据，硕博学历医师占比总体有所降低，其中，除儿内科、骨科、神经内科外，其他科室均有所下降，较突出的科室有泌尿外科、呼吸内科、内分泌科，降幅分别为13.58%、8.71%、8.62%。

图18显示，从年出院量来看，排名前5位的科室由高到低依次为普通外科（16508人次）、肿瘤内科（11230人次）、儿内科（9786人次）、骨科（7960人次）、心血管内科（6692人次），其占比之和为53.92%。其

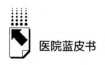

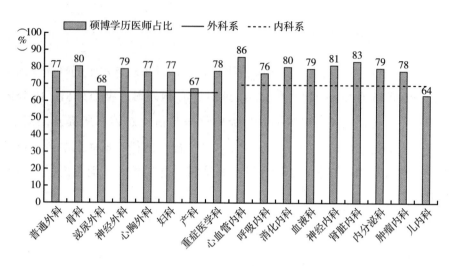

图17 2021年地级专科30强硕博学历医师占比（中位数）

中，普通外科年出院量在外科系中占35.71%，肿瘤内科在内科系中占22.22%。

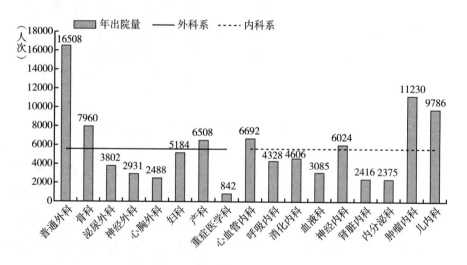

图18 2021年地级专科30强年出院量（中位数）

图19显示，从年住院手术量来看，排名前5位的科室由高到低依次为普通外科（10366例）、骨科（6980例）、产科（3815例）、妇科（3656

例）、心血管内科（3249 例），其占比之和为 78.79%。其中，普通外科年住院手术量在外科系中占 33.33%，心血管内科在内科系中占 71.85%，提示心血管内科的介入诊疗手术量增长迅速。从年住院手术率来看，排名前 5位的科室由高到低依次为骨科（87.69%）、泌尿外科（74.12%）、妇科（70.52%）、心胸外科（63.69%）、普通外科（62.79%）。

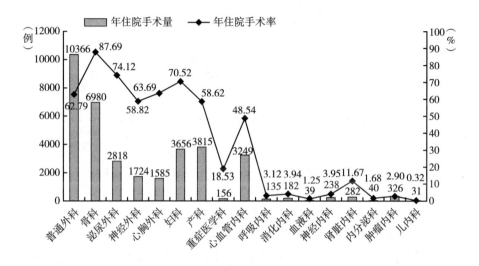

图 19　2021 年地级专科 30 强年住院手术量和年住院手术率（中位数）

图 20 显示，从医师人均年出院量来看，排名前 5 位的科室由高到低依次为肿瘤内科（312 人次）、产科（234 人次）、普通外科（217 人次）、心血管内科（161 人次）、泌尿外科（160 人次）。对比上年历史数据，降幅较大的科室有儿内科、妇科、肾脏内科等，其中，儿内科降幅为 27.30%。从医师人均年住院手术量来看，排名前 5 位的科室由高到低依次为产科（132 例）、普通外科（128 例）、泌尿外科（102 例）、骨科（97 例）、妇科（95 例）。对比上年历史数据，增幅较大的科室有神经内科、内分泌科、心胸外科，其中，神经内科增幅为 49.54%；降幅较大的科室有消化内科、心血管内科、呼吸内科等，其中，消化内科降幅为 61.92%。

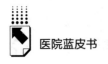

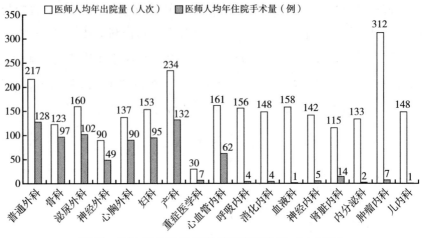

图20　2021年地级专科30强医师工作量（中位数）

（三）运营状况

图21显示，从平均床位使用率来看，内科系总体略高于外科系，排名前5位的科室由高到低依次为肿瘤内科、消化内科、血液科、普通外科、心胸外科。其中，只有肿瘤内科平均床位使用率超过100%，达到101.04%，排名最低的专科为儿内科，只有68.49%。对比上年历史数据，各专科平均床位使用率均有所下降，尤其是肿瘤内科，下降了36.87个百分点，但总体仍处于高位运行状态。

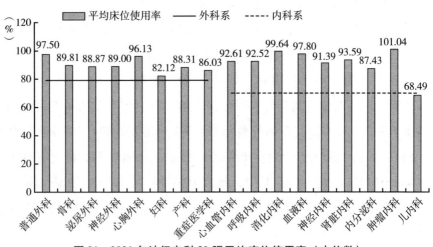

图21　2021年地级专科30强平均床位使用率（中位数）

图 22 显示，平均住院天数较短的 5 个科室分别是产科、妇科、普通外科、心血管内科、消化内科。其中，外科系中位数均值为 9.1 天，内科系中位数均值为 8.2 天。对比上年历史数据，多数专科如妇科、儿内科、肿瘤内科、骨科平均住院天数有所减少，少数专科如呼吸内科、重症医学科、肾脏内科等略有增加。

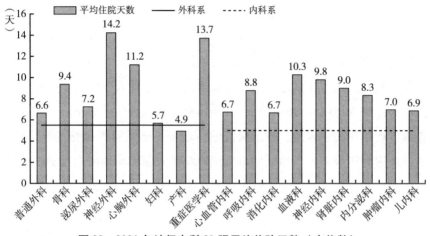

图 22 2021 年地级专科 30 强平均住院天数（中位数）

图 23 显示，从住院次均费用来看，外科系总体明显高于内科系，排名前 5 位的科室由高到低依次为重症医学科、神经外科、心胸外科、骨科、心

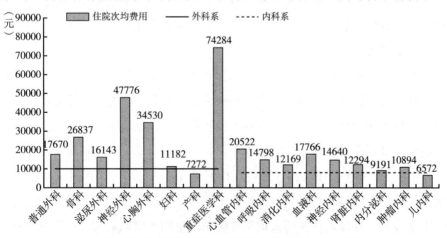

图 23 2021 年地级专科 30 强住院次均费用（中位数）

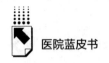
血管内科。对比上年历史数据，除肿瘤内科、普通外科、心血管内科、血液科外，其他专科住院次均费用均有所增加，其中，重症医学科、神经外科、呼吸内科增幅较大。

三 结语

在医院层面，第一，从地区分布来看，东部地区，尤其是华东地区处于绝对领先地位，其中，江苏和广东两省入围机构数最多。第二，从竞争力来看，地级城市医院100强，除实际开放床位数、全院人数和高级职称人数等结构性指标呈现持续上升趋势外，其余运营指标均发生明显下降，尤其是年门急诊量和年住院手术量，提示医院整体业务受新冠肺炎疫情的冲击较大。第三，从均衡指数来看，地级城市医院100强入围机构均衡指数平均值以华中地区最高，地级城市医院300强和500强入围机构均衡指数平均值也均以华中地区最高。

在专科层面，第一，从资源配置来看，床位配置：神经外科和产科床位数增幅较大，儿内科下降55.16%。医护比：心胸外科、普通外科、重症医学科等科室医护比有所下降，而肾脏内科、产科等科室有所上升。医床比：儿内科、产科等科室医床比有所上升，而呼吸内科、内分泌科等略有下降。护床比：重症医学科、骨科、妇科等科室护床比有所上升，而泌尿外科、产科等科室则有所降低。

第二，从医疗技术来看，高级职称和硕博学历医师占比：外科系高级职称医师占比总体水平略高，而内科系硕博学历医师占比总体水平略高，高级职称医师占比同比有所上升，硕博学历医师占比则略有下降。年出院量和年住院手术量：普通外科年出院量和年住院手术量最高，其年住院手术量在外科系中占33.33%，而心血管内科在内科系中占71.85%。医师人均年出院量和年住院手术量：肿瘤内科医师人均年出院量最高，产科医师人均年住院手术量最高，神经内科医师人均年住院手术量同比增幅最大，而消化内科降幅最大。

第三，从运营状况来看，平均床位使用率：内科系总体略高于外科系，肿瘤内科最高，各专科平均床位使用率同比均有所下降，尤其是肿瘤内科。平均住院天数：多数专科如妇科、儿内科等平均住院天数同比有所减少，少数专科如呼吸内科、重症医学科等略有增加。住院次均费用：除肿瘤内科、普通外科、心血管内科、血液科外，其他专科住院次均费用同比均有所增加，重症医学科、神经外科、呼吸内科增幅较大。

参考文献

［1］《国家卫生健康委办公厅关于采集二级和三级公立医院 2019 年度绩效考核数据有关工作的通知》，中华人民共和国国家卫生健康委员会网站，2020 年 6 月 9 日，http：//www. nhc. gov. cn/yzygj/s7659/202006/7912483be2784e2ca08a9ea4628369b8. shtml。

［2］《国务院办公厅印发〈关于推动公立医院高质量发展的意见〉》，中国政府网，2021 年 6 月 4 日，http：//www. gov. cn/xinwen/2021 – 06/04/content_ 5615494. htm。

［3］国家卫生健康委：《重症医学科建设与管理指南（2020 版）》。

［4］《国家卫生计生委办公厅关于印发三级综合医院医疗服务能力指南（2016 年版）的通知》，中华人民共和国国家卫生健康委员会网站，2016 年 10 月 18 日，http：//www. nhc. gov. cn/yzygj/s3594q/201610/6e6780e8b7c24c57bf386d35e9f952df. shtml。

［5］庄一强主编《医院蓝皮书：中国医院竞争力报告（2020～2021）》，社会科学文献出版社，2021。

［6］庄一强主编《医院蓝皮书：中国医院竞争力报告（2019～2020）》，社会科学文献出版社，2020。

［7］庄一强主编《医院蓝皮书：中国医院竞争力报告（2018～2019）》，社会科学文献出版社，2019。

B.9
2021年省单医院竞争力报告：
院级及专科分析

姚淑芳　任耀辉*

摘　要： 本报告研究的对象为省单医院，即潜在上榜顶级医院100强的位于省会（首府）城市、直辖市和计划单列市的综合医院，含医学院校附属综合医院，不含中医医院、专科医院和部队医院。本报告从经济区域、地理区域和城市的竞争力要素维度分析中国省单医院综合竞争力情况。按经济区域分析，东部最强，中部最弱。省单医院100强中东部入围机构最多，超过一半，其次是西部，中部最少；按地理区域分析，七大地区中华东地区最强，华中地区最弱；按城市分析，广州、北京、昆明的竞争力指数居前三名，只有拉萨没有医院入围省单医院100强。

关键词： 省单医院　竞争力指数　医院竞争力

一　2021年省单医院100强分析

本报告研究的对象为省单医院，即潜在上榜顶级医院100强的位于省会（首府）城市、直辖市和计划单列市的综合医院，含医学院校附属综合医院，不含中医医院、专科医院和部队医院。

---

* 姚淑芳，广州艾力彼医院管理中心副主任；任耀辉，广州艾力彼医院管理中心高级区域总监。

（一）省单医院10强分布：分布于四个地区，华北入围最多

省单医院 10 强分布于四个地区，按照入围数量由多到少依次是华北（5 家），华东和西南（各 2 家），华中（1 家）（见图 1）。而东北、西北和华南没有医院入围 10 强，说明不同地区间优质省单医院分布不均衡，医院的竞争力差距仍然较大。

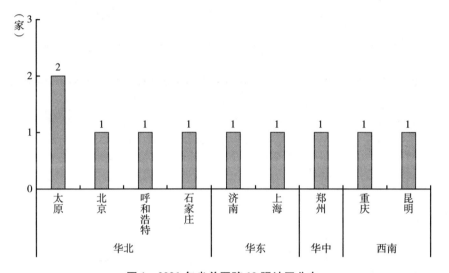

图 1 2021 年省单医院 10 强地区分布

资料来源：广州艾力彼医院管理中心数据库。

（二）经济区域、地理区域俯瞰

1. 经济区域分析：东部最强，中、西部与东部差距较大

省单医院 100 强中，东部地区入围机构数量最多，达到 54 家，超过榜单的一半，竞争力指数为 0.519，远远高于中部和西部地区。中部和西部地区入围机构数量和竞争力指数均较低，与东部地区存在明显差距（见图 2）。

将省单医院 100 强按排名分为 1~50 名和 51~100 名两组进行分析，可以看出，两组中入围机构数最多的均为东部，其次是西部，最少的是中部（见图 3）。说明东部地区的优质省单医院资源优于西部和中部地区。

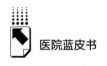

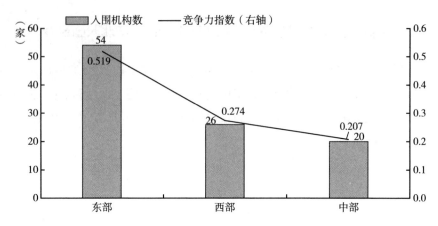

图2 2021年东、中、西部地区省单医院100强入围机构数和各地区竞争力指数

资料来源：广州艾力彼医院管理中心数据库。

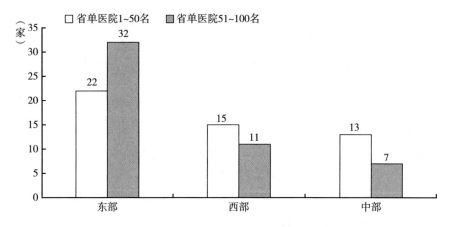

**图3 2021年省单医院100强中1~50名和51~100名的
医院在东、中、西部地区的分布**

资料来源：广州艾力彼医院管理中心数据库。

2.地理区域分析：华东地区竞争力最强，华中地区竞争力最弱

七大地区中，省单医院100强入围机构数最多的是华东地区，有28家
医院上榜，同时竞争力指数也最高；入围机构数排第二位和第三位的分别是
华南和华北，分别有19家和17家医院上榜；华中地区入围机构数最少，只
有6家（见图4）。

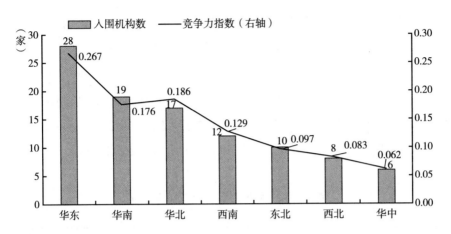

图4　2021年七大地区省单医院100强入围机构数和各地区竞争力指数

资料来源：广州艾力彼医院管理中心数据库。

每10名为一组，省单医院100强阶梯分组结果见图5。10个分组中，华东地区均有医院入围，覆盖面最广。华中、西北和东北三个区域覆盖面较窄，每个区域均仅有5个分组有医院上榜。

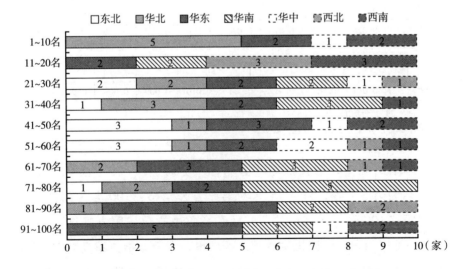

图5　2021年省单医院100强各组医院在七大地区的分布

资料来源：广州艾力彼医院管理中心数据库。

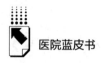

3. 城市分布分析：城市覆盖面广，广州、北京、昆明居竞争力指数前三名

2021年省单医院100强的城市覆盖面较广，除拉萨以外，其他城市均有医院上榜。

从城市竞争力指数看，前三名分别是广州、北京和昆明；广州是省单医院100强入围机构数最多的城市，有7家医院入围，其次是北京，有6家医院入围。昆明和两个计划单列市深圳和厦门分别有5家医院入围（见表1）。

表1 2021年省单医院100强城市分布

单位：家

城市	广州	北京*	昆明	深圳**	厦门**	太原	郑州	南宁	合肥
入围机构数	7	6	5	5	5	4	4	4	4
竞争力指数	0.062	0.061	0.053	0.046	0.040	0.047	0.043	0.037	0.037

城市	沈阳	济南	石家庄	南京	海口	哈尔滨	成都	上海*	宁波**
入围机构数	4	3	3	3	3	3	3	3	3
竞争力指数	0.036	0.035	0.034	0.033	0.031	0.031	0.031	0.030	0.028

城市	西安	呼和浩特	重庆*	西宁	贵阳	南昌	天津*	杭州	大连**
入围机构数	3	2	2	2	2	2	2	2	2
竞争力指数	0.026	0.025	0.025	0.024	0.020	0.020	0.019	0.019	0.018

城市	青岛**	兰州	银川	长春	长沙	武汉	福州	乌鲁木齐	
入围机构数	2	1	1	1	1	1	1	1	
竞争力指数	0.018	0.013	0.012	0.011	0.010	0.009	0.009	0.008	

注：标*的为直辖市，标**的为计划单列市。
资料来源：广州艾力彼医院管理中心数据库。

将省单医院100强按照名次分为四个方阵，1～25名为第一方阵，26～50名为第二方阵，51～75名为第三方阵，76～100名为第四方阵，将省单医院100强所在城市的医院数和竞争力指数按照方阵排列，结果见图6。总体而言，入围机构数越多的城市，竞争力指数越高，在入围机构数相同的情况下，则处于第一和第二方阵的医院数越多的城市竞争力指数越高。

从图6可以看出，入围机构数排前5名的城市中有两个计划单列市，即深圳市和厦门市，并且厦门市在入围机构数和竞争力指数上均优于其所在省省会城市福州市。竞争力指数靠后的城市是兰州、银川、长春、长沙、武汉、福州、乌鲁木齐，均只有1家医院入围省单医院100强。

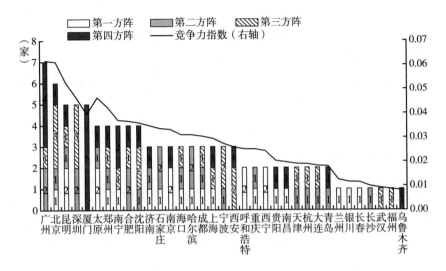

图6 2021年省单医院100强城市分布及竞争力指数

资料来源：广州艾力彼医院管理中心数据库。

4. 其他特征：省单医院100强全部为三级医院

从等级来看，省单医院100强全部为三级医院，这反映出省单医院的综合实力处于领先水平。

（三）竞争力要素分析

医院综合竞争力评价体系包括资源配置、医疗技术、医院运营三个维度。从资源配置方面看，中部地区实际开放床位数最高，西部地区全院职工人数最高，而东部地区全院职工人数/实际开放床位数和高级职称人数/全院职工人数的指标最高。从医院运营方面看，东部地区的年门急诊量最高，中部地区最低，且二者差距较大。西部地区年住院量最高，且明显高于东部和中部地区（见表2）。

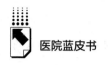

表2 **2021年东、中、西部地区省单医院100强入围机构部分指标中位数**

指标	实际开放床位数（张）	全院职工人数（人）	年门急诊量（万人次）	年住院量（万人次）	全院职工人数/实际开放床位数	高级职称人数/全院职工人数（%）
东部	1636	2500	166	5.90	1.56	15.89
中部	2300	2620	118	6.19	1.20	15.84
西部	2009	2989	161	7.72	1.50	15.21
100强中位数	1868	2588	159	6.30	1.45	15.71

资料来源：广州艾力彼医院管理中心数据库。

（四）省单专科分析

2021年省单专科排行榜共发布心血管内科、呼吸内科、消化内科、神经内科、肾脏内科、内分泌科、血液科、肿瘤内科、儿内科、普通外科、骨科、泌尿外科、神经外科、心胸外科、妇科、产科、重症医学科、康复科、健康管理科、风湿免疫科、急诊医学科21个专科，每个专科排名仅发布15强。

对各专科名次和医院综合名次做相关性回归分析，发现专科名次与医院综合名次相关性最强的科室为重症医学科、呼吸内科、心胸外科、神经外科，这些科室都是技术要求高、疑难病例占比较大的科室，在一定程度上能够反映医院的竞争力。说明对于省单专科来说，专科发展与医院综合竞争力发展具有一定的相关性。

二 结语

1.竞争力地区分析

不同区域间省单医院的综合竞争力差距较大，优质省单医院分布仍不均衡。东部地区省单医院100强入围机构数超过榜单的一半，竞争力指数为0.519，远远高于中部和西部地区。七大地区中华东竞争力最强，华中竞争力最弱。

2. 竞争力城市分析

2021 年省单医院 100 强城市覆盖面较广，除拉萨以外，其他城市均有医院上榜。竞争力指数居前三位的城市依次是广州、北京和昆明。省单医院 100 强入围机构数居前两位的城市是广州和北京，其次是昆明和两个计划单列市深圳和厦门，三个城市都有 5 家医院入围，不同于竞争力指数排名第三的昆明的是，深圳和厦门都没有医院进入第一方阵，其中厦门入围的 5 家医院都在第四方阵。

3. 竞争力要素分析

从资源配置方面看，东部地区实际开放床位数和全院职工人数均最少，但全院职工人数/实际开放床位数最高。东部地区的高级职称人数/全院职工人数最高，略高于中部地区，西部地区最低，三者差值在 1 个百分点以内。从服务量看，东部地区的年门急诊量最高，中部地区最低。西部地区年住院量最高，明显高于中部和东部地区，中部和东部地区年住院量均低于省单医院 100 强中位数。

参考文献

[1] 庄一强主编《医院蓝皮书：中国医院竞争力报告（2020~2021）》，社会科学文献出版社，2021。

[2] 庄一强主编《医院蓝皮书：中国医院竞争力报告（2019~2020）》，社会科学文献出版社，2020。

[3] 庄一强主编《医院蓝皮书：中国医院竞争力报告（2018~2019）》，社会科学文献出版社，2019。

[4] 国家卫生健康委员会编《2020 中国卫生健康统计年鉴》，中国协和医科大学出版社，2020。

[5] 国家统计局编《2020 中国统计年鉴》，中国统计出版社，2020。

[6] 中华人民共和国民政部编《中华人民共和国行政区划简册 2016》，中国地图出版社，2016。

[7] 庄一强：《论多元化办医的困境与出路》，《现代医院管理》2013 年第 5 期。

B.10
2021年中医医院竞争力报告：
院级及专科分析

郭镇魁　梁竞涛　梁婉莹*

摘　要： 本报告以国内各级中医药管理局管辖的综合性中医医院（包括中西医结合医院、民族医院）为研究对象，从地理分布、竞争力要素、均衡度等方面对中医医院100强、300强、500强进行分析。在此次的中医医院分析当中，发现各地区间差距依然存在，东部地区优质中医资源依旧多于中、西部地区。中医医院发展较好的省份是江苏省、广东省，这两个省份的优质中医资源丰富且竞争力强。西部地区省域内的中医资源不均衡现象尤为突出，医疗资源多集中在省会城市。社会办中医医院有待开发，非公立中医医院发展速度较慢。在信息化建设方面，中医医院与综合西医医院差距较大，中医医院需要继续加强信息化建设，提升信息化水平。与此同时，在西部地区，中医医院应当继续加强人才队伍建设，形成特色民族中医。

关键词： 中医医院　竞争力指数　均衡指数

---

* 郭镇魁，广州艾力彼医院管理中心量化咨询专家；梁竞涛，广州艾力彼医院管理中心数据分析师；梁婉莹，广州艾力彼医院管理中心数据分析师。

一　2021年中医医院100强分析

（一）地理分布分析

1. 七大地区分布

由图1可见，2021年中医医院100强中，华东入围32家，区域竞争力指数为0.318，尽管入围机构数比上年减少1家，竞争力指数比上年降低0.008，但华东的入围机构数以及竞争力指数相比其他地区仍具有显著优势。在东、西、中部中医医院比较中，东部相对而言更占优势（见图2）。七大地区基本呈三大梯队分布，第一梯队为华东地区，第二梯队为华北、华中、华南三个地区，竞争力指数为0.130～0.180；第三梯队为西北、西南和东北地区，竞争力指数相对较低，均低于0.100，可能是受区域医疗资源分布、经济水平的影响。整体来说，东、中、西部中医医院发展不均衡的现象仍然存在。

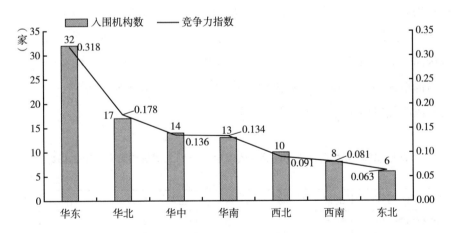

图1　2021年七大地区中医医院100强入围机构数和竞争力指数

资料来源：广州艾力彼医院管理中心数据库。

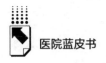

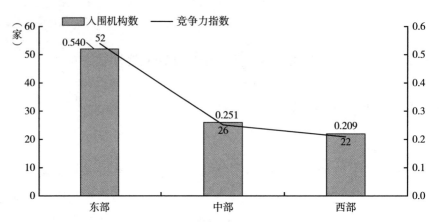

图2 2021年东、中、西部中医医院100强入围机构数和竞争力指数

资料来源：广州艾力彼医院管理中心数据库。

2.省（区、市）分布

中医医院100强在全国省级行政区划单位上，一共分布在28个省（区、市），相较上年减少了1个省份（海南）。其中广东省入围机构数量仍最多且较上年增加1家，达到10家；北京市亦增加1家，以8家位居第二；浙江省仍以7家位居第三。在竞争力指数上，广东省（0.102）、北京市（0.092）、浙江省（0.070）同样位居前三（见表1）。整体上看，入围机构数排前十的省（市）基本位于东部以及中部，西部仅陕西省位于前十。而在西部地区中，西藏、宁夏仍没有中医医院入围100强。各省（区、市）的中医医院发展仍存在不平衡的状况。

表1 2021年中医医院100强各省（区、市）入围机构数及竞争力指数

单位：家

省（区、市）	广东	北京	浙江	江苏	上海	山东	陕西	河南	湖南	湖北
入围机构数	10	8	7	6	5	6	6	5	5	4
竞争力指数	0.102	0.092	0.070	0.061	0.057	0.056	0.055	0.048	0.047	0.041
省（区、市）	四川	天津	广西	黑龙江	福建	山西	安徽	河北	甘肃	辽宁
入围机构数	4	3	3	3	3	3	3	2	2	2
竞争力指数	0.040	0.033	0.032	0.032	0.029	0.027	0.026	0.021	0.020	0.019

省（区、市）	贵州	江西	重庆	吉林	新疆	云南	内蒙古	青海		
入围机构数	2	2	1	1	1	1	1	1		
竞争力指数	0.019	0.019	0.012	0.012	0.011	0.009	0.005	0.005		

资料来源：广州艾力彼医院管理中心医院竞争力数据库。

3. 城市分布

在全国目前 333 个地级行政区划单位（包括地区、自治州、行政区和盟，以下简称"地级市"，不含直辖市）中，2021 年中医医院 100 强分布在 55 个地级市，有 7 个地级市有 3 家及以上机构入围中医医院 100 强，相较上年减少了 1 个（福州），这 7 个城市仍全都是省会城市，这表明优质中医资源依旧较多集中在省会城市。其中，杭州市有 5 家机构入围中医医院 100 强，仍为所有地级市中入围最多的城市。西部地区则没有一个地级市有 3 家及以上机构入围中医医院 100 强（见表 2）。

表 2 2021 年有多家机构入围中医医院 100 强的城市

单位：家

地区	省份	城市	入围机构数
华东	浙江	杭州	5
华中	湖南	长沙	4
	湖北	武汉	3
	河南	郑州	3
华南	广东	广州	4
东北	黑龙江	哈尔滨	3
华北	山西	太原	3

注："多家"指 3 家及以上。

资料来源：广州艾力彼医院管理中心数据库。

均衡指数能够反映医疗资源在地理分布上的广泛程度，以各省（区）有医院入围中医医院 100 强的地级市数量除以该省（区）地级市总数得出。2021 年中医医院 100 强分布在 24 个省（区），较上年减少 1 个（海南），55 个地级市，较上年减少 1 个。从数量上看，广东省仍为入围城市数最多的

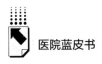

（7个），但其均衡指数排到了第三，这表明广东省的上榜医院主要集中在部分城市，整个广东省的中医医院区域均衡发展状况不如陕西省以及江苏省。在均衡指数上，陕西省达到了0.400，是唯一一个均衡指数达到0.400的省（区）。总体来看，东部地区各省（区）的均衡指数要高于中部以及西部地区各省（区）的均衡指数，西部地区仅陕西省均衡指数较高（见表3）。

表3   2021年中医医院100强各省（区）入围城市数及均衡指数

单位：个

省（区）	陕西	江苏	广东	山东	浙江	福建	安徽	江西
入围城市数	4	5	7	5	3	2	3	2
均衡指数	0.400	0.385	0.333	0.313	0.273	0.222	0.188	0.182
省（区）	河北	河南	湖北	四川	广西	湖南	青海	吉林
入围城市数	2	3	2	3	2	2	1	1
均衡指数	0.182	0.176	0.154	0.143	0.143	0.143	0.125	0.111
省（区）	贵州	山西	内蒙古	黑龙江	甘肃	新疆	辽宁	云南
入围城市数	1	1	1	1	1	1	1	1
均衡指数	0.111	0.091	0.083	0.077	0.071	0.071	0.071	0.063

资料来源：广州艾力彼医院管理中心数据库。

（二）竞争力要素分析

医院综合竞争力评价维度包括运行效率、资源配置、科研水平、医疗技术等，综合竞争力评价可以展现不同地区医院的能力水平。针对中医医院，本次竞争力要素分析加入中医相关指标，以更加体现中医医院特色。

在资源配置上，实际开放床位数、人力资源都是衡量医院实力的重要指标，是医院开展医疗服务的基础。东、中、西部中医医院100强入围机构部分指标对比见表4，在全院职工人数以及实际开放床位数上，西部地区高于东部以及中部地区，这得益于国家对西部地区的支持，且西部地区入围中医医院100强的医院集中了西部地区的资源。在高级职称人数占比上，西部地区则低于东部以及中部地区，表明西部地区学科带头人以及高精尖技术人才仍有不足。

表4　2021年东、中、西部中医医院100强入围机构部分指标均值

指标	全院职工人数（人）	实际开放床位数（张）	高级职称人数（人）	高级职称人数占比（%）
东部	2028	1423	363	17.64
中部	1738	1565	286	16.98
西部	2140	1696	316	14.72
100强中医医院均值	1986	1515	335	16.82

资料来源：广州艾力彼医院管理中心数据库。

图3显示了2019～2021年中医医院100强全院职工人数及实际开放床位数均值的变化，整体上看，两个指标均呈上升趋势。全院职工人数均值从2020年的1934人增加至2021年的1986人，增加了2.7%，2019～2021年复合增长率为3.9%；实际开放床位数的均值由2020年的1506张增加到2021年的1515张，增加了0.6%，2019～2021年复合增长率为3.1%。整体呈缓慢增长趋势。

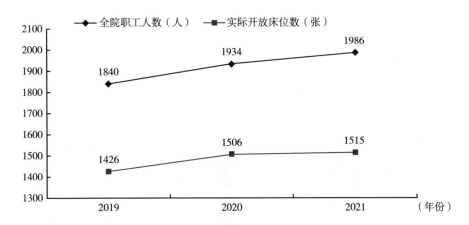

图3　2019～2021年中医医院100强全院职工人数及实际开放床位数均值变化

资料来源：广州艾力彼医院管理中心数据库。

如图4所示，高级职称人数和高级职称人数占比在2019～2021年都呈上升趋势，中医医院的高级人才不断增加，为中医医院的专科发展注入了更多的力量，患者也因此能够获得更多更高水准的中医医疗服务。

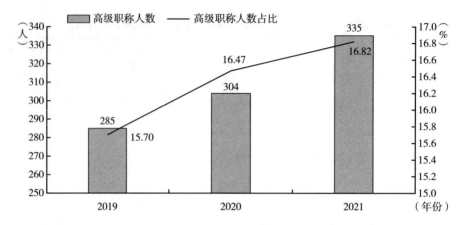

图4 2019~2021年中医医院100强高级职称人数及其占比均值变化

资料来源：广州艾力彼医院管理中心数据库。

西部和中部高级职称人数以及高级职称人数占比提升幅度相对较大；西部的高级职称人数多于中部地区，但西部高级职称人数占比为三个地区中最低的（见图5）。西部地区高级职称人数多于中部地区，显示了国家对西部的支持，对口支援帮扶的效果显著。东部地区仍然拥有较多的高级职称人数，高级职称人数占比也较高，医疗技术水平相对较高。

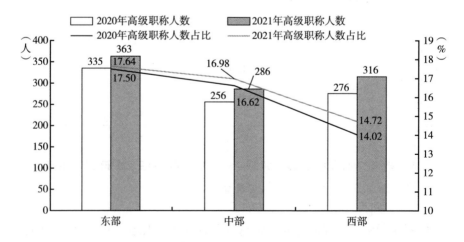

图5 2020~2021年中医医院100强东、中、西部入围机构高级职称人数及其占比均值变化

资料来源：广州艾力彼医院管理中心数据库。

（三）榜单交叉分析

中医医院100强与地级榜单交叉的医院数最多，同2020年一样也为29家，其中1家处于地级榜单前50名，2家处于51～100名，7家处于101～300名，19家处于301～500名。

中医医院100强与县级榜单交叉的医院有1家，处于县级医院前50名。

二　中医医院300强、500强分析

（一）地理分布分析

在2021年中医医院300强各省（区、市）分布上，江苏省入围中医医院300强的医院最多，达到32家，其中29家为中医医院，较上年增加2家，3家为中西医结合医院，较上年减少1家。广东省、山东省、四川省有20家或以上医院入围，浙江省、河南省均以19家紧追其后。入围的民族医院则主要分布在内蒙古自治区、西藏自治区、新疆维吾尔自治区、青海省、云南省（见图6）。

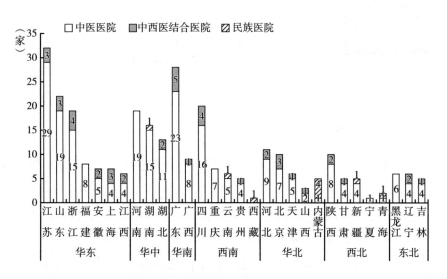

图6　2021年中医医院300强各省（区、市）分布

资料来源：广州艾力彼医院管理中心数据库。

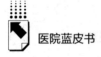

在 2021 年中医医院 500 强各省（区、市）分布上，江苏省同样是入围中医医院 500 强最多的省份，达到了 52 家。其他超过 40 家的则有山东省（44家）以及广东省（41 家）。浙江省、四川省则分别以 39 家、38 家紧跟其后。河南省 500 强中医医院有 24 家，与 300 强中医医院相比仅增加了 5 家（见图7）。在 2021 年中医医院 500 强分布统计上，排名前十的省（区、市）入围的中医医院总数占比达到了 64.4%，较上年的 57.2% 有了较大幅度的提高，这表明中医医院 500 强分布趋于集中，发展不均衡的趋势更加明显。

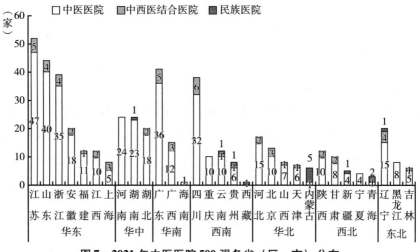

图 7　2021 年中医医院 500 强各省（区、市）分布

资料来源：广州艾力彼医院管理中心数据库。

（二）均衡度分析

如表 5 所示，2021 年中医医院 300 强除 4 个直辖市外主要分布在 26 个省（区）。江苏、广东及四川均有 13 个城市有医院入围 300 强；入围城市数达到10 个（或以上）的省份数量同上年持平，为 7 个省份。从均衡指数上看，江苏省是唯一一个达到 1.000 的省份，这表明江苏省内各个地级市均有中医医院入围 300 强，发展比较均衡。四川省、广东省入围城市数同为 13 个，均衡指数同为 0.619，这反映出四川省、广东省地级市较多，且入围 300 强的中医医院城市分布较为集中。

表5 2021年中医医院300强各省（区）入围城市数及均衡指数

单位：个

省（区）	江苏	浙江	湖南	山东	陕西	河南	四川	广东	福建
入围城市数	13	10	11	12	7	11	13	13	5
均衡指数	1.000	0.909	0.786	0.750	0.700	0.647	0.619	0.619	0.556
省（区）	河北	湖北	广西	贵州	安徽	吉林	云南	江西	内蒙古
入围城市数	6	7	7	4	6	3	5	3	3
均衡指数	0.545	0.538	0.500	0.444	0.375	0.333	0.313	0.273	0.250
省（区）	黑龙江	甘肃	新疆	辽宁	宁夏	西藏	青海	山西	
入围城市数	3	3	3	3	1	1	1	1	
均衡指数	0.231	0.214	0.214	0.214	0.200	0.143	0.125	0.091	

资料来源：广州艾力彼医院管理中心数据库。

在有机构入围2021年中医医院300强的城市中，入围4家及以上机构的城市共13个（见表6）。其中，江苏省的苏州、南京、徐州3个城市有至少4家机构入围，为所有省份之最。华东地区则是入围4家及以上机构的城市数最多的地区。

表6 2021年有多家机构入围中医医院300强的城市

单位：家

地区	省份	城市	入围机构数
华东	浙江	杭州	7
	山东	济南	4
	江西	南昌	4
	江苏	苏州	6
		南京	5
		徐州	4
华中	湖南	长沙	5
	湖北	武汉	4
	河南	郑州	7
华南	广东	广州	9
西南	四川	成都	7
东北	黑龙江	哈尔滨	4
华北	河北	石家庄	4

注："多家"指4家及以上。

资料来源：广州艾力彼医院管理中心数据库。

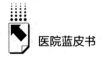
如表 7 所示，2021 年中医医院 500 强各省（区）入围城市数超过 10 个（含 10 个）的有 13 个省（区），其中四川省有 18 个、广东省有 17 个城市入围。均衡指数达到 1.000 的有 4 个省份，较上年减少 1 个（陕西省），与中医医院 300 强相比，增加了湖南省、浙江省、河北省；而均衡指数达到 0.850 以上的省份为 10 个，较上年减少 1 个，可能的原因是随着中医在新冠肺炎诊治和疫情防控中作用的不断加强，中医和中医机构得到了较大的发展，上榜门槛得到了较大的提高，使得之前发展比较均衡的中医医院 2021 年上榜的难度加大。另外，这也说明优质的中医资源仍在不断下沉，越来越多的居民不离开本市就能享受优质中医医疗服务，分级诊疗实施效果也逐步显现。

表 7　2021 年中医医院 500 强各省（区）入围城市数及均衡指数

单位：个

省（区）	湖南	江苏	浙江	河北	山东	湖北	陕西	福建	四川
入围城市数	14	13	11	11	15	12	9	8	18
均衡指数	1.000	1.000	1.000	1.000	0.938	0.923	0.900	0.889	0.857
省（区）	辽宁	河南	广东	广西	江西	安徽	贵州	云南	宁夏
入围城市数	12	14	17	11	8	11	6	10	3
均衡指数	0.857	0.824	0.810	0.786	0.727	0.688	0.667	0.625	0.600
省（区）	甘肃	吉林	黑龙江	山西	内蒙古	青海	新疆	西藏	
入围城市数	7	4	5	4	4	2	3	1	
均衡指数	0.500	0.444	0.385	0.364	0.333	0.250	0.214	0.143	

资料来源：广州艾力彼医院管理中心数据库。

有 5 家及以上机构入围中医医院 500 强的 16 个城市见表 8。其中，江苏省有 5 个城市。成都市、广州市各有 11 家机构入围，为所有城市中入围机构数最多的城市。浙江省、山东省、广东省也分别有 2 个或以上城市有多家机构入围中医医院 500 强。从地域来看，有多家机构入围中医医院 500 强的城市主要分在东部地区。

表8　2021年有多家机构入围中医医院500强的城市

单位：家

地区	省份	城市	入围机构数
华东	浙江	杭州	10
		绍兴	5
	山东	烟台	6
		济南	5
		青岛	5
	江苏	南京	6
		泰州	6
		苏州	6
		徐州	5
		南通	5
华南	广东	广州	11
		深圳	5
华中	湖南	长沙	5
	河南	郑州	7
西南	四川	成都	11
东北	辽宁	沈阳	5

注："多家"指5家及以上。

资料来源：广州艾力彼医院管理中心数据库。

（三）交叉榜单分析

中医医院101~300名与县级医院500强交叉的医院有28家，其中1家处于县级医院前50名，5家处于51~100名，6家处于101~300名，16家处于301~500名。[①]

而中医医院300强与地级榜单500强交叉的医院有3家，这3家医院处于地级榜单301~500名。

（四）其他特征

从医院等级看，中医医院300强中，三甲医院276家，比2020年增

---

① 口径略有差异，2020年为"300强"，2021年则为"101~300名"。

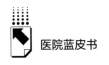
加 2 家；占比为 92%，比上年提高 0.7 个百分点。中医医院 500 强中，三级医院占 88.4%，为 442 家（含 51 家中西医结合医院和 12 家民族医院）；三级以下医院占 11.6%，有 58 家（包括 4 家中西医结合医院和 1 家民族医院）。

从医院属性看，中医医院 500 强中社会办医院有 10 家。其中有 5 家位于华东地区，2 家位于华北地区，2 家位于华南地区，1 家位于华中地区。

从医院评审看，中医医院 500 强中，有 1 家医院通过 HIMSS7 级评审，有 2 家医院通过 HIMSS6 级评审，有 2 家通过 JCI 评级。

从医院类型看，中医医院 500 强中，中医医院、中西医结合医院、民族医院分别占 86.4%、11.0%、2.6%。截至 2020 年，我国中医医院、中西医结合医院、民族医院分别有 4426 家、732 家、324 家，同比分别增长了 4.9%、4.7%、3.8%。

三 中医医院最佳专科评选

与往年一样，2021 年中医医院展开三类最佳专科的评选——最佳临床型专科、最佳研究型专科、优秀区县临床专科。其中最佳研究型专科 64 个，较上年增加 4 个；最佳临床型专科 221 个，较上年增加 69 个；优秀区县临床专科 34 个，较上年减少 2 个。各省（区、市）入围的专科数量排名与中医医院 100 强竞争力指数排名趋近，相关系数为 0.86，较上年提升 0.02，说明医院整体实力提升与专科发展呈正相关的关系。对入围专科的医院所在省（区、市）进行分析可得图 8。

入围最佳研究型专科的医院有 31 家，较上年新增 4 家；入围最佳临床型专科的医院有 111 家，较上年新增 30 家；入围优秀区县临床专科的医院有 19 家，较上年减少 5 家。各省（区、市）分布见表 9。

研究、比较同一省（区、市）的数据可以发现，最佳研究型专科所在的医院分布比最佳临床型更为集中，体现了区域内不同级别医院的功能定位有所不同。跨省（区、市）对比可以发现，东部地区不管是入围医院数量

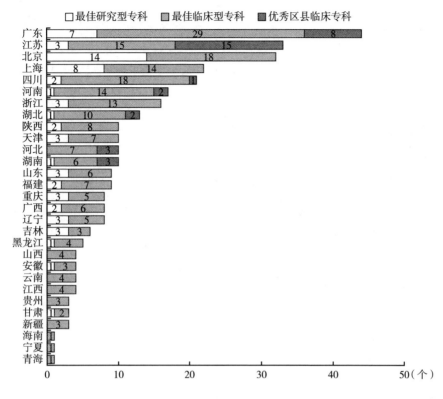

图8　2021年各省（区、市）入围专科数量

资料来源：广州艾力彼医院管理中心数据库。

还是入围专科数量都远多于中、西部地区，说明优质中医医疗资源分布仍不均衡。

表9　2021年各省（区、市）入围医院及专科数量

单位：家，个

省(区、市)		广东	江苏	北京	上海	四川	河南	浙江	湖北	河北	天津
最佳研究型专科	入围医院数量	3	1	6	3	1	1	2	1	0	1
	入围专科数量	7	3	14	8	2	1	3	1	0	3

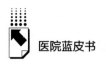
续表

省(区、市)		广东	江苏	北京	上海	四川	河南	浙江	湖北	河北	天津
最佳临床型专科	入围医院数量	15	7	8	5	10	6	6	5	3	3
	入围专科数量	29	15	18	14	18	14	13	10	7	7
优秀区县临床专科	入围医院数量	4	8	0	0	1	1	0	2	2	0
	入围专科数量	8	15	0	0	1	2	0	2	3	0
省(区、市)		陕西	湖南	福建	山东	辽宁	广西	重庆	吉林	黑龙江	云南
最佳研究型专科	入围医院数量	1	1	2	1	1	1	1	1	1	0
	入围专科数量	2	1	2	3	3	2	3	3	1	0
最佳临床型专科	入围医院数量	7	3	3	3	3	2	2	2	3	2
	入围专科数量	8	6	7	6	5	6	5	3	4	4
优秀区县临床专科	入围医院数量	0	1	0	0	0	0	0	0	0	0
	入围专科数量	0	3	0	0	0	0	0	0	0	0
省(区、市)		山西	安徽	江西	甘肃	贵州	新疆	青海	宁夏	海南	
最佳研究型专科	入围医院数量	0	1	0	1	0	0	0	0	0	
	入围专科数量	0	1	0	1	0	0	0	0	0	
最佳临床型专科	入围医院数量	2	2	2	1	2	1	1	1	1	
	入围专科数量	4	3	4	2	3	3	1	1	1	
优秀区县临床专科	入围医院数量	0	0	0	0	0	0	0	0	0	
	入围专科数量	0	0	0	0	0	0	0	0	0	

资料来源:广州艾力彼医院管理中心数据库。

2021评选的专科有脑病科、心病科、肺病科、骨伤科、肾病科、肿瘤科、肝病科、内分泌科、脾胃病科、血液病科、风湿病科、儿科、老年病科、妇产科、皮肤科、肛肠科、康复科、针灸科、推拿科、急诊科（含重症医学科）、外科等21个。其中最佳研究型专科上榜的科室数为15个，与上年持平；最佳临床型专科上榜的科室数为20个，较上年增加1个；优秀区县临床专科上榜的科室数为8个，较上年减少1个。对部分入围最佳研究型专科和最佳临床型专科的所在医院是否为高校或研究机构直属附属医院进行分析，对比发现：除骨伤科、肿瘤科、脑病科、皮肤科和肝病科外，最佳研究型专科的入围医院均为高校或研究机构直属附属医院；最佳临床型专科入围医院中高校或研究机构直属附属医院占比较高的专科是肺病科、妇产科、脾胃病科。

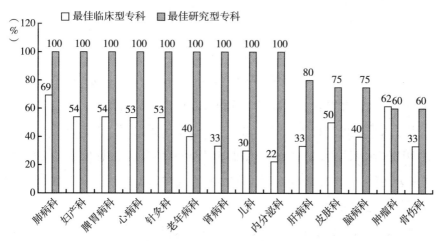

**图9 最佳研究型专科与最佳临床型专科入围医院为
高校或研究机构直属附属医院的占比**

资料来源：广州艾力彼医院管理中心数据库。

四 结语

不同区域中医医院发展水平不同，东部地区在优质中医资源上依旧拥有

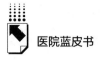

很大的优势，从中医医院 100 强到中医医院 500 强，东部地区的优势仍在扩大，拥有入围医院的城市数也在增加。各省（区、市）之间发展差异也较大，江苏、浙江、湖南等省份均衡指数较高，省内各地级市优质中医资源分布较均匀。而同样有很多省（区）均衡指数低于 0.300，这些省（区）上榜的中医医院较多集中在部分城市。在 2021 年新冠肺炎疫情防治中，中医扮演了重要的角色，而中医医院作为中医的载体更需下沉到地级、县级地区，以在未来不确定的各类可能发生的疾病传播中承担更大的责任。

头部效应持续，优质中医医院的全院职工人数、实际开放床位数都有所增加，进一步加强了中医医院的诊疗能力；高级职称人数及其占比的上升，更提升了中医医院的学科发展水平，中医医院的诊疗水平也得到提升。中医医院应当继续发扬中医特色，不断引进人才，推动中医事业发展。同时需平衡东、中、西部地区发展，促使全体人民更多更好地享受中医医疗服务。

社会办中医医院发展相对较慢。中医医院 300 强中的社会办中医医院为 6 家，仅占 2%；中医医院 500 强中社会办医院有 10 家，同样仅占 2%。中医医院中的社会办医院发展较慢，优质社会办中医医院较少。

中医医院应提升自身的信息化水平。在中医医院 500 强中，仅 1 家医院通过 HIMSS7 级评审，2 家医院通过 HIMSS6 级评审。信息化水平与综合西医医院差距较大，中医医院需主动跟紧信息化时代的步伐，根据自身中医特色加强信息化建设。

研判同一省（区、市）的数据可以发现，最佳研究型专科所在的医院分布比最佳临床型专科更为集中，体现了区域内不同级别医院的功能定位有所不同。跨省（区、市）对比可以发现，东部地区不管是入围医院数量还是入围专科数量都远多于中、西部地区，说明优质中医资源分布仍不均衡。

除了骨伤科、肿瘤科、脑病科、皮肤科和肝病科以外，最佳研究型专科的入围医院均为高校或研究机构直属附属医院；最佳临床型专科入围医院中高校或研究机构直属附属医院占比较高的专科是肺病科、妇产科、脾胃病科。

参考文献

［1］庄一强主编《医院蓝皮书：中国医院竞争力报告（2020～2021）》，社会科学
文献出版社，2021。

［2］庄一强主编《医院蓝皮书：中国医院竞争力报告（2018～2019）》，社会科学
文献出版社，2019。

［3］中华人民共和国民政部编《中华人民共和国行政区划简册2019》，中国地图出
版社，2019。

B.11
2021年顶级医院竞争力报告

王兴琳　罗　芸　陈沈泽　刘剑文*

摘　要： 本报告对2021年中国顶级医院100强的地理分布、竞争力要素等进行了分析，结果表明：2021年顶级医院10强的格局稳中有变，5强较2020年保持不变，6~10强存在位次的调整；顶级医院主要分布在东部发达地区，除内蒙古、青海、西藏、海南之外，其他省（区、市）至少有1家医院进入顶级医院100强榜单，其中北京、上海、广东的上榜医院最多；顶级医院10强所属的高校在学科建设上代表国内顶尖水平，高校的教学能力与医院的临床实践可以实现资源共享、优势互补、双赢发展。竞争力要素分析结果显示，顶级医院100强中，第一方阵医院在医疗技术要素、资源配置与运营要素、学术要素上较其他方阵医院都具有明显优势，且存在优势进一步扩大的趋势。

关键词： 顶级医院　医院竞争力　医学研究

中国顶级医院涵盖最佳综合医院，不包含部队医院、专科医院和中医医院。广州艾力彼医院管理中心（以下简称"艾力彼"）的顶级医院评价指标包含五大维度，分别是医疗技术、医院运营、资源配置、学术科研和综合信

---

* 王兴琳，博士，广州艾力彼医院管理中心执行主任；罗芸，广州艾力彼医院管理中心量化咨询专家；陈沈泽，广州艾力彼医院管理中心量化咨询专家；刘剑文，广州艾力彼医院管理中心数据分析师。

用。本报告以 2021 年中国顶级医院 100 强为研究对象，对其地理分布、竞争力要素等展开研究，从而展现中国顶级医院的医疗现状。

一 综合情况：10强实力强劲

（一）顶级医院10强稳中有变

2021 年中国顶级医院 10 强主要位于东部发达地区，其中 3 家位于北京、3 家位于上海；从地区分布上看，华东地区有 4 家，华北地区有 3 家，西南、华南、华中地区各有 1 家，东北和西北地区没有医院进入 10 强。与 2020 年的榜单相比，5 强稳定不变，华中科技大学同济医学院附属同济医院排名从第 9 名跃升至第 6 名，取得较大进步；北京大学第三医院排名从第 8 名降至第 10 名；复旦大学附属华山医院、北京大学第一医院下降了 1 名，浙江大学附属第一医院上升了 1 名，名次变化不大。顶级医院 10 强是中国最具竞争力的医院，相较 2020 年，2021 年顶级医院 10 强中的前 5 名保持不变，第 6～10 名存在名次的调整；尽管 2021 年 10 强上榜医院的名次较 2020 年发生轻微变化，但并没有医院跌出 10 强，也没有新的医院进入 10 强，顶级医院 10 强稳中有变（见表 1）。

表 1 2021 年、2020 年中国顶级医院 10 强情况

医院名称	2021 年排名	2020 年排名	排名变化	地区	城市
北京协和医院	1	1	—	华北	北京
四川大学华西医院	2	2	—	西南	成都
复旦大学附属中山医院	3	3	—	华东	上海
上海交通大学医学院附属瑞金医院	4	4	—	华东	上海
中山大学附属第一医院	5	5	—	华南	广州
华中科技大学同济医学院附属同济医院	6	9	+3	华中	武汉
复旦大学附属华山医院	7	6	-1	华东	上海
北京大学第一医院	8	7	-1	华北	北京
浙江大学附属第一医院	9	10	+1	华东	杭州
北京大学第三医院	10	8	-2	华北	北京

资料来源：广州艾力彼医院管理中心数据库。

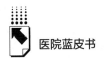

（二）顶级医院10强的科研能力水平领先

中国顶级医院10强的学术论文得到认可，且在综合医院中处于领先水平。根据中国科学技术信息研究所发布的《2021年中国科技论文统计报告》，中国顶级医院10强中进入"2021年国内论文被引用次数较多的医疗机构20强"的有6家，进入"2021年国际论文被引用篇数较多的医疗机构20强"的有7家，进入"2021年中国卓越科技论文较多的医疗机构30强"的有8家；同时，在"2021年中国医院科技量值（综合）排名"中，中国顶级医院10强上榜医院全部进入该榜单的30强（见表2）。

表2　2021年中国顶级医院10强学术论文相关排名比较

医院名称	艾力彼顶级医院排名	2021年国内论文被引用次数较多的医疗机构排名	2021年国际论文被引用篇数较多的医疗机构排名	2021年中国卓越科技论文较多的医疗机构排名	2021年中国医院科技量值(综合)排名	2021年自然指数—国际医疗机构排名
北京协和医院	1	3	3	3	2	—
四川大学华西医院	2	2	1	2	1	30
复旦大学附属中山医院	3	20	9	12	3	—
上海交通大学医学院附属瑞金医院	4	—	14	23	8	63
中山大学附属第一医院	5	—	13	—	26	—
华中科技大学同济医学院附属同济医院	6	4	5	4	5	98
复旦大学附属华山医院	7	—	—	—	13	—
北京大学第一医院	8	8	—	13	12	—
浙江大学附属第一医院	9	—	4	16	4	83
北京大学第三医院	10	7	—	10	7	—

资料来源：广州艾力彼医院管理中心数据库。

（三）顶级医院10强的学科建设好

对顶级医院竞争力的评价离不开对学科建设的长期关注。顶级医院的学科建设离不开高校的支持。中国顶级医院 10 强所属的 8 所高校在学科建设方面也代表着国内顶尖水平。对比发现，在教育部第四轮学科评估中，上海交通大学和浙江大学获得 A＋，领先于其他学校；而在国际排名中，复旦大学、上海交通大学、北京大学排名更靠前（见表3）。

对比顶级医院 10 强所属的 8 所高校的各类国际排名（美国 U. S. News、英国 T. H. E.、英国 Q. S.、软科 GRAS 的全球临床医学学科排名）发现：在2021 年美国 U. S. News 全球临床医学学科排名中，有 7 所高校进入 300 强，且排名总体呈上升趋势；在 2021 年英国 T. H. E. 全球临床医学学科排名中，有 7 所高校进入 150 强，其中华中科技大学实现跨越式进步，从 2020 年的第201～250 名提升至 2021 年的第 81 名，成绩优异；在 2021 年英国 Q. S. 全球临床医学学科排名中，7 所高校进入 300 强，并且其中 3 所入围 100强；在 2021 年软科 GRAS 全球临床医学学科排名中，所有高校均进入 500强，其中有 4 所高校进入 300 强。在国际排名上，北京大学的医学类学科表现优异，排名靠前；其次是复旦大学和上海交通大学。

表3 2021 年中国顶级医院 10 强所属高校比较

高校名称	艾力彼顶级医院 10 强机构数（家）	艾力彼顶级医院排名	教育部第四轮学科评估结果－临床医学	2021 年美国 U. S. News 全球临床医学学科排名	2021 年英国 T. H. E. 全球临床医学学科排名	2021 年英国 Q. S. 全球临床医学学科排名	2021 年软科 GRAS 全球临床医学学科排名
北京协和医学院	1	1	A	195	—	—	201～300
四川大学	1	2	A－	214	126～150	251～300	401～500
复旦大学	2	4、7	A	90	47	74	201～300
上海交通大学	1	3	A＋	84	71	80	201～300
中山大学	1	5	A－	124	126～150	139	301～400
北京大学	2	6、9	A－	84	22	56	201～300
华中科技大学	1	8	A－	309	81	251～300	401～500
浙江大学	1	10	A＋	205	83	125	401～500

资料来源：广州艾力彼医院管理中心数据库。

高校与其直属附属医院的密切交流对科研教学、人才培养都有重要的意义，医院临床实践和高校理论教学可以实现优势互补、资源共享、双赢发展。在中国顶级医院100强中，高校附属（含直属附属和非直属附属）医院占比接近九成，其中有24家医院是"双一流"高校的直属附属医院，按高校分类，统计其直属附属医院的竞争力指数如表4所示。

上海交通大学、北京大学、中山大学和浙江大学4所高校包揽高校直属附属医院竞争力的前4名。这4所高校的直属附属医院在顶级榜单中的数量均达到或超过3家。从医院的平均竞争力指数来看，最具竞争力的分别是北京协和医学院、四川大学和复旦大学。这3家医院尽管上榜医院数量少，但凭借自身的强劲实力跻身前列。可以发现，高校临床医学学科建设水平与其附属医院的竞争力呈正相关关系。高质量的学科建设是临床工作强有力的支撑，只有临床研究与学科建设相辅相成，才能实现技术和人才的相互促进、相互提高。

表4　2021年中国顶级医院100强所属"双一流"高校及其竞争力

"双一流"医学类学科建设高校	顶级医院100强机构数（家）	综合竞争力指数	综合竞争力指数排名	平均竞争力指数	平均竞争力指数排名
上海交通大学	4	0.0482	1	0.0121	6
北京大学	3	0.0377	2	0.0126	5
中山大学	3	0.0353	3	0.0118	7
浙江大学	3	0.0348	4	0.0116	8
复旦大学	2	0.0263	5	0.0132	3
华中科技大学	2	0.0255	6	0.0128	4
武汉大学	2	0.0205	7	0.0103	10
天津医科大学	2	0.0194	8	0.0097	11
广州医科大学	2	0.0191	9	0.0096	12
北京协和医学院	1	0.0136	10	0.0136	1
四川大学	1	0.0135	11	0.0135	2
郑州大学	1	0.0109	12	0.0109	9

二 地理分布：东部上榜65家，华东上榜36家，北京、上海和广东上榜最多

将中国顶级医院100强进行阶梯式分组，其中1~25名为第一方阵，26~50名为第二方阵，51~75名为第三方阵，76~100名为第四方阵（见图1）。

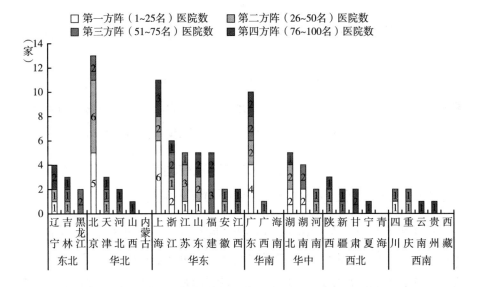

图1 2021年中国顶级医院100强省（区、市）分布

资料来源：广州艾力彼医院管理中心数据库。

根据地理区域划分，华东地区上榜医院数量最多，为36家，较2020年增加1家；华北地区次之，上榜19家，较2020年减少1家；之后分别为华南（11家）、华中（11家）、东北（9家）、西北（8家）、西南（6家）。第一方阵（1~25名）医院主要集中在华东（10家）、华北（5家）、华中（4家）、华南（4家），东北和西南各有1家医院进入第一方阵，西北地区医院无缘第一方阵。按照东、中、西部划分，东部上榜医院数65家、中部21家、西部14家，东部占据绝对优势。

从省域分布层面来看，上榜医院最多的省（区、市）分别为北京、上

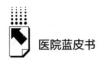

海和广东。北京是顶级医院上榜数量最多的城市，共上榜 13 家医院，其中第一方阵 5 家、第二方阵 6 家、第三方阵 2 家，优质资源集中。上海是华东地区顶级医疗资源最集中的城市，共上榜 11 家医院，其中第一方阵 6 家、第二方阵 2 家、第四方阵 3 家。广东集聚了华南区域大多数的顶级医院，共上榜 10 家医院，其中第一方阵 4 家，第二、三、四方阵各有 2 家。内蒙古、海南、青海、西藏没有医院进入顶级医院 100 强。

三 竞争力要素分析：专科建设和学术科研拉开差距

顶级医院竞争力评价主要采用 TOPSIS 模型从医疗技术、诚信服务、资源配置、医院运营、学术影响力五大维度进行综合评价。以下将选取该模型中使用到的部分指标对四个方阵的医院进行不同要素的数据比较。

（一）医疗技术要素——第一方阵医院在国家卫健委临床重点专科和国家疑难病症诊治中心数量上占据绝对领先优势

医疗技术要素评价采用的指标包括全院高素质人才配备情况，医疗服务的技术含量、医疗质量、重点专科建设情况，重症监护床配置情况等。现选取其中部分指标进行比较（见图 2），可以发现，国家卫健委临床重点专科数量从第一方阵至第四方阵呈阶梯状递减。无论是在国家卫健委临床重点专科数量上，还是在国家疑难病症诊治中心数量上，第一方阵都占据绝对领先优势。对比 2020 年数据发现，第一方阵与其他方阵的差距有进一步扩大的趋势。

（二）资源配置与运营要素——第一方阵医院的表现无论是服务能力还是效率都优于其他三个方阵，且从规模发展向质量发展转型

资源配置与运营要素评价中，我们主要通过分析护床比、医床比、资源配置、医师与门急诊患者的人数比、医师与住院患者的人数比等指标来衡量医院为患者提供安全的医疗服务的能力。现对其中部分指标进行比较。从职

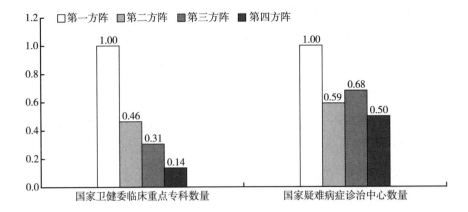

图2 2021年中国顶级医院100强医疗技术要素方阵比较

注：将第一方阵数据转化为1，其他方阵数据等比例缩放。
资料来源：广州艾力彼医院管理中心数据库。

工总人数和实际开放床位数两个指标来看（见图3），第一方阵医院职工总人数占绝对优势，但是实际开放床位数并不是最高的，这导致第一方阵医院拥有较其他医院更高的人床比（职工总人数/实际开放床位数），这样的人床配置不仅有助于医院为患者提供更丰富、更优质的医疗服务，同时也能开

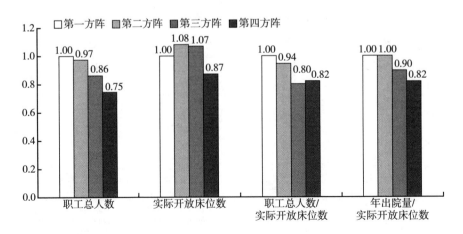

图3 2021年中国顶级医院100强资源配置与运营要素方阵比较

注：将第一方阵数据转化为1，其他方阵数据等比例缩放。
资料来源：广州艾力彼医院管理中心数据库。

展更多临床研究，引领我国医疗技术不断创新。从年出院量/实际开放床位数指标来看，第一方阵医院依然表现较好，说明第一方阵医院的服务效率较高。综合来看可以发现，第一方阵医院已经逐渐摆脱了"依赖规模来发展"的模式，逐渐从规模发展向质量发展转型。

（三）学术要素——第一方阵医院在院士人数、学术领袖人数、国家临床医学研究中心数量和"双一流"医学类学科建设高校直属附属医院数量上都具有压倒性优势，且第一、二、三、四方阵医院在上述指标上基本呈阶梯状递减分布

医院拥有突出人才的情况和医院的教学、科研情况是评价医院学术要素的重要指标。现选取医院的院士人数、学术领袖人数、国家临床医学研究中心数量以及医院是否属于"双一流"医学类学科建设高校直属附属医院等数据进行分析（见图4）。由图4可知，第一方阵医院在院士人数、学术领袖人数、国家临床医学研究中心数量和"双一流"医学类学科建设高校直属附属医院数量上都具有压倒性优势，且第一、二、三、四方阵医院在上述指标上基本呈阶梯状递减分布。

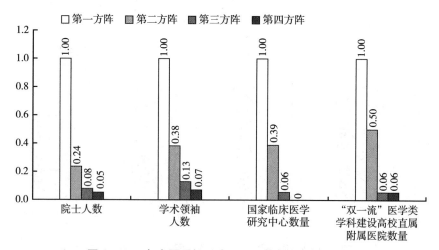

图4　2021年中国顶级医院100强学术要素方阵比较

注：将第一方阵数据转化为1，其他方阵数据等比例缩放。
资料来源：广州艾力彼医院管理中心数据库。

参考文献

［1］庄一强主编《医院蓝皮书：中国医院竞争力报告（2019～2020）》，社会科学文献出版社，2020。

［2］庄一强主编《医院蓝皮书：中国医院竞争力报告（2018～2019）》，社会科学文献出版社，2019。

［3］庄一强主编《医院蓝皮书：中国医院竞争力报告（2017～2018）》，社会科学文献出版社，2018。

［4］庄一强、曾益新主编《医院蓝皮书：中国医院竞争力报告（2017）》，社会科学文献出版社，2017。

［5］国家卫生和计划生育委员会编《2020中国卫生健康统计年鉴》，中国协和医科大学出版社，2020。

［6］《教育部　财政部　国家发展改革委关于公布世界一流大学和一流学科建设高校及建设学科名单的通知》，中华人民共和国教育部网，http：//www. moe. gov. cn/srcsite/A22/moe_ 843/201709/t20170921_ 314942. html。

［7］《中国科技论文统计报告2021（2）》，中国科学技术信息研究所网，https：//www. istic. ac. cn/upload/1/editor/ 16 40570608990. pdf。

［8］Best Global Universities for Clinical Medicine in China，美国新闻与世界报道－教育网（U. S. News Education），https：//www. usnews. com/education/best－global－universities/china/clinical－medicine。

［9］World University Rankings 2022 by Subject：Clinical and Health，英国泰晤士高等教育网（Times Higher Education），https：//www. timeshighereducation. com/world－university－rankings/2022/subject－ranking/clinical－pre－clinical－health#！ /。

［10］Nature Index 2021 China，自然指数官网（Nature index），https：// www. natureindex. com/supplements/nature－index－2021－china/index。

［11］《QS世界大学学科排名：医学2021》，英国Q. S. 世界大学排行网（Quacquarelli Symonds Top Universities），https：//www. qschina. cn/univer sity－rankings/university－subject－rankings/2021/medicine。

B.12
2021年肿瘤医院竞争力报告

王兴琳　张　欢　邱　悦*

摘　要： 广州艾力彼医院管理中心从2018年起连续四年对国内肿瘤专科医院进行排名和出具分析报告，旨在深度了解肿瘤专科医院发展情况。本报告通过分析得出如下结论：肿瘤医院10强的格局基本稳定，均为高校附属医院；上榜医院主要集中于东部沿海地区，其中广东省上榜全国肿瘤医院50强的医院数量最多。研究结果显示，科技创新是引领肿瘤医院竞争力提升的核心要素；依托大学资源积极加强学科建设，是肿瘤医院实现可持续发展的不竭动力。

关键词： 肿瘤医院　竞争力　科技创新

国家癌症中心发布的《2019年全国癌症报告》显示，2020年中国新发癌症病人达457万人，占全球的23.7%，恶性肿瘤已成为中国人群死亡的首要"杀手"。如图1所示，2021年预计新发癌症病人470万人，2024年预估病人将达到500万人，中国新发癌症病人数量不断上升。2013～2019年，我国肿瘤医院数量呈波动变化特征，2019年中国肿瘤医院数量为150家，同比下降3.85%（见图2）。

快速增长的肿瘤治疗需求对我国肿瘤医疗服务提出了更高的要求，但受

---

* 王兴琳，博士，广州艾力彼医院管理中心执行主任；张欢，广州艾力彼医院管理中心数据分析师；邱悦，广州艾力彼医院管理中心数据分析师。

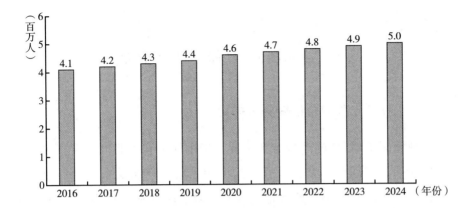

图1 中国新发癌症病人数量情况

注：2021~2024年数据为预测数据。

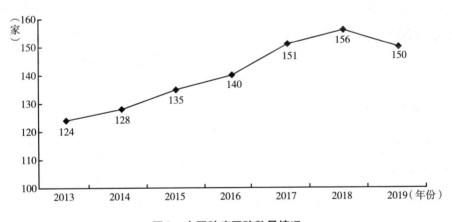

图2 中国肿瘤医院数量情况

资料来源：历年《中国卫生统计年鉴》。

我国肿瘤医疗服务资源供给增长缓慢及肿瘤科/肿瘤专科医院诊疗人次增速大于医疗服务资源供给增速的影响，肿瘤医疗服务供给仍存在较大缺口，且缺口不断扩大。

广州艾力彼医院管理中心（以下简称"艾力彼"）以其发布的2021年中国肿瘤医院50强为研究对象，对国内肿瘤专科医院进行多年研究，并对肿瘤医院10强做重点分析，旨在更好地推动肿瘤医院的发展。

一 肿瘤医院10强综合竞争力

（一）肿瘤医院10强格局基本稳定

从肿瘤医院10强的区域分布来看，华东地区和华北地区上榜医院数量位居前列，分别有4家和3家医院上榜，除了西北及东北地区没有医院上榜外，华南、华中、西南地区各有1家医院上榜（见表1）。具体来看，医院主要分布在较大的城市，包括北京、上海、广州、天津、杭州、济南、南京、成都等，其中北京优势最明显，有2家医院（中国医学科学院肿瘤医院、北京大学肿瘤医院）上榜。结合近几年的榜单可以发现，中国肿瘤医院10强格局基本保持一致，优势肿瘤医院的综合能力突出。2021年稳中有变，西南地区首次有医院上榜，西部地区的肿瘤治疗水平显著提升。

表1　2021年中国肿瘤医院10强

排名	医院名称	省（市）	城市	地区
1	中国医学科学院肿瘤医院	北京	北京	华北
2	中山大学肿瘤防治中心	广东	广州	华南
3	复旦大学附属肿瘤医院	上海	上海	华东
4	天津市肿瘤医院	天津	天津	华北
5	北京大学肿瘤医院	北京	北京	华北
6	山东省肿瘤医院	山东	济南	华东
7	浙江省肿瘤医院	浙江	杭州	华东
8	河南省肿瘤医院	河南	郑州	华中
9	江苏省肿瘤医院	江苏	南京	华东
10	四川省肿瘤医院	四川	成都	西南

资料来源：广州艾力彼医院管理中心数据库。

从肿瘤医院 10 强的分布情况可以看出，前三名分别位于北京、广东、上海，说明肿瘤医院的优质资源较多分布在这三个地区。2019 年10 月，国家发展改革委会同国家卫生健康委等部门制定印发《区域医疗中心建设试点工作方案》，中国医学科学院肿瘤医院、中山大学肿瘤防治中心、复旦大学附属肿瘤医院、北京大学肿瘤医院等 6 家医院入选区域医疗中心试点输出医院，这将进一步发挥区域辐射引领作用，带动提高区域内肿瘤预防、治疗、康复、科研水平，促进区域间肿瘤医疗服务同质化。

第七次全国人口普查数据显示，全国人口数量排名前 10 的省份分别为广东（1.26 亿人）、山东（1.02 亿人）、河南（9936.55 万人）、江苏（8474.80 万人）、四川（8367.49 万人）、河北（7461.02 万人）、湖南（6644.49 万人）、浙江（6456.76 万人）、安徽（6102.72 万人）、湖北（5775.26 万人）。结合图 3 可以看出，肿瘤医院 10 强所在地区除了北上广外，还包括人口大省或经济发达省份，如山东、河南、江苏、四川、浙江等。由此可见，肿瘤医院 10 强排名与地域、人口数及 GDP 关系密切。

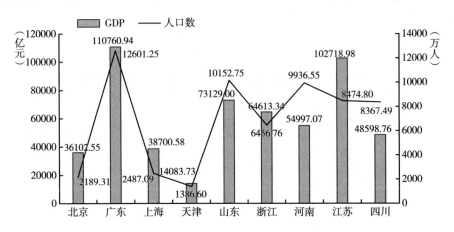

图 3 2021 年肿瘤医院 10 强所在地区人口数及 GDP

资料来源：国家统计局编《2021 中国统计年鉴》。

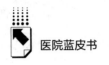

（二）顶尖高校是肿瘤10强的重要载体

2019 年发布的《健康中国行动——癌症防治实施方案（2019—2022
年）》强调实施重大科技攻关行动，加快创新成果转化。在这一背景下，科
研创新成为推动癌症防控工作的重要支撑，加强肿瘤疾病基础研究，推动前
沿科技的发展，成为推动肿瘤学科技发展的重要驱动力。如表 2 所示，2021
年肿瘤医院 10 强均为高校附属肿瘤医院，依托高校资源拥有较强的科研能
力，可见肿瘤医院的专科建设能力与其是否为高校附属医院具有正相关性；
同时，在肿瘤医院 10 强所属高校中，北京协和医学院、北京大学、复旦大
学、中山大学、天津医科大学、南京医科大学、郑州大学 7 所高校的医学学
科被评为教育部一级学科；中山大学、复旦大学、北京大学、南京医科大学
入围 2021 年美国 U. S. News 全球肿瘤学学科 100 强；中山大学、复旦大学、
天津医科大学、北京大学、郑州大学、南京医科大学入围 2021 年美国
U. S. News 全球临床医学学科 600 强；中山大学、复旦大学、北京大学同时
入围 2021 年英国 T. H. E. 全球临床医学学科 150 强和 2021 年英国 Q. S. 全
球临床医学学科 150 强。总体来说，肿瘤医院 10 强所属高校的医学类学科
发展势头较好，并且入围的大学排名越靠前，其附属肿瘤医院的排名越
靠前。

表 2　2021 年中国肿瘤医院 10 强所属高校中外排名比较

高校	附属肿瘤医院排名	教育部第四轮学科评估结果 - 基础医学	教育部第四轮学科评估结果 - 临床医学	2021 年美国 U. S. News 全球临床医学学科排名	2021 年美国 U. S. News 全球肿瘤学学科排名	2021 年英国 T. H. E. 全球临床医学学科排名	2021 年英国 Q. S. 全球临床医学学科排名
北京协和医学院	1	A +	A	—	—	—	—
中山大学	2	A -	A -	124	49	126 ~ 150	139
复旦大学	3	A	A	90	57	47	74
天津医科大学	4	B +	B	423	126	—	—
北京大学	5	A +	A -	84	94	22	56

高校	附属肿瘤医院排名	教育部第四轮学科评估结果－基础医学	教育部第四轮学科评估结果－临床医学	2021年美国U.S.News全球临床医学学科排名	2021年美国U.S.News全球肿瘤学学科排名	2021年英国T.H.E.全球临床医学学科排名	2021年英国Q.S.全球临床医学学科排名
山东第一医科大学	6	—	—	650	277	—	—
中国科学院大学	7	—	—	—	—	—	—
郑州大学	8	B－	B	489	133	—	501～550
南京医科大学	9	B＋	B＋	269	96	401～500	451～500
电子科技大学	10	—	—	967	—	—	551～600

资料来源：广州艾力彼医院管理中心数据库。

    如表3所示，对比"双一流"学科建设的高校名单和肿瘤医院50强医院所属高校名单发现，两个名单交叉的高校共有7所，高校附属肿瘤医院共有7家。从医院竞争力指数来看，高校临床医学学科建设与其附属医院竞争力的提升是双向促进的。

表3　2021年中国肿瘤医院50强所属"双一流"高校及其竞争力指数

高校	2021年"双一流"建设医学类学科	附属肿瘤医院排名	附属肿瘤医院50强入围数量（家）	竞争力指数
北京协和医学院	基础医学、临床医学、口腔医学、药学	1	1	0.041
中山大学	基础医学、临床医学、药学	2	1	0.034
复旦大学	基础医学、临床医学、中西医结合、药学	3	1	0.034
天津医科大学	临床医学（自定**）	4	1	0.030
北京大学	基础医学、临床医学、口腔医学、公共卫生与预防医学、药学、护理学	5	1	0.030
郑州大学	临床医学（自定**）	8	1	0.026
暨南大学	药学（自定**）	45	1	0.014

注：加自定**标示的学科是根据"双一流"建设专家委员会建议由高校自主确定的学科；不加（自定**）标示的学科是根据"双一流"建设专家委员会确定的标准而认定的学科。

资料来源：广州艾力彼医院管理中心数据库。

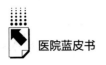

（三）科技影响力是肿瘤医院10强发展的驱动力

结合中外权威肿瘤专科科研排名（见表4）发现，肿瘤医院10强中有4家医院入围"Nature Index 医疗机构100强"，同时，肿瘤医院10强均入围中国医学科学院医学信息研究所发布的2020年中国医院科技量值研究（STEM）百强榜单。从榜单结果可以看出，肿瘤医院10强均为高校附属医院，在科研、人才建设等方面有着一定优势，有着更强的科技影响力。科研方面走在前列的肿瘤医院的综合实力及影响力更强。可以发现，科技影响力是肿瘤专科医院尤其是肿瘤医院10强发展的重要驱动力，科研能力与临床诊治能力二者是互相促进的，引领着肿瘤医院不断发展。

同时，尽管非高校附属医院并无人才、科研等先发优势，但也应积极布局寻求外部力量，加强与医学高校及科研机构的交流与合作，借助高校的优质平台及人才科研优势，提高临床技术及科研能力，逐步有计划地从临床型医院转变成学术型医院。

表4　2021年肿瘤医院10强及其中外权威肿瘤专科科研排名

名次	肿瘤医院10强	Nature Index 医疗机构排名	2020年STEM 排名（肿瘤科排名）
1	中国医学科学院肿瘤医院	81	6(1)
2	中山大学肿瘤防治中心	30	11(2)
3	复旦大学附属肿瘤医院	—	38(4)
4	天津市肿瘤医院	82	56(6)
5	北京大学肿瘤医院	97	49(7)
6	山东省肿瘤医院	—	(22)
7	浙江省肿瘤医院	—	94(26)
8	河南省肿瘤医院	—	(48)
9	江苏省肿瘤医院	—	(50)
10	四川省肿瘤医院	—	(70)

资料来源：广州艾力彼医院管理中心数据库。

二 肿瘤医疗资源分布不均

根据2021年肿瘤医院50强在全国各省（区、市）的分布及各省（区、市）竞争力指数（见图4），可以了解全国肿瘤医院地域分布及建设情况。从全国范围来看，肿瘤医院分布较均匀，除了宁夏和西藏暂无，其余各省（区、市）均有1家及以上医院上榜50强，东部沿海经济发达省（市）拥有的上榜医院最多。竞争力指数排名前三的省（市）分别是广东、江苏、北京。

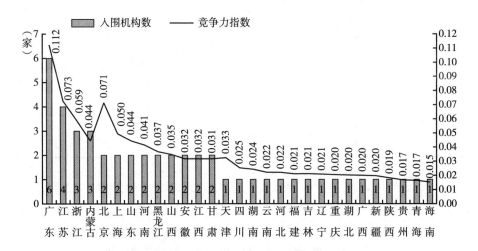

图4 2021年肿瘤医院50强在全国各省（区、市）的分布及各省（区、市）竞争力指数

注：宁夏、西藏没有医院入围2021年肿瘤医院50强。
资料来源：广州艾力彼医院管理中心数据库。

但从七大区域来看，上榜最多的是华东地区，共16家，占上榜数量的32%，以江苏和浙江为主；其次为华南地区，其中广东的上榜医院数量为全国之最；东北、华中和西南为上榜医院数量最少的地区，说明肿瘤医疗资源分布仍不均衡。

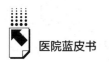

表5 2021年肿瘤医院50强七大区域分布

单位：家

区域	省(区、市)	上榜医院数	区域	省(区、市)	上榜医院数
东北	黑龙江	2	华南	广东	6
	吉林	1		广西	1
	辽宁	1		海南	1
华北	北京	2	华中	河南	2
	河北	1		湖北	1
	内蒙古	3		湖南	1
	山西	2	西北	甘肃	2
	天津	1		青海	1
华东	安徽	2		陕西	1
	福建	1		新疆	1
	江苏	4	西南	贵州	1
	江西	2		四川	1
	山东	2		云南	1
	上海	2		重庆	1
	浙江	3		—	—

资料来源：广州艾力彼医院管理中心数据库。

三 头部肿瘤医院"虹吸效益"明显

（一）公立肿瘤医院为主要支柱

在肿瘤医院50强中，医院等级为三级的共49家，上榜医院基本都是三级医院；公立医院与非公立医院的比例约为7∶1（见图5）。《2020中国卫生健康统计年鉴》数据显示，截至2019年底，我国共有150家肿瘤专科医院，其中公立医院74家、非公立医院76家，非公立和公立的肿瘤专科医院数量基本相当。但从榜单中可见，公立医院数量远多于非公立医院，说明现阶段我国公立肿瘤医院竞争力远强于非公立肿瘤医院。随着鼓励社会资本办医、限制公立医院规模扩张等相关利好政策的进一步落实，非公立肿瘤医院或许会迎来发展的机遇期。近年来，非公立医院与公立肿瘤医院建立医疗联合体，社会资本与公立肿瘤医院合作建设分院、建立高端和特色医疗服务体系等都不乏成功案例，是值得非公立肿瘤医院探索尝试的发展形式。

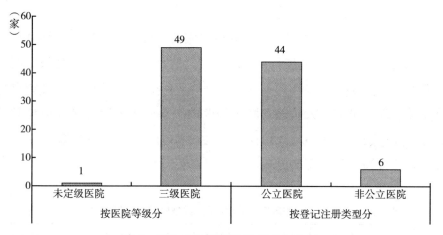

图5　2021年肿瘤医院50强特征分析

资料来源：广州艾力彼医院管理中心数据库。

（二）省部级医院集聚资源优势

从肿瘤医院50强的床位数及人员配置的数据对比中发现（见表6），肿瘤医院50强全院职工人数的中位数为1378人、高级职称人数的中位数为251人、实际开放床位数的中位数为1239张。肿瘤医院50强中，肿瘤医院的实际开放床位数的较小分位数为971张。通过对比分析发现，我国现阶段规模偏小的医院竞争力普遍较弱，虽然床位规模不是医院竞争力的决定性因素，但具备相当规模的医院通常配置有先进的设备、丰富的人力资源和齐全的临床学科，并且有更多机会接触到更多疑难重症从而快速提高临床诊治水平，最终增强医院综合竞争力。

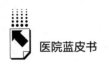

表6　2021年肿瘤医院50强实际开放床位数、人员配置情况

单位：张，人

	实际开放床位数	全院职工人数	高级职称人数
较大分位数	1670	2203	355
中位数	1239	1378	251
较小分位数	971	1137	188

资料来源：广州艾力彼医院管理中心数据库。

在肿瘤医院50强中，省部级肿瘤医院的全院职工人数与实际开放床位数的比值高于非省部级医院（见表7），这是由于一方面省部级医院承担着教学与科研等更多样的任务，另一方面省部级医院诊治的疑难重症病例多，对人员需求大。公立肿瘤医院的全院职工人数与实际床位数的比值高于非公立医院，公立医院以公益性为主，而非公立医院在人员投入、运行效率方面的要求更高。

表7　2021年肿瘤医院50强不同类型医院资源配置情况

	全院职工人数/实际开放床位数	高级职称人数/全院职工人数（%）	国家级临床重点专科数（个）	省级临床重点专科数（个）
省部级中位数	1.25	14	1	4
非省部级中位数	1.21	12	0	0
公立中位数	1.25	15	1	3
非公立中位数	1.13	8	0	0

资料来源：广州艾力彼医院管理中心数据库。

肿瘤医院50强的资源配置情况显示，全院职工人数与实际开放床位数之比的中位数为1.25，高级职称人数占全院职工人数的比重的较大分位数为19%，其中国家级临床重点专科数的较大分位数为1个，省级临床重点专科数的较大分位数为7个，可以看出肿瘤医院50强的人才优势明显，且更重视重点学科建设。结合上文分析可知，科技、人才是肿瘤医院发展的重中之重。

表8 2021 年肿瘤医院 50 强的资源配置情况

	全院职工人数/实际开放床位数	高级职称人数/全院职工人数（%）	国家级临床重点专科数（个）	省级临床重点专科数（个）
较大分位数	1.37	19	1	7
中位数	1.25	14	0	1
较小分位数	1.03	12	0	0

资料来源：广州艾力彼医院管理中心数据库。

四　结语

分析 2021 年肿瘤医院榜单，结果如下。第一，从区位优势看，肿瘤医院的强弱和分布与当地经济发展程度、人口数量等有关。第二，从医院行政级别看，优质肿瘤医疗资源主要集中于省部级肿瘤医院。第三，从医院登记注册类型看，公立医院的综合竞争力明显优于非公立医院；榜单内社会办肿瘤医院所占数量较少，发展还不充分，仍有较大的上升空间。第四，从供求关系看，肿瘤医院的数量不能满足市场需求。第五，从医院等级看，肿瘤医院 50 强中有 49 家是三级医院。第六，从规模和竞争能力看，肿瘤医院的头部效应较为明显，不利于分级诊疗和市场竞争。

目前，国内肿瘤医院的数量尚不能满足患者的需求，社会办肿瘤医院和公立肿瘤医院实力相差大，同时，肿瘤医院的分布存在严重的区域不对称性，这些都增加了患者就诊的难度，不利于提高患者享受诊疗服务的便利性、可获得性。肿瘤作为慢性病，需要更为专业的专科医院提供标准化的方案。肿瘤医院需要承担科研、预防、治疗、康复等一系列的任务，这对肿瘤医院提出了更高的发展要求。因此，国内肿瘤医院的发展显得更为迫切。

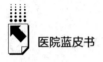
参考文献

[1] 王兴琳、罗芸、唐洪磊等:《2018 公立医院生存发展调研系列报告(一)——卫生投入与医院发展现状分析》,《现代医院》2019 年第 11 期。

[2] 王兴琳、罗芸、唐洪磊等:《2018 公立医院生存发展调研系列报告(二)——医院运营压力现状分析》,《现代医院》2019 年第 12 期。

[3] 王兴琳、罗芸、唐洪磊等:《2018 公立医院生存发展调研系列报告(三)——医院财务管理现状分析》,《现代医院》2020 年第 1 期。

[4] 王兴琳、罗芸、唐洪磊等:《2018 公立医院生存发展调研系列报告(四)——医院转型与发展趋势》,《现代医院》2020 年第 2 期。

[5] 王兴琳、单涛、蔡华等:《新冠疫情下医院运营状况调查与分析》,《中国卫生质量管理》2020 年第 4 期。

[6] 王兴琳、张欢、罗芸、陈沈泽、蔡华:《2020 中国公立医院生存发展调研报告》,广州艾力彼医院管理中心,2021。

[7] 庄一强主编《医院蓝皮书:中国医院竞争力报告(2020~2021)》,社会科学文献出版社,2021。

[8] 国家卫生健康委员会编《2020 中国卫生健康统计年鉴》,中国协和医科大学出版社,2020。

[9] 中华人民共和国民政部编《中华人民共和国行政区划简册2020》,中国地图出版社,2020。

B.13

2021年儿童医院与妇产医院竞争力报告

姚淑芳　刘建华　刘杰　邱悦*

摘　要： 本报告重点对儿童医院50强和妇产医院50强的区域分布、竞争力以及重点学科（专科）做系统分析，为公立医院高质量发展提供参考。研究结果显示，在全国七大区域中，华东地区的上榜医院数量和竞争力指数占绝对优势，其他六个区域的竞争力指数和上榜医院数量不相上下，西北和东北地区的竞争力指数相对偏低；儿童医院10强中，北京和上海上榜医院数量合计占比达到50%；无论是门急诊量还是出院量，综合医院的儿科和妇产科的医疗服务量都占据主导地位；广东省上榜医院数量和新生儿出生量都排在第一位，江苏和浙江优质儿童、妇产医疗资源较为丰富。

关键词： 儿童医院　妇产医院　高质量发展

近两年随着新冠肺炎疫情的蔓延，全国医疗卫生系统受到较大的影响，全国医院妇产科和儿科门急诊量和出院量与2019年相比，分别下降了22.6%和22.0%，尤其是综合医院儿科和妇产科以及儿童专科医院下降幅度较大。除了疫情防护意识加强使儿童呼吸道感染病人减少外，新生儿人数的持续下降是影响儿童专科医院业务量的最大因素，

---

* 姚淑芳，广州艾力彼医院管理中心副主任；刘建华，广州艾力彼医院管理中心区域总监；刘杰，广州艾力彼医院管理中心区域经理；邱悦，广州艾力彼医院管理中心数据分析师。

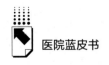

2020 年全国医院新生儿出生量仅为 1190.12 万人，同比下降 17.3%，为历年最低，而且这种现象未来几年将继续存在。在国家放开三胎、全面减负等刺激政策的影响下，这一现象未来可能会有所改善，但起效可能不会特别明显。妇幼保健医院、儿童和妇产专科医院，未来几年应该控制扩张规模，向高质量医院发展。《三级妇幼保健机构绩效考核办法》以及《三级医院评审标准（2020 年版）实施细则》也都在引导公立医院由注重规模向注重质量转变。2021 年 11 月，国家卫生健康委发布《关于不孕不育防治健康教育核心信息》《健康儿童行动提升计划（2021—2025 年）》，进一步提高优生优育服务水平，进一步加强妇幼机构公共卫生职能，促进儿童健康成长。本报告重点对儿童医院 50 强和妇产医院 50 强的区域分布、竞争力以及重点学科（专科）做系统分析，促进公立医院高质量发展。

目前国内儿童、妇产医疗资源主要来源于儿童专科医院、妇产专科医院、妇幼保健医院、妇女儿童医学中心，以及综合医院的儿科、妇产科。为遵循排名的科学性和出于对评选医院的可比性考虑，综合医院儿科和妇产科不参与儿童医院和妇产医院排名。

儿童医院和妇产医院排名的评价对象如下。

儿童医院：儿童专科医院，含妇幼保健医院、妇女儿童医学中心的儿内科、儿外科、新生儿科和儿童保健科，不含综合医院儿科；

妇产医院：妇产专科医院，含妇幼保健医院、妇女儿童医学中心的妇科、产科、生殖医学科，不含综合医院妇科、产科和生殖医学科。

一　2021 年儿童医院竞争力分析

1. 区域分布与竞争力分析

2021 年七大区域儿童医院 50 强上榜医院数和各区域竞争力指数如图 1 所示，在全国七大区域中，华东地区的上榜医院数和竞争力指数依然占绝对优势。其他六个区域的竞争力指数和上榜医院数不相上下，西北和东北地区的竞争力指数相对较低。与2020年相比，2021年华东地区进入50强的医院数增加了1家，处于领先的位置。华北地区因为1家医院跌出50强，竞争力指数排名从2020年的第2降至第3。东北地区竞争力指数仍居末位。

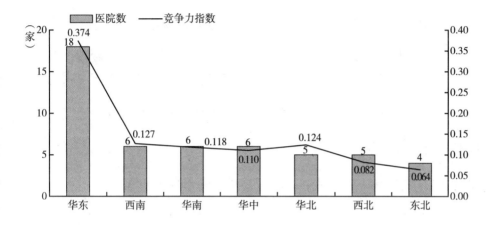

图1 2021年七大区域儿童医院50强上榜医院数和各区域竞争力指数

资料来源：广州艾力彼医院管理中心数据库。

从入围医院排名阶梯分组来看（见图2），华东地区排名前10的医院有5家，并且在各梯队都有数家医院入围，形成稳定发展的良好局面。华北、西南、华南、华中、西北和东北均有医院入围50强，其中华北在前20名的医院有3家，西北和东北入围的医院大多排在后面的梯队中。

从入围医院所在的省（区、市）来看（见表1），全国有27个省（区、市）至少有1家医院入围儿童医院50强，较2020年减少1个。从排名数据来看，广东、上海、江苏的竞争力指数优势比较明显。广东省无论是上榜医院数还是竞争力指数都排在首位，华南地区入围50强的儿童医院都来自广东，说明华南地区的优质儿童医疗资源都集中在广东。与2020年相比，内蒙古有1家儿童医院跌出50强。

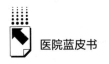

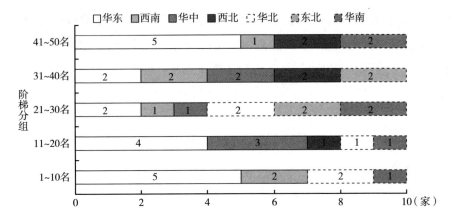

图2　2021年儿童医院50强各组别医院的七大区域分布

资料来源：广州艾力彼医院管理中心数据库。

表1　2021年儿童医院50强所在省（区、市）情况

单位：家

省(区、市)	广东	上海	江苏	北京	四川	浙江	河南
医院数	5	3	5	2	3	3	2
竞争力指数	0.103	0.100	0.091	0.066	0.058	0.059	0.038
省(区、市)	湖南	重庆	陕西	湖北	山东	江西	辽宁
医院数	2	1	2	2	2	2	2
竞争力指数	0.036	0.037	0.037	0.036	0.037	0.035	0.031
省(区、市)	福建	天津	山西	安徽	云南	河北	黑龙江
医院数	2	1	1	1	1	1	1
竞争力指数	0.031	0.021	0.019	0.020	0.017	0.018	0.017
省(区、市)	吉林	青海	新疆	贵州	甘肃	广西	
医院数	1	1	1	1	1	1	
竞争力指数	0.016	0.016	0.015	0.015	0.015	0.015	

资料来源：广州艾力彼医院管理中心数据库。

2. 重点学科（专科）分析

从儿童医院10强的区域分布可以看出（见图3），北京和上海上榜医院数量合计占比达50%，说明儿童医院的优质医疗资源集中在北京和上海，儿童医院优质医疗资源集聚效应明显。为了推动优质医疗资源扩容和均衡布局，有效解决群众看病难问题，2019年10月，经国务院同意，多部门联合启动了国家区域医疗中心建设试点工作。在医疗资源富集地区遴选一批高水平医院作为试点输出医院，通过建设分中心、分支机构等多种方式，在患者流出多、优质医疗资源相对薄弱的地区建设国家区域医疗中心，缩小相关地区重点病种治疗水平与全国先进水平的差距，大幅减少跨省跨区域就医，努力实现"大病不出省"。经过一年多的运行，试点地区引入优质儿童医疗资源填补当地空白或补齐当地短板，相关病种诊疗水平大幅提升，患者外转率明显下降。例如，自北京儿童医院郑州医院运营以来，在北京儿童医院就诊的河南门诊患儿数、住院患儿数较2016年分别减少8.3万人次、2542人，降幅分别为63%、51%；北京大学第三医院崇礼院区外地住院患者占比39%，这在一定程度上缓解了儿童医疗资源区域配置不均衡的现象。试点地区选取了复旦大学附属儿科医院、上海交通大学医学院附属上海儿童医学中心和首都医科大学附属北京儿童医院作为首批国家区域医疗中心建设试点输出医院，在此基础上，2021年又增加了浙江大学医学院附属儿童医院、广州市妇女儿童医疗中心和重庆医科大学附属儿童医院作为第二批国家区域医疗中心建设试点输出医院。相信未来几年，医疗资源分布不均衡问题会得到进一步缓解，使儿科、妇产科这些"短半径"专科至少可以做到"大病不出省"。

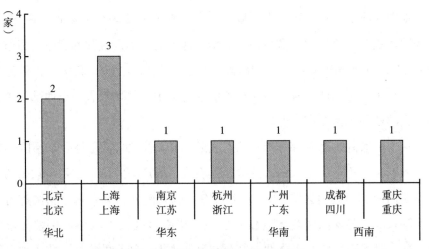

图3　2021年儿童医院10强区域分布

资料来源：广州艾力彼医院管理中心数据库。

2021 年儿童医院 50 强各组别医院中，共有国家级重点专科 36 个，分别为儿科重症 13 个、儿科（新生儿专业）6 个、小儿外科 5 个、儿科（小儿呼吸专业）5 个、儿科（小儿消化专业）4 个、护理专业 3 个（见表2）。

表2　2021 年儿童医院 50 强各组别医院入选国家级重点专科数量

单位：个

组别	儿科重症	小儿外科	儿科(小儿呼吸专业)	儿科(小儿消化专业)	儿科(新生儿专业)	护理专业
1~10 名	7	5	5	4	4	3
11~20 名	2	—	—	—	—	—
21~30 名	1	—	—	—	2	—
31~40 名	2	—	—	—	—	—
41~50 名	1	—	—	—	—	—

资料来源：广州艾力彼医院管理中心数据库。

二　妇产医院50强分析

1. 地域分布与竞争力分析

如图 4 所示，在全国七大区域中，华东地区入围 2021 年妇产医院 50 强的医院数最多，竞争力指数也最高。华南地区的入围医院数和竞争力指数均排名第 2。西北和东北地区入围医院数最少（仅各 3 家），竞争力指数排在最后。华东地区妇产医院优质医疗资源最为集中，整体来看，东西部发展差距较大的格局仍然没有改变。

从入围医院排名阶梯分组来看（见图 5），华东地区在每一个梯队均有医院入围，且每个梯队入围医院数相差不大，妇产医院已形成稳定均衡的良好发展局面。西南地区除 11~20 名没有医院入围外，其余每个梯队都有妇产医院入围，各梯队医院实现稳步发展。华南地区入围的妇产医院分层明显，呈分段跳跃式特征。华北地区分布呈两头大中间小的格局。华中地区第一梯队和第四梯队都没有医院入围。东北地区头部妇产医院优质医疗资源相

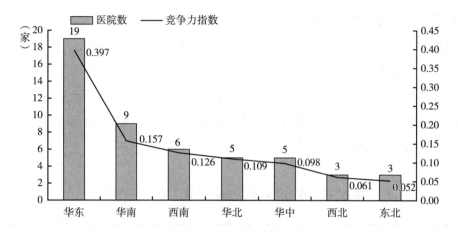

图4　2021年七大区域妇产医院50强上榜医院数和各区域竞争力指数

资料来源：广州艾力彼医院管理中心数据库。

对稀缺。从入围医院的七大区域分布可以看出，妇产医院的建设发展水平与当地经济发展水平和整体卫生体系完善程度呈正相关关系。

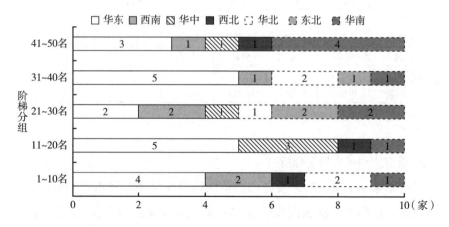

图5　2021年妇产医院50强各组别医院的七大区域分布

资料来源：广州艾力彼医院管理中心数据库。

从入围医院所在的省（区、市）来看，妇产医院50强共分布在25个省（区、市）（见表3）。广东连续3年入围医院数和竞争力指数排名第1。上海竞争力指数排名第2。与2020年相比，江苏新增1家进入50强的妇产

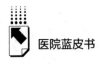

医院，竞争力指数排名第4。浙江入围医院数不变，竞争力指数排名第3。四川竞争力指数排名第5。山东竞争力指数排名第6。北京、天津等地区由于只有1家医院入围，竞争力指数不高。云南、海南竞争力指数依旧垫底。东部沿海省市与北部、西部省（区、市）在妇产医院发展方面差距较大。妇产医院的建设水平与当地人口数量、经济状况、整体卫生医疗条件和交通状况有着密切关系。

表3 2021年妇产医院50强所在省（区、市）情况

单位：家

省(区、市)	广东	浙江	江苏	山东	上海	四川	辽宁
医院数	6	4	4	4	3	3	3
竞争力指数	0.112	0.082	0.074	0.065	0.094	0.068	0.052
省(区、市)	福建	河南	湖北	广西	河北	北京	天津
医院数	2	2	2	2	2	1	1
竞争力指数	0.042	0.037	0.041	0.032	0.034	0.032	0.025
省(区、市)	陕西	重庆	江西	甘肃	湖南	贵州	山西
医院数	1	1	1	1	1	1	1
竞争力指数	0.025	0.024	0.023	0.021	0.021	0.020	0.019
省(区、市)	安徽	内蒙古	云南	海南			
医院数	1	1	1	1			
竞争力指数	0.017	0.015	0.014	0.014			

资料来源：广州艾力彼医院管理中心数据库。

2. 重点学科（专科）分析

目前国家相关部门暂未发布妇产科的国家医学中心及重点学科的名单，下面仅对上榜妇产医院的国家级重点专科发布情况进行分析。2021年妇产医院50强各组别医院中共有16个国家级重点专科，分别为产科5个，妇科4个，儿科（新生儿专业）、儿科重症各有2个，儿科（小儿呼吸专业）、儿科（小儿消化专业）、小儿外科各有1个（见表4）。结合榜单名次可见，妇科和产科的9个国家级重点专科全部位于上海、北京、成都、杭州，尤其是上海的优质妇产医疗资源最为充足。

表4 2021年妇产医院50强各组别医院入选国家级重点专科数量分布

单位：个

组别	妇科	产科	儿科(小儿呼吸专业)	儿科(小儿消化专业)	儿科(新生儿专业)	儿科重症	小儿外科
1~5名	4	5	—	—	1	—	—
6~10名	—	—	1	1	—	—	1
11~20名	—	—	—	—	—	—	—
21~30名	—	—	—	—	1	1	—
31~40名	—	—	—	—	—	—	—
41~50名	—	—	—	—	—	1	—

资料来源：广州艾力彼医院管理中心数据库。

三 透过数据看妇幼医疗的发展现状

1. 国内儿科、妇产科医疗服务现状

（1）2020年全国医院儿科、妇产科门急诊量为73258.98万人次，与2019年相比下降22.6%（见表5）。除受新冠肺炎疫情影响外，新生儿人数持续下降也是重要因素，2020年公安部统计的新生儿人数仅为1003.5万人，再创新低，连续5年下降。从2020年儿科、妇产科门急诊量来看，综合医院下降较为明显，这可能跟很多综合医院2020年上半年作为新冠肺炎定点救治医院不接收病人有一定关系。而且大家注意防护之后，儿童呼吸道感染患者减少，表现在儿童专科医院门急诊量下降29.0%，下降幅度较大。妇幼保健医院和妇产专科医院门急诊量分别下降13.5%和12.9%。

表5 2018~2020年全国医院儿科、妇产科门急诊量构成

单位：万人次，%

类型	2018年	2019年	2020年	2020年比2019年增长
妇幼保健医院	26632.95	29018.54	25091.86	-13.5
妇产专科医院	4511.54	4206.54	3663.44	-12.9
儿童专科医院	6020.76	6735.02	4779.88	-29.0

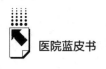
续表

类型	2018 年	2019 年	2020 年	2020 年比 2019 年增长
综合医院妇产科	24206.90	26934.70	16602.50	-38.4
综合医院儿科	27164.90	27766.90	23121.30	-16.7
合计	88537.05	94661.70	73258.98	-22.6

资料来源：《2020 中国卫生健康统计年鉴》。

（2）2020 年儿科、妇产科出院量为 3937.19 万人次，与 2019 年相比下降 22%（见表 6）。从 2020 年儿科、妇产科出院量来看，综合医院和儿童专科医院受影响较大，均下降 24% 左右；妇幼保健医院和妇产专科医院分别下降 14.5% 和 10.7%。

表 6　2018～2020 年全国医院儿科、妇产科出院量构成

单位：万人次，%

类型	2018 年	2019 年	2020 年	同比变化
妇幼保健医院	956.51	1026.77	878.28	-14.5
综合医院儿科、妇产科	3603.70	3612.60	2726.21	-24.5
儿童专科医院	205.48	225.39	171.09	-24.1
妇产专科医院	195.05	181.02	161.61	-10.7
合计	4960.74	5045.77	3937.19	-22.0

资料来源：《2020 中国卫生健康统计年鉴》。

（3）无论是门急诊量还是出院量，综合医院的总服务量都具有绝对优势。综合医院的儿科和妇产科门急诊量占比为 55%、出院量占比为 69%；妇幼保健医院门急诊量占比为 34%、出院量占比为 22%，儿童专科和妇产专科医院占比仅为 10% 左右（见图 6、图 7）。这与人们的就医习惯和综合医院对疑难重症病人的综合救治能力有很大关系。

（4）图 8 为 2020 年全国各类型医院病床使用率和出院量情况。结果显示，各类型医院病床使用率均较低，综合医院儿科、妇产科使用率最高，为 72.45%，而妇产专科医院病床使用率仅为 45.07%；从卫生经济学角度

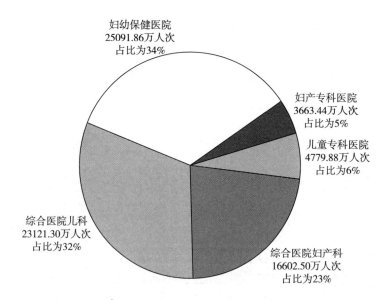

图6 2020年儿科、妇产科门急诊量构成

资料来源:《2020中国卫生健康统计年鉴》。

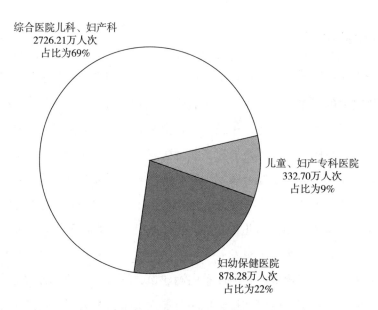

图7 2020年全国医院儿科、妇产科出院量构成

资料来源:《2020中国卫生健康统计年鉴》。

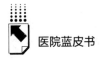

分析，病床使用率在93%～95%较为合适，可见儿童医院和妇产医院的资源配置是足够的，尤其如前文分析，在新生儿的出生人数持续下降的情况下，医院由规模扩张向高质量发展已经是必然趋势。

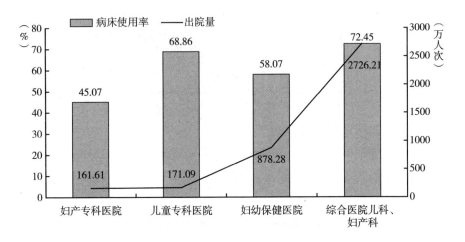

图8　2020年全国各类型医院病床使用率和出院量情况

资料来源：《2020中国卫生健康统计年鉴》。

（5）综合医院发展儿科的意愿不高。儿科的医疗服务以内科为主，外科手术占比低，大型检查比较少，再加上国家全面实行药品零加成政策，导致儿科临床的成本投入与收益严重背离。同时，儿科的医疗服务比较烦琐，风险高、压力大、收入低，医患矛盾发生率高，这些因素导致近年来儿科医生流失，儿科医疗人才严重缺失。综合医院在发展和扶持专科发展方面选择比较多，尤其是大型的综合医院，希望将更多资源放在外科手术占比高的科室，加上儿科人才稀缺，其发展儿科的动力不足。但随着三胎政策放开，儿童医疗服务刚需强劲，为儿童专科医院带来良好的发展环境。儿童专科医院立足于市场需求，集中力量发展儿科，提升医疗服务水平，开展特色专科建设，逐步从注重规模效应转向注重内涵建设，形成良好的品牌效应，极大地提升了成本收益率。政府和社会也愿意加大资金投入力度，促进了儿童专科医院这一领域的蓬勃发展。

综合医院发展妇产科的意愿强。由于妇产科外科业务占比高，科室收益比儿科要高很多。因此有些医院的妇产科承担着为医院"创收"的重任，医院运营收入排名前5。因此，综合性医院非常愿意加大对妇产科的资源投入力度，吸引妇产科优秀人才，这就导致国内妇产医疗资源比儿童医疗资源更充足，但妇产专科医院面临的竞争压力更大。由于综合性医院无论在人才配置还是资金投入方面都有一定的优势，因此妇产专科医院相对儿童专科医院入围50强的数量要少很多，这也是市场选择的结果。

2. 各省（区、市）上榜儿童、妇产医院数量与新生儿出生量对比分析

（1）如图9所示，2020年广东上榜医院数量和新生儿出生量都排在第1位，上榜医院数量排在第2位的江苏分别有5家儿童医院和4家妇产医院上榜。江苏的新生儿出生量远远低于广东，说明江苏优质儿童、妇产医疗资源最为充足，其次是浙江。河南新生儿出生量居第2位，上榜的儿童、妇产医院仅各有2家，居全国第8位，可见河南优质儿童、妇产医疗资源供应紧张。贵州、安徽、云南新生儿出生量较高，但都只有1家儿童医院和1家妇

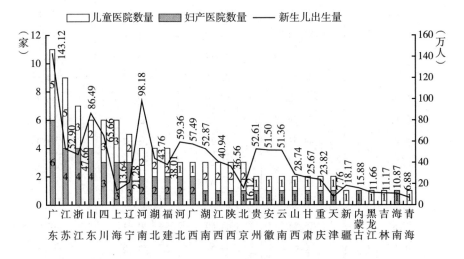

图9 2021年各省（区、市）儿童医院、妇产医院50强
上榜数量与新生儿出生量对比

资料来源：广州艾力彼医院管理中心数据库、《2020中国卫生健康统计年鉴》。

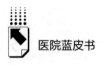

产医院上榜，优质儿童、妇产医疗资源较为匮乏。青海无论是上榜医院数还是新生儿出生量都依旧垫底。整体来看，儿童医院和妇产医院的上榜数量与所在省（区、市）的经济水平呈正相关关系，整体呈现东部沿海强，西部、北部及西南地区弱的特点。

（2）从另一个角度我们可以看到，2020年各省（区、市）医院新生儿出生量为1190.12万人（公安部统计的新生儿户口登记人数为1003.5万人），同比下降17.3%；各省（区、市）医院新生儿出生量同比均呈现下降趋势，其中北京、山东和东北三省等地下降较为明显（见表7）。

表7　2018～2020年全国医院新生儿出生量

单位：万人，%

省（区、市）	2018年	2019年	2020年	2020年比2019年增长
广东	131.79	165.76	143.12	-13.7
江苏	61.90	68.09	52.90	-22.3
浙江	41.40	58.84	47.66	-19.0
山东	105.80	113.87	86.49	-24.0
四川	80.08	77.68	65.66	-15.5
上海	6.97	17.11	13.64	-20.3
辽宁	25.32	28.18	21.28	-24.5
河南	112.68	117.50	98.18	-16.4
湖北	59.09	53.55	43.76	-18.3
福建	44.49	46.35	38.01	-18.0
河北	73.53	76.24	59.36	-22.1
广西	66.75	64.99	57.49	-11.5
湖南	70.55	62.09	52.87	-14.8
江西	55.87	47.60	40.94	-14.0
陕西	36.61	44.51	36.56	-17.9
北京	14.03	21.84	16.12	-26.2
贵州	56.50	57.52	52.61	-8.5
安徽	73.65	62.15	51.50	-17.1
云南	56.44	59.15	51.36	-13.2

省(区、市)	2018 年	2019 年	2020 年	2020 年 比 2019 年增长
山西	30. 36	35. 97	28. 74	-20. 1
甘肃	27. 89	30. 74	25. 67	-16. 5
重庆	27. 39	28. 42	23. 82	-16. 2
天津	7. 81	10. 31	7. 76	-24. 7
新疆	19. 80	20. 65	18. 17	-12. 0
内蒙古	18. 14	20. 65	15. 88	-23. 1
黑龙江	15. 11	15. 47	11. 66	-24. 6
吉林	13. 64	14. 67	11. 17	-23. 9
海南	10. 13	12. 18	10. 87	-10. 8
青海	7. 43	7. 83	6. 88	-12. 1
合计	1351. 15	1439. 91	1190. 12	-17. 3

资料来源：《2020 中国卫生健康统计年鉴》。

四　结语

2021 年儿童医院和妇产医院 50 强排名呈现以下特点。

第一，在全国七大区域中，华东地区上榜医院数和竞争力指数占绝对优势，其他六个区域的上榜医院数和竞争力指数不相上下，西北和东北地区的竞争力指数相对较弱。

第二，儿童医院 10 强中，北京和上海上榜医院数量合计占比达到 50%，说明儿童医院的优质医疗资源集中在北京和上海。在儿童医院 50 强医院中，共有国家级重点专科 36 个，国家级医学中心主要集中在北京、上海，儿童医院优质医疗资源区域集聚效应明显。新成立的 5 个国家儿童区域医疗中心可以很好地发挥区域辐射引领作用，促进区域间儿科医疗服务同质化。

第三，无论是门急诊量还是出院量，综合医院儿科、妇产科的医疗服务

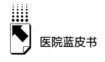

量都占据主导地位，但 2020 年均出现明显下降，除疫情影响外，跟医院新生儿出生量下降 17.3% 也有关系。

第四，广东上榜医院数量和新生儿出生量都排在第 1 位，江苏和浙江优质儿童、妇产医疗资源较为丰富。河南优质儿童、妇产医疗资源供应紧张。贵州、安徽、云南新生儿出生量较高，但都分别只有 1 家儿童医院和 1 家妇产医院上榜，优质儿童、妇产医疗资源较为匮乏。妇幼医疗资源分布呈现西部、北部、西南地区弱，东部沿海强的特点。

从 2020 年数据看出，儿科、妇产科服务量在下降，病床使用率偏低，说明妇幼保健医院、妇产专科医院、儿童专科医院以及综合医院的儿童、妇产专科的资源配置已经较为充裕。"十四五"期间的重要目标，是把国家三级妇幼医院和县级妇幼医院绩效考核指标体系作为指挥棒，结合《三级医院评审标准（2020 年版）实施细则》，以医疗质量和患者安全为主轴，结合剖宫产病死率和平均住院天数，以及儿童肺炎病死率和平均住院天数单病种质控，全面加强医院医疗质量管理，助力医院高质量发展。

未来妇产专科医院、儿童专科医院、妇幼保健医院和综合医院儿科、妇产科的竞争，除了体现在为患者提供优质的医疗服务上，还体现在医疗技术和内部管理水平上。此外，信息化建设也是提升医院院竞争力非常重要的一个方面，各级医院都面临着科研水平和医学人才的竞争。当前，疫情逐步进入常态化防控阶段，如何优化医院服务流程、提升诊疗各环节的医疗服务水平，成为儿童、妇产医院管理者的关注重点。因此，需要充分发挥国家医学中心和区域医疗中心的作用，推动医院服务水平和运营管理水平提升，实现医院高质量发展。

参考文献

［1］庄一强主编《医院蓝皮书：中国医院竞争力报告（2020～2021）》，社会科学文献出版社，2021。

［2］国家卫生健康委员会编《2020中国卫生健康统计年鉴》，中国协和医科大学出版社，2020。

［3］中华人民共和国民政部编《中华人民共和国行政区划简册2020》，中国地图出版社，2020。

［4］国家统计局编《2020中国统计年鉴》，中国统计出版社，2020。

B.14
2021年高校临床医学专业
（五年制）报告

庄一强 李 琼 蔡玲姬 梁远萍*

摘　要： 本报告对2021年高校临床医学专业（五年制）100强的地理分布、教育资源、招生情况、教学质量等方面进行分析。分析结果显示，除西藏和青海外，其他省（区、市）都有高校进入100强榜单。其中华东地区以34家高校入围高居榜首，西北、西南地区临床医学专业教育资源有较大提升空间，从数据可见，我国存在优质的临床医学专业教育资源地理分布不均衡的情况。对照2021年10月泰晤士高等教育（Times Higher Education，THE）发布的"2022年度泰晤士高等教育世界大学排名"，其"2022年世界大学学科排名：临床医学与健康"排行榜中，中国的临床医学类10强高校在两个排行榜中的重合度为70%。从高校毕业生人数分析，不同地区的临床医学专业本科毕业生人数对满足本地区招聘需求的差异相对较大，且2021年应届毕业生临床实践资源配置较2020年明显下跌。

关键词： 临床医学专业　高校竞争力　教学质量

---

* 庄一强，广州艾力彼医院管理中心主任；李琼，广州艾力彼医院管理中心副主任；蔡玲姬，广州艾力彼医院管理中心产业部经理；梁远萍，广州艾力彼医院管理中心数据分析师。

一 2021年临床医学专业100强高校与毕业生来源分布分析

（一）临床医学专业（五年制）高校10强分析

榜单10强中，华东地区有4所，华中、华北有2所，华南和西南地区各1所，对照2021年10月泰晤士高等教育（Times Higher Education，THE）发布的"2022年度泰晤士高等教育世界大学排名"，其"2022年世界大学学科排名：临床医学与健康"排行榜中，中国的临床医学类10强高校在两个排行榜中的重合度为70%，其中清华大学和南京大学因为只有八年制医科教学，没有纳入艾力彼的五年制排行榜，可见中国顶级临床医学专业高校的医学教育和科研也是处于世界领先水平（见表1）。

**表1 2021年艾力彼高校临床医学专业（五年制）10强与
THE 2022年世界大学学科排名对照**

艾力彼 "2021年高校临床医学专业（五年制）"10强		泰晤士高等教育 "2022年世界大学学科排名：临床医学与健康"	
名次	学校名称	名次	学校名称
1	上海交通大学	7	清华大学
2	复旦大学	22	北京大学
3	北京大学	47	复旦大学
4	中山大学	71	上海交通大学
5	华中科技大学	74	武汉大学
6	浙江大学	81	华中科技大学
7	四川大学	83	浙江大学
8	山东大学	126~150	四川大学
9	中南大学	151~175	中南大学
10	首都医科大学	176~200	南京大学

资料来源：广州艾力彼医院管理中心数据库。

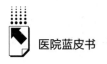
（二）七大地区上榜学校数量分析

临床医学专业100强上榜高校中，排名前三的地区入围数量与2020年持平，即华东地区入围数量最多，有34所高校，华中地区有16所高校入围，华南地区有12所高校入围。西南和西北地区各增加了1所高校入围100强，华北和东北各减少了1所高校入围。

榜单50强中，华东地区有18所高校入围，是入围高校数量最多的地区，华北、华南、华中和西南地区各有6所，西北和东北地区各有4所，说明华东地区无论在入围机构数还是竞争力上都领先于其他地区，华南、华北、东北地区相对均衡，西南和西北地区的临床医学专业综合竞争力还有较大差距（见图1）。

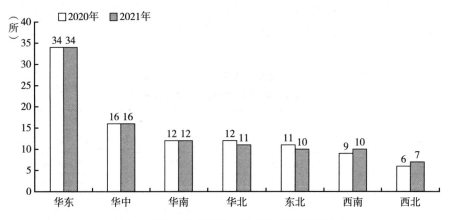

图1　2021年临床医学专业100强高校数量

资料来源：广州艾力彼医院管理中心数据库。

（三）七大地区毕业生人数分析

从临床医学专业高校100强的毕业生人数看，2021年高校中临床医学毕业生共46186人，其中参与2017年教育部全国高校第四轮临床医学学科评估的高校中，临床医学毕业生共24045人，其中华东地区以6556人排名第一，这和华东地区临床医学专业高校分布广泛及学校数量相关；华南和西南位居第二名和第三名，两个地区毕业生数量相近；西北地区参评高校的毕业生人数较2020年的2772人上升到2021年的3360人，华中和东北地区毕业生总数较少，分别是2474人和2090人，毕业生人数不及华东地区的一半，说明参与2017年教育部全国高校第四轮临床医学学科评估的高校的毕业生主要集中在华东地区（见图2）。

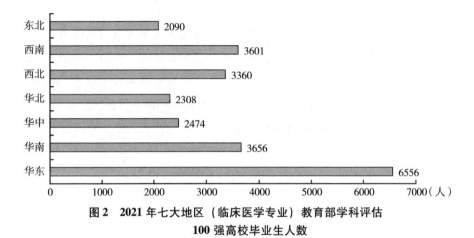

图2　2021年七大地区（临床医学专业）教育部学科评估100强高校毕业生人数

资料来源：广州艾力彼医院管理中心数据库。

（四）各省（区、市）上榜学校数量分析

在2021年临床医学专业100强高校中，浙江、江苏和广东的入围数量处于领先地位，均各有8所高校入围竞争力100强，这和三地的区域医疗资源优势相关，浙江、江苏和广东在地级城市医院100强的均衡指数排名均在前三名。[1] 湖北有7所高校上榜，湖南和河北次之，均各有6所高校上榜，重庆、天津、宁夏、内蒙古、海南和甘肃各有1所入围100强榜单，青海和西藏没有高校入围100强榜单，说明有临床医学专业的高校高度集中在华东、华中和华南地区，西北地区临床医学专业的高校资源相对较少（见图3）。

---

[1]　庄一强主编《医院蓝皮书：中国医院竞争力报告（2020～2021）》，社会科学文献出版社，2021。

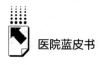

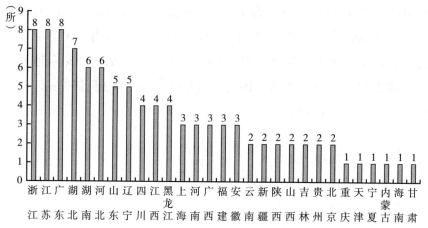

图3 2021年各省（区、市）临床医学专业100强高校数量

资料来源：广州艾力彼医院管理中心数据库。

（五）临床医学专业学科评估高校毕业生人数分析

根据2017年教育部全国高校第四轮临床医学学科评估结果，从高校临床医学专业100强的高校数据看，临床医学专业入选A（A-）档的毕业生以华中区高校为最多，A+档的毕业生全部来自华东地区，西北和东北没有高校入围A档（见表2）。

临床医学专业评估B档和C档在七大地区均有入围高校毕业生，总体反映出华东地区临床医学专业学科毕业生的竞争力处于领先地位，其他各地区临床医学专业学科教育水平仍有较大提升空间（见表2、图4）。

表2 七大地区2021年高校毕业生人数（按教育部临床医学专业学科评估的高校）

单位：人

教育部临床医学专业学科评估结果		地区	毕业生人数
A	A+	华东	150
	A	华东	104
	A-	西南	184
	A-	华南	400
	A-	华北	467
	A-	华中	699

教育部临床医学专业学科评估结果		地区	毕业生人数
	B＋	华东	850
	B＋	东北	1121
	B＋	西南	719
	B	华中	720
	B	华南	640
	B	华东	94
B	B	华北	67
	B	东北	698
	B	西北	210
	B－	华南	521
	B－	西南	1068
	B－	华东	3135
	B－	华北	1475
	C＋	华东	671
	C＋	华南	1353
	C＋	西北	2214
	C	东北	271
	C	西南	953
	C	华中	1055
C	C	华南	742
	C	华东	702
	C－	华北	299
	C－	西北	936
	C－	西南	677
	C－	华东	850

资料来源：广州艾力彼医院管理中心数据库。

（六）各省（区、市）毕业生人数与就业资源配置分析

统计参加 2017 年教育部全国高校第四轮临床医学专业学科评估的高校和没有参评的高校，对上榜的 100 强高校各省（区、市）毕业生人数与医院床位数进行对比分析，从表 3 中可见：就业机会排名第一的是上海，毕业生人数 284 人，医院床位数和毕业生人数比值是 101；天津毕业生人数最

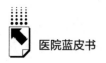

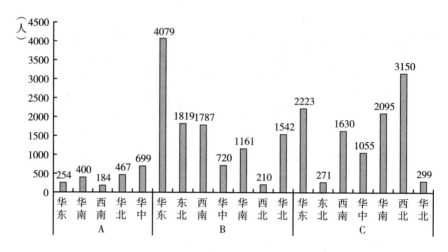

图4 2017年七大地区毕业生人数（按教育部全国高校第四轮 临床医学学科评估结果）

资料来源：广州艾力彼医院管理中心数据库。

少，仅67人，对比总床位数，就业机会排名第二；其次是北京、吉林、江苏、浙江、广东、安徽和陕西等地毕业生在本省（市）有较多就业机会；贵州、江西、广西和新疆的毕业生，医院床位数和毕业生人数比值小于等于5，就业竞争压力相对较大。

表3 2021年各省（区、市）临床医学专业毕业生人数、医院床位数及二者比值

单位：人，张

省（区、市）	毕业生人数	学校直属附属医院总床位数	医院床位数/毕业生人数
广东	2964	58626	20
贵州	2943	14548	5
湖南	2863	39194	14
江西	2814	7665	3
黑龙江	2665	21314	8
山东	2457	28540	12
江苏	2414	62691	26
河北	2399	19412	8
四川	2366	18630	8
安徽	2224	36120	16
河南	2082	32451	16

省（区、市）	毕业生人数	学校直属附属医院总床位数	医院床位数/毕业生人数
辽宁	1977	27681	14
广西	1899	9032	5
浙江	1837	36306	20
云南	1778	8933	5
湖北	1643	47082	29
新疆	1640	8101	5
山西	1470	18856	13
福建	1191	14200	12
陕西	790	11665	15
重庆	719	9389	13
甘肃	714	5988	8
海南	537	6972	13
内蒙古	496	4030	8
北京	467	18036	39
宁夏	300	3684	12
上海	284	28721	101
吉林	186	5477	29
天津	67	3828	57
平均值	1593	20937	18

注：含参与 2017 年教育部全国高校第四轮临床医学学科评估的高校和没有参评的高校；医院床位数量来源于《2020 中国卫生健康统计年鉴》。

资料来源：广州艾力彼医院管理中心数据库。

二 2021年临床医学专业（五年制）100强高校与教学质量分析

（一）综合大学 VS 医学院校

学校分类标准：

第一类："985 双一流 +"高校，指学校是国务院双一流建设专家委员会认定的一流高校，同时拥有"一流临床医学"专业，且为"985"大学；

第二类："985 双一流"高校，指一流高校，拥有一流医科专业但"非

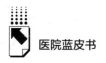

一流临床医学"专业或临床医学专业（自定），且为"985"大学；

第三类："双一流"高校；

第四类："211"大学；

第五类：医学院校；

第六类：综合大学（除"985""211"之外）。

双一流高校建设是中国高等教育综合实力和国际竞争力的体现，2021年临床医学专业100强高校中，第一类"985双一流＋"的6所高校位居100强榜单前6名，分别是上海交通大学、复旦大学、北京大学、中山大学、华中科技大学、四川大学。第二类"985双一流"高校集中在华东、华中、西北、西南和东北地区，其中华东地区有4个省（市）的4所"985双一流"高校入围。第三类"双一流"高校集中在华中、华北、华东、华南地区。入围榜单的10强，除了首都医科大学外，均为"985"或"双一流"高校。榜单50强有20所为"985"或"双一流"高校，反映出顶尖的一流高校和医学院校都具有高水平的临床医学专业教育质量（见表4）。

表4　2021年临床医学专业100强高校类别

单位：所

高校类别	地区	省（区、市）	学校数量
第一类	华北	北京	1
	华南	广东	1
	华中	湖北	1
	华东	山东	1
	华东	上海	2
总计			6
第二类	东北	吉林	1
	西北	陕西	1
		甘肃	1
	华中	湖南	1
		湖北	1
	华东	江苏	1
		福建	1
		上海	1
		浙江	1
	西南	四川	1
总计			10

续表

高校类别	地区	省(区、市)	学校数量
第三类	华中	河南	1
	华北	天津	1
	华东	江苏	1
	华南	广东	1
总计			4
第四类	华南	广东	1
	华中	湖南	1
	华东	江苏	2
		江西	1
	西北	新疆	1
总计			6
第五类	华南	广东	3
		海南	1
		广西	3
	东北	辽宁	4
		黑龙江	3
	华东	山东	3
		安徽	3
		江苏	1
		福建	1
		江西	1
		浙江	1
	华中	河南	1
		湖北	1
		湖南	1
	西南	宁夏	1
		陕西	1
		云南	1
		重庆	1
		四川	3
		贵州	2
	西北	新疆	1
	华北	内蒙古	1
		河北	2
		山西	2
		北京	1
总计			43

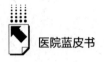
续表

高校类别	地区	省(区、市)	学校数量
第六类	华东	福建	1
		江苏	3
		江西	2
		山东	1
		浙江	6
	华中	湖北	4
		湖南	3
		河南	1
	东北	黑龙江	1
		辽宁	1
	华南	广东	2
	西南	云南	2
	华北	河北	4
总计			31

资料来源：广州艾力彼医院管理中心数据库。

（二）八年制分析

在2021年高校临床医学专业100强（五年制）榜单中，含有同时招生八年制学生的高校33所，其中获得教育部批准的八年制高校有11所，自定八年制的高校有22所。从榜单中含有的八年制高校和毕业生人数2个指标数据看，华东地区八年制学校数量和毕业生人数均处于绝对优势，分别有临床医学专业八年制学校12所和毕业生1563人；其次是华北地区，华北地区八年制的毕业生人数仅为华东地区一半，说明高学历的临床医学专业毕业生集中于华东地区，东北和华中的八年制的毕业生人数和高校数量相近，西南和西北地区八年制高校数量和毕业生人数较少，其中西南地区毕业生人数是200人，说明临床医学专业高学历人才培养尚有提升空间（见图5）。

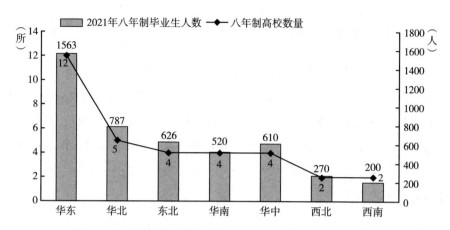

图5 2021年临床医学专业高校100强榜单八年制学校分析

资料来源：广州艾力彼医院管理中心数据库。

从区域分布看，2021年高校临床医学专业100强（五年制）榜单中，同时包含八年制的高校33所，其中广东、江苏和上海各有3所，北京、湖北、辽宁、山东和浙江各有2所；江西、海南、内蒙古、宁夏、青海、云南、贵州和西藏没有临床专业八年制的高校，说明高层次人才培养的医学教育资源各省（区、市）分布不均衡（见图6）。

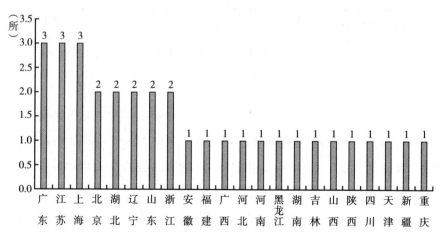

图6 各省（区、市）临床医学专业高校100强中八年制高校数量

资料来源：广州艾力彼医院管理中心数据库。

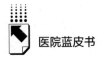

（三）硕点/博点分析

从七大地区看，2021年高校临床医学专业100强（五年制）榜单中，华东地区以拥有19所医学类博士点的高校和26所硕士点高校位居榜首；华南地区排名第二，有8所医学类博士点高校、10所硕士点高校；东北和华中地区较少，均各有4所医学类博士点高校（见图7）。这说明医学的高层次人才培养主要集中在华东和华南地区，西北和西南地区高层次医学人才培养尚有很大提升空间。

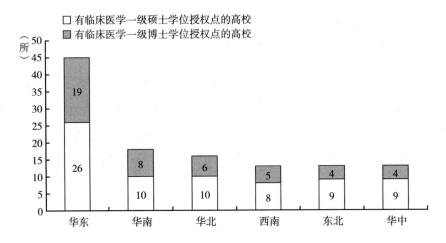

图7　七大地区拥有医学类博士点和临床医学专业硕士点的高校数量

资料来源：广州艾力彼医院管理中心数据库。

从各省（区、市）数据看，2021年临床医学专业高校100强中，全国拥有医学博士点的高校有50所，其中江苏有7所医学博士点的高校，高居榜首，其次是广东，有6所。全国具有临床医学一级硕士点的高校有79所，其中江苏有8所，位居第一，广东和河北分别有6所（见图8）。总体反映出广东和江苏在临床医学高层次人才培养方面具有高度集中的丰富资源，其他各省（区、市）上榜高校均有临床医学专业硕士点和博士点，说明临床医学的硕博教育资源在全国各省（区、市）分布相对均衡。

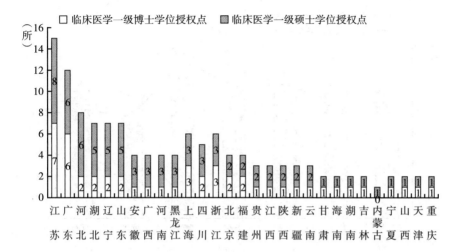

图8　各省（区、市）临床医学专业高校硕士点、博士点数量

资料来源：广州艾力彼医院管理中心数据库。

（四）附属综合医院总数及总床位数（平均）

2021年高校临床医学专业100强中，华中地区入围高校直属附属医院数量（平均）及总床位数（平均）排名都较靠前，华南地区紧跟其后，西北地区排名靠后。华中地区总床位数（平均）最多，有7420张，有4所高校直属附属医院，总体规模位居第一，华南和华东地区入围高校直属附属医院的数量（平均）略高于地区平均值（见图9）。

结合各区毕业生总数，华中地区高校直属附属医院总床位数（平均）以7420张为最高，其床位数与毕业生人数比值为1.13，高于地区平均值1.09，西南和华东地区高校直属附属医院总床位数（平均）分别有5150张和6301张，其地区床位数与毕业生人数比值远低于地区平均值（见图10）。显示西北、华北地区临床医学专业学生在其上榜高校的直属附属医院临床学习实践资源丰富，华东和西南地区临床医学专业学生的临床实践资源配置尚有提升空间。

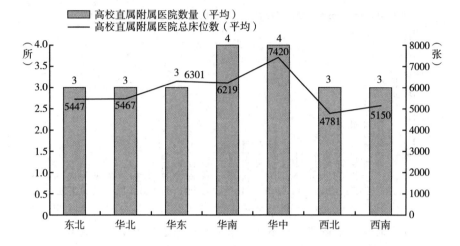

图9　2021年七大地区高校直属附属医院数量（平均）及总床位数（平均）

资料来源：广州艾力彼医院管理中心数据库。

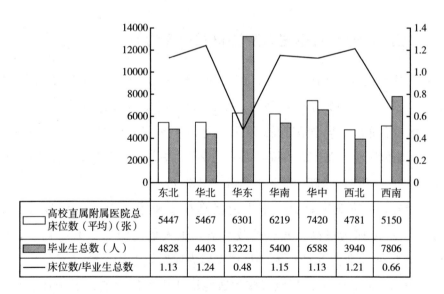

	东北	华北	华东	华南	华中	西北	西南
高校直属附属医院总床位数（平均）（张）	5447	5467	6301	6219	7420	4781	5150
毕业生总数（人）	4828	4403	13221	5400	6588	3940	7806
床位数/毕业生总数	1.13	1.24	0.48	1.15	1.13	1.21	0.66

图10　2021年七大地区高校直属附属医院总床位数（平均）、
毕业生总数及二者之比

资料来源：广州艾力彼医院管理中心数据库。

三 招生情况

（一）各地区招生分数线分析

按照 2021 年高校面向本省（区、市）录取分数线与本省（区、市）一本线之差划分，分为六档。

第一档：临床医学专业面向本省（区、市）的录取分数线与本省（区、市）的省（区、市）控线之差在 251～300 分；

第二档：临床医学专业面向本省（区、市）的录取分数线与本省（区、市）的省（区、市）控线之差在 201～250 分；

第三档：临床医学专业面向本省（区、市）的录取分数线与本省（区、市）的省（区、市）控线之差在 151～200 分；

第四档：临床医学专业面向本省（区、市）的录取分数线与本省（区、市）的省（区、市）控线之差在 101～150 分；

第五档：临床医学专业面向本省（区、市）的录取分数线与本省（区、市）的省（区、市）控线之差在 51～100 分；

第六档：临床医学专业面向本省（区、市）的录取分数线与本省（区、市）的省（区、市）控线之差在 0～50 分。

从地区分析，临床医学专业（五年制）高校 100 强中，2021 年面向本省（区、市）录取分数线第一档和第二档的 5 所高校中，华东地区各占有 1 所高校，华北地区有 1 所高校进入第一档；第二档的华中地区有 2 所，第五档和第六档是低于一本录取分数线的高校，其中华东地区第五档有 5 所、第六档有 13 所高校，华中地区第五档有 5 所、第六档有 3 所高校，说明华东和华中地区临床医学专业的高校在学生质量上的竞争力相差较大（见表 5）。

（二）各省（区、市）招生分数线分析

从各省（区、市）的 100 强高校招生分数线分析，第一档有北京和上海各占 1 所高校；第二档中，湖北有 2 所，福建有 1 所；第三档中，全国有

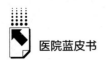

表5　七大地区临床医学专业高校100强招生分数线档次分析

单位：所

档次	七大地区	高校数量	档次	七大地区	高校数量
第一档	总计	2	第五档	总计	22
	华北	1		东北	3
	华东	1		华北	4
第二档	总计	3		华东	5
	华东	1		华南	2
	华中	2		华中	5
第三档	总计	19		西北	2
	东北	3		西南	1
	华北	2	第六档	总计	33
	华东	7		东北	2
	华南	4		华东	13
	华中	2		华南	4
	西北	1		华中	3
第四档	总计	21		西北	4
	东北	2		西南	7
	华北	4			
	华东	7			
	华南	2			
	华中	4			
	西南	2			

资料来源：广州艾力彼医院管理中心数据库。

11个省（市）分别各占有1~2所（见表6）。从100强榜单中可以看出，北京、上海、湖北和福建2021年的临床医学专业更受考生青睐，其学生入学质量也高于其他地区高校。

表6　各省（区、市）临床医学专业高校100强招生分数线档次分析

单位：所

省(区、市)	档次	高校数量	省(区、市)	档次	高校数量	省(区、市)	档次	高校数量
安徽	第六档	3	甘肃	第五档	1	黑龙江	第五档	2
北京	第三档	1	广东	第三档	4		第六档	2
	第一档	1		第四档	2	湖北	第二档	2
福建	第二档	1		第五档	2		第三档	1
	第四档	1	广西	第六档	3		第四档	3
	第五档	1	贵州	第六档	2		第五档	1

续表

省(区、市)	档次	高校数量	省(区、市)	档次	高校数量	省(区、市)	档次	高校数量
吉林	第五档	1	江西	第五档	1	辽宁	第三档	3
海南	第六档	1		第六档	3		第四档	2
河北	第四档	4	湖南	第三档	1	内蒙古	第六档	1
	第五档	2		第四档	1	江苏	第三档	1
河南	第五档	1		第五档	3		第四档	5
	第六档	2		第六档	1		第五档	1
山东	第三档	1	浙江	第三档	2	新疆	第六档	2
	第四档	1		第五档	2	云南	第五档	1
	第六档	3		第六档	4		第六档	2
山西	第五档	2	宁夏	第五档	1	天津	第三档	1
陕西	第三档	1	上海	第一档	1	四川	第四档	1
	第六档	1		第三档	2		第六档	3
重庆	第三档	1						

资料来源：广州艾力彼医院管理中心数据库。

四 学生竞争力分析

（一）应届毕业生执业医师考试通过率（平均值）

（二）应届毕业生学位授予率（平均值）

（三）应届毕业生就业率（平均值）

（四）临床医学专业对口率（平均值）

（五）临床医学专业学生和老师比值（平均值）

100强临床医学专业高校的应届毕业生就业率（平均值）为98%，应届毕业生学位授予率（平均值）为98%，反映出100强的临床医学专业高校毕业生普遍掌握了良好的临床医学专业知识，具有较高水准。

国家执业医师资格考试是学生毕业离校一年后方可参加的国家级行业准入考试，该考试更是衡量高校医学专业人才培养质量非常重要的客观指标。100强临床医学专业上榜高校的应届毕业生执业医师考试通过率（平均值）

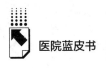

为84%，高于全国平均值，反映了100强高校在临床医学本科教学质量管理上具有较高的水平。

临床医学专业对口率（平均值）为91%，反映了100强高校的临床医学专业毕业生90%以上都选择从医（见图11）。

榜单100强高校中，临床医学专业学生和老师比值（平均值）为7.4，可见临床医学本科教育的师资丰富，能满足本科临床医学教育的需求。

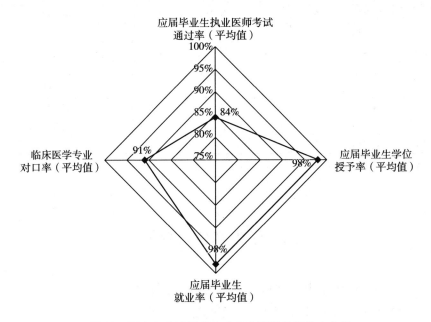

图11 2021年临床医学专业100强学生竞争力分析

资料来源：广州艾力彼医院管理中心数据库。

五 国家临床医学研究中心

国家临床医学研究中心由科技部、国家卫生健康委员会、中国人民解放军总后勤部卫生部管理，是整体推进我国医学科技发展和加快医学科技成果临床转化与普及推广的一项重要工作布局。

国家临床医学研究中心的评审是管理部门组织国内外的多方面专家进行

综合评审，重点从申报医院临床研究的能力、水平和条件等工作基础情况方面，研究方案的科学性、合理性、可行性，并对中心和网络建设的组织构架和运行机制情况进行综合判定。

从七大地区看，华北有12家国家临床医学研究中心，其次为华东地区有9家，西北地区为0（见表7）。从全国各省（区、市）看，北京有11家国家临床医学研究中心，上海有5家，湖南和浙江各有3家，全国仅有11个省（区、市）设有国家临床医学研究中心（见表8），说明加快医学科技成果临床转化和普及尚有很多的发展机会。

表7 七大地区国家临床医学研究中心数量

单位：家

七大地区	国家临床医学研究中心数量	七大地区	国家临床医学研究中心数量
东北	1	华中	4
华北	12	西北	0
华东	9	西南	3
华南	2	总计	31

表8 各省（区、市）国家临床医学研究中心数量

单位：家

省（区、市）	国家临床医学研究中心数量	省（区、市）	国家临床医学研究中心数量
安徽	0	江西	0
北京	11	辽宁	1
福建	0	内蒙古	0
甘肃	0	宁夏	0
广东	2	山东	0
广西	0	山西	0
贵州	0	陕西	0
海南	0	上海	5
河北	0	四川	2
河南	0	天津	1
黑龙江	0	新疆	0
湖北	1	云南	0
湖南	3	浙江	3
吉林	0	重庆	1
江苏	1	总计	31

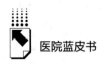

六 卓越医生教育培养计划

卓越医生教育培养计划是强化医学人才、培养高水平医学人才的重要战略计划。不同类型医学院校参与"卓越医生教育培养计划",以试点高校的改革为重点,整体推进临床医学的教育改革,全面提高医学人才培养质量。

从七大地区和全国各省(区、市)看(见表9、表10),各省(区、市)均分布有卓越医生教育培养计划,反映出临床医学专业的高校在培养高水平医学人才资源方面分布较为均衡。

表9 七大地区卓越医生教育培养计划试点高校数量

单位:所

七大地区	卓越医生教育培养计划试点高校数量	七大地区	卓越医生教育培养计划试点高校数量
东北	7	华中	12
华北	8	西北	7
华东	27	西南	9
华南	9	总计	79

表10 各省(区、市)卓越医生教育培养计划试点高校数量

单位:所

省(区、市)	卓越医生教育培养计划试点高校数量	省(区、市)	卓越医生教育培养计划试点高校数量
安徽	2	江西	4
北京	2	辽宁	2
福建	3	内蒙古	1
甘肃	1	宁夏	1
广东	5	山东	4
广西	3	山西	2
贵州	2	陕西	2
海南	1	上海	3
河北	3	四川	4
河南	3	天津	1
黑龙江	4	新疆	2
湖北	5	云南	2
湖南	4	浙江	4
吉林	1	重庆	1
江苏	7	总计	79

七 结语

该榜单主要是为医疗机构招聘医学人才提供参考，将来艾力彼 GAHA 将会以学校为单位，通过信息化手段及用人单位评价，对毕业生开展连续三年的工作能力、就业情况追踪，同时也通过信息化手段评估毕业生对用人单位的满意度。

从 2021 年高校临床医学专业（五年制）100 强来看，除西藏和青海外，其他省（区、市）都有高校进入 100 强榜单。其中华东地区以 34 家高校入围，高居榜首，各省（区、市）以浙江、江苏和广东高校入围数量处于领先地位，西北地区临床医学专业教育资源有较大提升空间。从榜单 50 强数据分析，顶尖的"985 双一流"高校和医学院校具有高水平的临床医学专业教育质量。结合高校直属附属医院数量（平均）及总床位数（平均）分析，显示西北、华北地区临床医学专业学生在其上榜高校直属附属医院的临床学习实践资源丰富，华东和西南地区临床医学专业的临床实践资源配置尚有提升空间。

从参与 2017 年教育部全国高校第四轮临床医学专业学科评估的高校毕业生人数来看，华北、华南和西北该三大地区的毕业生在本地区有较多的工作机会，毕业生不能完全满足本地区内医疗机构的人才需求；华东和西南地区可供本地区毕业生就业的机会不足。从城市看，天津的毕业生就业机会最多，其次是北京、吉林、江苏、浙江、广东、安徽和陕西；贵州、江西、广西和新疆的毕业生，医院床位数和毕业生数比值小于等于 5，未来临床医学专业人才将向全国范围内流动。

2021 年 10 月泰晤士高等教育发布的"2022 年度泰晤士高等教育世界大学排名"，其"2022 年世界大学学科排名：临床医学与健康"排行榜中的 10 所中国医学类高校，与艾力彼临床医学高校排行榜 10 强重合度是 70%，其中清华大学和南京大学因为只有八年制医科教学没有纳入艾力彼的五年制排行榜。泰晤士高等教育世界大学排名中的医学学科类高校排名主要是针对研究密集型大学，目的是让人们了解一所大学是如何致力于培养下一代学者及了解大学在同行中的卓越研究声誉的；艾力彼排行榜主要针对临床医学专业五年制的高校，目的是对医疗机构在人力资源管理方面提供指南和参考，两个排行榜在中国 10 强的高重合率，说明中国顶级临床医学专业高校的医学教育和科研在世界处于领先水平。

附　　录
Appendices

B.15
艾力彼医院竞争力排行榜

一　2020年中日韩最佳医院100强

评价对象：位于中国（含香港、澳门、台湾）、日本、韩国的最佳综合医院，不含专科医院和部队医院。2020年中日韩最佳医院100强见表1。

表1　2020年中日韩最佳医院100强

排名	医院	得分	国家	城市	医院等级	信息化评级（EMR/互联互通/HIC）	是否公立	是否医学院附属医院
1	东京大学医学部附属病院（The University of Tokyo Hospital）	981.68	日本	东京都区部	特定机能病院		是	是
2	北京协和医院（Peking Union Medical College Hospital）	977.78	中国	北京	三级甲等医院	五级/四级甲等/—	是	是

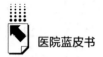

医院蓝皮书

续表

排名	医院	得分	国家	城市	医院等级	信息化评级（EMR/互联互通/HIC）	是否公立	是否医学院附属医院
3	首尔峨山医院（Asan Medical Center）	977.04	韩国	首尔	上级综合医院		否	是
4	玛丽医院（Queen Mary Hospital）	974.77	中国	香港	联网总医院		是	是
5	四川大学华西医院（West China Hospital, Sichuan University）	973.47	中国	成都	三级甲等医院	五级/四级/—	是	是
6	首尔大学医院（Seoul National University Hospital）	969.80	韩国	首尔	上级综合医院		是	是
7	京都大学医学部附属病院（Kyoto University Hospital）	962.56	日本	京都	特定机能病院		是	是
8	台湾大学医学院附设医院（Taiwan University Hospital）	939.83	中国	台北	医学中心		是	是

排名	医院	得分	国家	城市	医院等级	信息化评级（EMR/互联互通/HIC）	是否公立	是否医学院附属医院
9	复旦大学附属中山医院（Zhongshan Hospital Affiliated Fudan University）	935.78	中国	上海	三级甲等医院	五级/四级甲等/—	是	是
10	大阪大学医学部附属病院（Osaka University Hospital）	932.98	日本	大阪	特定机能病院		是	是
11	上海交通大学医学院附属瑞金医院（Ruijin Hospital, Affiliated Shanghai Jiao Tong University School of Medicine）	932.14	中国	上海	三级甲等医院	七级/五级乙等/—	是	是
12	延世大学塞弗伦斯医院（Severance Hospital）	931.38	韩国	首尔	上级综合医院		否	是
13	长庚医疗财团法人林口长庚纪念医院（Linkou Chang Gung Memorial Hospital）	929.98	中国	桃园	医学中心		否	是

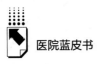

排名	医院	得分	国家	城市	医院等级	信息化评级（EMR/互联互通/HIC）	是否公立	是否医学院附属医院
14	威尔斯亲王医院（Prince of Wales Hospital）	919.50	中国	香港	联网总医院		是	是
15	中山大学附属第一医院（The First Affiliated Hospital, Sun Yat-sen University）	915.37	中国	广州	三级甲等医院	五级/四级甲等/—	是	是
16	东北大学病院（Tohoku University Hospital）	915.36	日本	仙台	特定机能病院		是	是
17	三星首尔医院（Samsung Seoul Medical Center）	909.83	韩国	首尔	上级综合医院		否	是
18	庆应义塾大学病院（Keio University Hospital）	900.35	日本	东京都区部	特定机能病院		否	是
19	复旦大学附属华山医院（Huashan Hospital Affiliated Fudan University）	896.89	中国	上海	三级甲等医院	—/四级甲等/—	是	是

续表

排名	医院	得分	国家	城市	医院等级	信息化评级（EMR/互联互通/HIC）	是否公立	是否医学院附属医院
20	北京大学第一医院（Peking University First Hospital）	896.88	中国	北京	三级甲等医院	一/四级甲等/一	是	是
21	九州大学病院（Kyushu University Hospital）	896.42	日本	福冈	特定机能病院		是	是
22	名古屋大学医学部附属病院（Nagoya University Hospital）	895.92	日本	名古屋	特定机能病院		是	是
23	首尔圣母医院（Seoul St. Mary's Hospital, The Catholic University of Korea）	891.77	韩国	首尔	上级综合医院		否	是
24	北京大学第三医院（Peking University Third Hospital）	885.66	中国	北京	三级甲等医院	六级/五级乙等/一	是	是

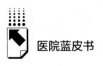

续表

排名	医院	得分	国家	城市	医院等级	信息化评级(EMR/互联互通/HIC)	是否公立	是否医学院附属医院
25	华中科技大学同济医学院附属同济医院(Tongji Hospital, Tongji Medical College of Huazhong University of Science and Technology)	879.68	中国	武汉	三级甲等医院	五级/五级乙等/—	是	是
26	盆塘首尔大学医院(Seoul National University Bundang Hospital)	877.83	韩国	城南	上级综合医院		是	是
27	千叶大学医学部附属病院(Chiba University Hospital)	874.18	日本	千叶	特定机能病院		是	是
28	台北荣民总医院(Taipei Veterans General Hospital)	872.50	中国	台北	医学中心		是	否

续表

排名	医院	得分	国家	城市	医院等级	信息化评级(EMR/互联互通/HIC)	是否公立	是否医学院附属医院
29	浙江大学附属第一医院 (The First Affiliated Hospital, Zhejiang University)	871.50	中国	杭州	三级甲等医院	一/四级/一	是	是
30	顺天堂大学医学部附属顺天堂医院 (Juntendo University Hospital)	871.26	日本	东京都区部	特定机能病院		否	是
31	北海道大学病院 (Hokkaido University Hospital)	868.51	日本	札幌	特定机能病院		是	是
32	北京大学人民医院 (Peking University People's Hospital)	865.87	中国	北京	三级甲等医院	五级/四级甲等/一	是	是
33	南方医科大学南方医院 (Nanfang Hospital of Southern Medical University)	855.84	中国	广州	三级甲等医院	五级/四级甲等/一	是	是

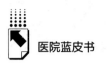

续表

排名	医院	得分	国家	城市	医院等级	信息化评级（EMR/互联互通/HIC）	是否公立	是否医学院附属医院
34	伊利沙伯医院（Queen Elizabeth Hospital）	852.79	中国	香港	联网总医院		是	否
35	神户大学医学部附属病院（Kobe University Hospital）	849.89	日本	神户	特定机能病院		是	是
36	中国医药大学附设医院（China Medical University Hospital）	832.56	中国	台中	医学中心		否	是
37	华中科技大学同济医学院附属协和医院（Union Hospital Affiliated to Tongji Medical College of Huazhong University of Science and Technology）	819.83	中国	武汉	三级甲等医院	五级/四级甲等/—	是	是

排名	医院	得分	国家	城市	医院等级	信息化评级（EMR/互联互通/HIC)	是否公立	是否医学院附属医院
38	冈山大学病院（Okayama University Hospital）	818.65	日本	冈山	特定机能病院		是	是
39	大阪市立大学医学部附属病院（Osaka City University Hospital）	817.89	日本	大阪	特定机能病院		是	是
40	东区尤德夫人那打素医院（Pamela Youde Nethersole Eastern Hospital）	807.99	中国	香港	联网总医院		是	否
41	东京医科齿科大学医学部附属病院（Tokyo Medical and Dental University, Medical Hospital）	806.14	日本	东京都区部	特定机能病院		是	是
42	中南大学湘雅医院（Xiangya Hospital, Central South University）	802.72	中国	长沙	三级甲等医院	五级/五级乙等/—	是	是

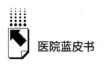

续表

排名	医院	得分	国家	城市	医院等级	信息化评级(EMR/互联互通/HIC)	是否公立	是否医学院附属医院
43	中国医科大学附属第一医院(The First Hospital of China Medical University)	793.80	中国	沈阳	三级甲等医院	五级/四级甲等/—	是	是
44	广岛大学病院(Hiroshima University Hospital)	793.53	日本	广岛	特定机能病院		是	是
45	公立大学法人横滨市立大学附属病院(Yokohama City University Hospital)	792.12	日本	横滨	特定机能病院		是	是
46	亚洲大学医院(Ajou University Hospital)	788.13	韩国	水原	上级综合医院		否	是
47	东京慈惠会医科大学附属病院(The Jikei University Hospital)	782.05	日本	东京都区部	特定机能病院		否	是

排名	医院	得分	国家	城市	医院等级	信息化评级（EMR/互联互通/HIC）	是否公立	是否医学院附属医院
48	上海交通大学医学院附属仁济医院（Renji Hospital Affiliated to Shanghai Jiaotong University School of Medicine）	780.13	中国	上海	三级甲等医院	五级/五级乙等/—	是	是
49	浙江大学医学院附属第二医院（The Second Affiliated Hospital, Zhejiang University School of Medicine）	776.35	中国	杭州	三级甲等医院	五级/四级甲等/—	是	是
50	日本医科大学附属病院（Nippon Medical School Hospital）	769.78	日本	东京都区部	特定机能病院		否	是
51	筑波大学附属病院（University of Tsukuba Hospital）	763.71	日本	筑波	特定机能病院		是	是

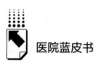
排名	医院	得分	国家	城市	医院等级	信息化评级(EMR/互联互通/HIC)	是否公立	是否医学院附属医院
52	长崎大学病院（Nagasaki University Hospital）	760.68	日本	长崎	特定机能病院		是	是
53	财团法人私立高雄医学大学附设中和纪念医院（Kaohsiung Medical University Chung-Ho Memorial Hospital）	756.84	中国	高雄	医学中心		否	是
54	东京医科大学病院（Tokyo Medical University Hospital）	755.82	日本	东京都区部	特定机能病院		否	是
55	江苏省人民医院（Jiangsu Province Hospital）	750.23	中国	南京	三级甲等医院	一/五级乙等/—	是	是
56	山东大学齐鲁医院（Qilu Hospital of Shandong University）	747.76	中国	济南	三级甲等医院		是	是

排名	医院	得分	国家	城市	医院等级	信息化评级(EMR/互联互通/HIC)	是否公立	是否医学院附属医院
57	成功大学医学院附设医院(National Cheng Kung University Hospital)	741.82	中国	台南	医学中心		是	是
58	中南大学湘雅二医院(The Second Xiangya Hospital of Central South University)	740.37	中国	长沙	三级甲等医院		是	是
59	上海交通大学医学院附属第九人民医院(Shanghai Ninth People's Hospital, Shanghai Jiaotong University School of Medicine)	726.00	中国	上海	三级甲等医院	—/四级甲等/—	是	是
60	庆北大学医院(Kyungpook National University Hospital)	721.26	韩国	大邱	上级综合医院		是	是
61	昭和大学病院(Showa University Hospital)	721.16	日本	东京都区部	特定机能病院		否	是

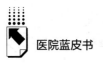

排名	医院	得分	国家	城市	医院等级	信息化评级（EMR/互联互通/HIC）	是否公立	是否医学院附属医院
62	嘉泉大学吉医院（Gachon University Gil Medical Center）	714.03	韩国	仁川	上级综合医院		否	是
63	京都府立医科大学附属病院（University Hospital, Kyoto Prefectural University of Medicine）	700.29	日本	京都	特定机能病院		是	是
64	大阪医科大学附属病院（Osaka Medical College Hospital）	700.19	日本	高槻	特定机能病院		否	是
65	藤田医科大学病院（Fujita Health University Hospital）	699.77	日本	丰明	特定机能病院		否	是
66	高丽大学安岩医院（Korea University Anam Hospital）	698.82	韩国	首尔	上级综合医院		否	是

续表

排名	医院	得分	国家	城市	医院等级	信息化评级（EMR/互联互通/HIC）	是否公立	是否医学院附属医院
67	中山大学孙逸仙纪念医院（Sun Yat-sen Memorial Hospital, Sun Yat-sen University）	684.66	中国	广州	三级甲等医院		是	是
68	首都医科大学附属北京天坛医院（Beijing Tian Tan Hospital）	679.35	中国	北京	三级甲等医院	五级/四级甲等/—	是	是
69	延世大学江南塞弗伦斯医院（Gangnam Severance Hospital）	678.54	韩国	首尔	上级综合医院		否	是
70	关西医科大学附属病院（Kansai Medical University Hospital）	669.76	日本	枚方	特定机能病院		否	是
71	日本大学医学部附属板桥病院（Nihon University Itabashi Hospital）	668.52	日本	东京都区部	特定机能病院		否	是

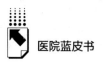
续表

排名	医院	得分	国家	城市	医院等级	信息化评级（EMR/互联互通/HIC）	是否公立	是否医学院附属医院
72	帝京大学医学部附属病院（Teikyo University Hospital）	664.40	日本	东京都区部	特定机能病院		否	是
73	广东省人民医院（Guangdong Provincial People's Hospital）	663.65	中国	广州	三级甲等医院	一/四级甲等/一	是	是
74	近畿大学病院（Kindai University Hospital）	651.07	日本	大阪狭山	特定机能病院		否	是
75	香港养和医院（Hong Kong Sanatorium & Hospital）	644.23	中国	香港			否	否
76	上海市第六人民医院（Shanghai Sixth People's Hospital）	638.56	中国	上海	三级甲等医院	一/四级乙等/一	是	是
77	基督教联合医院（United Christian Hospital）	633.39	中国	香港	联网总医院		是	否

排名	医院	得分	国家	城市	医院等级	信息化评级（EMR/互联互通/HIC）	是否公立	是否医学院附属医院
78	玛嘉烈医院（Princess Margaret Hospital）	622.74	中国	香港	联网总医院		是	否
79	长庚医疗财团法人高雄长庚纪念医院（Kaohsiung Chang Gung Memorial Hospital）	620.80	中国	高雄	医学中心		否	是
80	上海交通大学医学院附属新华医院（Xinhua Hospital Affiliated Shanghai Jiaotong University of Medicine）	612.32	中国	上海	三级甲等医院	一/五级乙等/一	是	是
81	国立大学法人金泽大学附属病院（Kanazawa University Hospital）	610.85	日本	金泽	特定机能病院		是	是

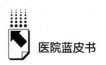

续表

排名	医院	得分	国家	城市	医院等级	信息化评级（EMR/互联互通/HIC）	是否公立	是否医学院附属医院
82	新潟大学医齿学综合病院（Niigata University Medical & Dental Hospital）	608.53	日本	新潟	特定机能病院		是	是
83	高丽大学九老医院（Korea University Guro Hospital）	603.52	韩国	首尔	上级综合医院		否	是
84	台湾基督长老教会马偕医疗财团法人马偕纪念医院（MacKay Memorial Hospital）	597.59	中国	台北	医学中心		否	否
85	广州医科大学附属第一医院（The First Affiliated Hospital of Guangzhou Medical University）	582.90	中国	广州	三级甲等医院	—/四级甲等/—	是	是
86	熊本大学病院（Kumamoto University Hospital）	581.11	日本	熊本	特定机能病院		是	是

排名	医院	得分	国家	城市	医院等级	信息化评级（EMR/互联互通/HIC）	是否公立	是否医学院附属医院
87	首都医科大学附属北京安贞医院（Beijing Anzhen Hospital, Capital Medical University）	580.08	中国	北京	三级甲等医院		是	是
88	埼玉医科大学病院（Saitama Medical University Hospital）	577.26	日本	入间	特定机能病院		否	是
89	彰化基督教医疗财团法人彰化基督教医院（Changhua Christian Hospital）	568.25	中国	彰化	医学中心		否	否
90	中山大学附属第三医院（The Third Affiliated Hospital, Sun Yat-sen University）	564.07	中国	广州	三级甲等医院	—/四级甲等/—	是	是
91	屯门医院（Tuen Mun Hospital）	561.66	中国	香港	联网总医院		是	否

排名	医院	得分	国家	城市	医院等级	信息化评级（EMR/互联互通/HIC）	是否公立	是否医学院附属医院
92	釜山大学医院（Pusan National University Hospital）	548.40	韩国	釜山	上级综合医院		是	是
93	山东第一医科大学附属省立医院（Shandong Provincial Hospital Affiliated to Shandong First Medical University）	542.29	中国	济南	三级甲等医院	—/四级甲等/—	是	是
94	全南大学医院（Chonnam National University Hospital）	541.25	韩国	光州	上级综合医院		是	是
95	庆熙大学医院（Kyung Hee University Hospital）	532.22	韩国	首尔	上级综合医院		否	是
96	中国医科大学附属盛京医院（Shengjing Hospital of China Medical University）	528.39	中国	沈阳	三级甲等医院	七级/五级乙等/—	是	是

排名	医院	得分	国家	城市	医院等级	信息化评级（EMR/互联互通/HIC）	是否公立	是否医学院附属医院
97	高雄荣民总医院（Kaohsiung Veterans General Hospital）	527.67	中国	高雄	医学中心		是	否
98	苏州大学附属第一医院（The First Affiliated Hospital of Soochow University）	523.18	中国	苏州	三级甲等医院	—/四级甲等/—	是	是
99	圣路加国际医院（St. Luke's International Hospital）	507.57	日本	东京都区部	特定机能病院		否	否
100	香港浸信会医院（Hong Kong Baptist Hospital）	506.37	中国	香港			否	否

二 2020年中国·东盟最佳医院100强

评价对象：位于中国（不含港澳台）、东盟十国（文莱、柬埔寨、印度尼西亚、老挝、马来西亚、缅甸、菲律宾、新加坡、泰国和越南）的最佳综合医院，不含专科医院和部队医院。2020年中国·东盟最佳医院100强见表2。

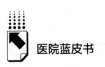

表2　2020年中国·东盟最佳医院100强

名次	医院	得分	国家	城市	医院级别	信息化评级（EMR/互联互通/HIC）	是否公立	是否医学院附属医院
1	北京协和医院（Peking Union Medical College Hospital）	985.63	中国	北京	三甲	五级/四级甲等/—	是	是
2	新加坡中央医院（Singapore General Hospital）	981.25	新加坡	新加坡			是	是
3	四川大学华西医院（West China Hospital, Sichuan University）	972.61	中国	成都	三甲	五级/四级/—	是	是
4	复旦大学附属中山医院（Zhongshan Hospital Affiliated Fudan University）	971.82	中国	上海	三甲	五级/四级甲等/—	是	是
5	新加坡国立大学医院（National University Hospital）	965.23	新加坡	新加坡			是	是
6	上海交通大学医学院附属瑞金医院（Ruijin Hospital, Affiliated Shanghai Jiao Tong University School of Medicine）	963.58	中国	上海	三甲	七级/五级乙等/—	是	是

名次	医院	得分	国家	城市	医院级别	信息化评级（EMR/互联互通/HIC）	是否公立	是否医学院附属医院
7	中山大学附属第一医院（The First Affiliated Hospital, Sun Yat-sen University）	959.12	中国	广州	三甲	五级/四级甲等/—	是	是
8	复旦大学附属华山医院（Huashan Hospital Affiliated Fudan University）	954.72	中国	上海	三甲	—/四级甲等/—	是	是
9	北京大学第一医院（Peking University First Hospital）	924.70	中国	北京	三甲	—/四级甲等/—	是	是
10	北京大学第三医院（Peking University Third Hospital）	915.63	中国	北京	三甲	六级/五级乙等/—	是	是
11	华中科技大学同济医学院附属同济医院（Tongji Hospital, Tongji Medical College of Huazhong University of Science and Technology）	909.59	中国	武汉	三甲	五级/五级乙等/—	是	是

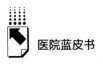

续表

名次	医院	得分	国家	城市	医院级别	信息化评级（EMR/互联互通/HIC）	是否公立	是否医学院附属医院
12	浙江大学附属第一医院（The First Affiliated Hospital, Zhejiang University）	907.80	中国	杭州	三甲	一/四级/—	是	是
13	北京大学人民医院（Peking University People's Hospital）	896.67	中国	北京	三甲	五级/四级甲等/—	是	是
14	南方医科大学南方医院（Nanfang Hospital of Southern Medical University）	883.93	中国	广州	三甲	五级/四级甲等/—	是	是
15	新加坡陈笃生医院（Tan Tock Seng Hospital）	881.18	新加坡	新加坡			是	否
16	华中科技大学同济医学院附属协和医院（Union Hospital Affiliated to Tongji Medical College of Huazhong University of Science and Technology）	861.24	中国	武汉	三甲	五级/四级甲等/—	是	是

名次	医院	得分	国家	城市	医院级别	信息化评级（EMR/互联互通/HIC）	是否公立	是否医学院附属医院
17	中南大学湘雅医院（Xiangya Hospital, Central South University）	852.36	中国	长沙	三甲	五级/五级乙等/—	是	是
18	中国医科大学附属第一医院（The First Hospital of China Medical University）	842.22	中国	沈阳	三甲	五级/四级甲等/—	是	是
19	玛希隆大学诗里拉吉医院（Siriraj Hospital）	837.26	泰国	曼谷			是	是
20	上海交通大学医学院附属仁济医院（Renji Hospital Affiliated to Shanghai Jiaotong University School of Medicine）	832.45	中国	上海	三甲	五级/五级乙等/—	是	是
21	浙江大学医学院附属第二医院（The Second Affiliated Hospital, Zhejiang University School of Medicine）	829.24	中国	杭州	三甲	五级/四级甲等/—	是	是

续表

名次	医院	得分	国家	城市	医院级别	信息化评级（EMR/互联互通/HIC）	是否公立	是否医学院附属医院
22	江苏省人民医院（Jiangsu Province Hospital）	815.79	中国	南京	三甲	一/五级乙等/一	是	是
23	吉隆坡中央医院（Hospital Kuala Lumpur）	798.33	马来西亚	吉隆坡			是	是
24	山东大学齐鲁医院（Qilu Hospital of Shandong University）	781.90	中国	济南	三甲		是	是
25	新加坡樟宜综合医院（Changi General Hospital）	776.26	新加坡	新加坡			是	
26	中南大学湘雅二医院（The Second Xiangya Hospital of Central South University）	767.42	中国	长沙	三甲		是	是
27	上海交通大学医学院附属第九人民医院（Shanghai Ninth People's Hospital, Shanghai Jiaotong University School of Medicine）	765.61	中国	上海	三甲	一/四级甲等/一	是	是

续表

名次	医院	得分	国家	城市	医院级别	信息化评级（EMR/互联互通/HIC）	是否公立	是否医学院附属医院
28	新加坡伊丽莎白医院（Mount Elizabeth Hospital）	757.80	新加坡	新加坡			否	否
29	中山大学孙逸仙纪念医院（Sun Yat-sen Memorial Hospital，Sun Yat-sen University）	749.37	中国	广州	三甲		是	是
30	朱拉隆功国王纪念医院（King Chulalongkorn Memorial Hospital）	735.51	泰国	曼谷			是	是
31	首都医科大学附属北京天坛医院（Beijing Tian Tan Hospital）	734.42	中国	北京	三甲	五级/四级甲等/—	是	是
32	新加坡邱德拔医院（Khoo Teck Puat Hospital）	718.81	新加坡	新加坡			是	否
33	上海市第六人民医院（Shanghai Sixth People 's Hospital）	716.11	中国	上海	三甲	—/四级乙等/—	是	是

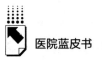

续表

名次	医院	得分	国家	城市	医院级别	信息化评级（EMR/互联互通/HIC）	是否公立	是否医学院附属医院
34	广东省人民医院（Guangdong Provincial People's Hospital）	709.48	中国	广州	三甲	一/四级甲等/—	是	是
35	上海交通大学医学院附属新华医院（Xinhua Hospital Affiliated Shanghai Jiao Tong University of Medicine）	700.84	中国	上海	三甲	一/五级乙等/—	是	是
36	广州医科大学附属第一医院（The First Affiliated Hospital of Guangzhou Medical University）	687.66	中国	广州	三甲	一/四级甲等/—	是	是
37	印度尼西亚国家中央总医院（Dr. Cipto Mangunkusumo National Public Hospital）	677.86	印度尼西亚	雅加达			是	是
38	首都医科大学附属北京安贞医院（Beijing Anzhen Hospital, Capital Medical University）	663.53	中国	北京	三甲		是	是

续表

名次	医院	得分	国家	城市	医院级别	信息化评级（EMR/互联互通/HIC）	是否公立	是否医学院附属医院
39	菲律宾总医院（Philippine General Hospital）	656.57	菲律宾	马尼拉			是	是
40	中山大学附属第三医院（The Third Affiliated Hospital, Sun Yat-sen University）	653.49	中国	广州	三甲	一/四级甲等/—	是	是
41	新加坡莱佛士医院（Raffles Hospital）	643.38	新加坡	新加坡				
42	白梅医院（Bach Mai Hospital）	637.68	越南	河内			是	是
43	山东第一医科大学附属省立医院（Shandong Provincial Hospital）	635.54	中国	济南	三甲	一/四级甲等/—	是	是
44	中国医科大学附属盛京医院（Shengjing Hospital Affiliated to China Medical University）	634.84	中国	沈阳	三甲	七级/五级乙等/—	是	是

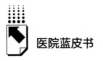
续表

名次	医院	得分	国家	城市	医院级别	信息化评级（EMR/互联互通/HIC）	是否公立	是否医学院附属医院
45	马来亚大学附属医院（University Malaya Medical Centre）	631.69	马来西亚	吉隆坡			是	是
46	黄廷芳综合医院（Ng Teng Fong General Hospital）	625.78	新加坡	新加坡			是	否
47	苏州大学附属第一医院（The First Affiliated Hospital of Soochow University）	625.14	中国	苏州	三甲	一/四级甲等/—	是	是
48	吉隆坡鹰阁医院（Gleneagles Hospital Kuala Lumpur）	622.51	马来西亚	吉隆坡			否	否
49	曼谷医院（Bangkok Hospital）	620.05	泰国	曼谷			否	否
50	南京鼓楼医院（Nanjing Drum Tower Hospital）	618.39	中国	南京	三甲	五级/五级乙等/—	是	是
51	圣卢克医疗中心（St. Luke's Medical Center）	615.22	菲律宾	奎松			否	否
52	大水镬医院（Cho Ray Hospital）	610.79	越南	胡志明			是	否

名次	医院	得分	国家	城市	医院级别	信息化评级（EMR/互联互通/HIC）	是否公立	是否医学院附属医院
53	郑州大学第一附属医院（The First Affiliated Hospital of Zhengzhou University）	605.94	中国	郑州	三甲	六级/四级甲等/—	是	是
54	武汉大学人民医院（Renmin Hospital of Wuhan University）	603.78	中国	武汉	三甲	—/四级甲等/—	是	是
55	中华崇仁总医院（Chinese General Hospital and Medical Center）	600.40	菲律宾	奎松			否	否
56	卡里亚迪综合医院（Dr. Kariadi General Hospital Medical Center）	594.89	印度尼西亚	雅加达			是	是
57	新加坡鹰阁医院（Gleneagles Hospital Singapore）	593.61	新加坡	新加坡			否	否
58	天津医科大学总医院（Tianjin Medical University General Hospital）	592.40	中国	天津	三甲		是	是

续表

名次	医院	得分	国家	城市	医院级别	信息化评级（EMR/互联互通/HIC）	是否公立	是否医学院附属医院
59	首都医科大学宣武医院（Xuanwu Hospital, Capital Medical University）	588.46	中国	北京	三甲	—/五级乙等/—	是	是
60	伊丽莎白诺维娜医院（Mount Elizabeth Novena Hospital）	579.69	新加坡	新加坡			否	否
61	吉林大学白求恩第一医院（The First Bethune Hospital of Jilin University）	575.36	中国	长春	三甲	—/四级甲等/—	是	是
62	中日友好医院（China-Japan Friendship Hospital）	571.10	中国	北京	三甲	—/四级甲等/—	是	否
63	首都医科大学附属北京同仁医院（Beijing Tongren Hospital）	570.08	中国	北京	三甲		是	是
64	西安交通大学第一附属医院（The First Affiliated Hospital of Xi'an Jiaotong University）	566.70	中国	西安	三甲	五级/四级甲等/—	是	是

名次	医院	得分	国家	城市	医院级别	信息化评级（EMR/互联互通/HIC）	是否公立	是否医学院附属医院
65	重庆医科大学附属第一医院（The First Affiliated Hospital of Chongqing Medical University）	563.72	中国	重庆	三甲		是	是
66	新加坡安微尼亚山医院（Mount Alvernia Hospital）	560.94	新加坡	新加坡			否	否
67	上海市第一人民医院（Shanghai General Hospital）	545.90	中国	上海	三甲	一/五级乙等/一	是	是
68	槟城中央医院（Hospital Pulau Pinang）	544.21	马来西亚	槟岛			是	否
69	拉马蒂博迪医院（Ramathibodi Hospital）	537.28	泰国	曼谷			是	是
70	哈尔滨医科大学附属第一医院（The First Affiliated Hospital of Harbin Medical University）	536.22	中国	哈尔滨	三甲	一/四级甲等/一	是	是

续表

名次	医院	得分	国家	城市	医院级别	信息化评级（EMR/互联互通/HIC）	是否公立	是否医学院附属医院
71	北京医院（Beijing Hospital）	531.95	中国	北京	三甲	五级/四级甲等/—	是	否
72	里帕斯医院（Raja Isteri Pengiran Anak Saleha Hospital）	526.66	文莱	文莱			是	否
73	苏埃托莫综合医院（Dr. Soetomo Academic Medical Center Hospital）	523.99	印度尼西亚	泗水			是	否
74	东南大学附属中大医院（Zhongda Hospital，Southeast University）	519.87	中国	南京	三甲	五级/四级甲等/—	是	是
75	维森特·索托纪念医疗中心（Vicente Sotto Memorial Medical Center）	517.64	菲律宾	宿务			是	否
76	北京朝阳医院（Beijing Chao-yang Hospital）	514.42	中国	北京	三甲	—/四级甲等/—	是	是

名次	医院	得分	国家	城市	医院级别	信息化评级（EMR/互联互通/HIC）	是否公立	是否医学院附属医院
77	越德医院（Vietnam-Germany Friendship Hospital）	509.88	越南	河内			是	是
78	雪兰莪中央医院（Hospital Selayang）	502.11	马来西亚	士拉央			是	否
79	哈尔滨医科大学附属第二医院（The Second Affiliated Hospital of Harbin Medical University）	498.77	中国	哈尔滨	三甲	一/四级甲等/一	是	是
80	康民国际医院（Bumrungrad International Hospital）	497.25	泰国	曼谷			否	否
81	胡志明市医药大学医学中心（Ho Chi Minh City Medicine and Pharmacy University Medical Center）	490.48	越南	胡志明			是	是
82	青岛大学附属医院（The Affiliated Hospital of Qingdao University）	479.87	中国	青岛	三甲	六级/四级甲等/一	是	是

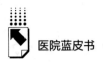

名次	医院	得分	国家	城市	医院级别	信息化评级（EMR/互联互通/HIC）	是否公立	是否医学院附属医院
83	沙捞越中央医院（Sarawak General Hospital）	479.73	马来西亚	沙捞越			是	否
84	安徽医科大学第一附属医院（The First Affiliated Hospital of Anhui Medical University）	476.42	中国	合肥	三甲	五级/四级甲等/—	是	是
85	首都医科大学附属北京友谊医院（Beijing Friendship Hospital, Capital Medical University）	472.67	中国	北京	三甲	五级/四级甲等/—	是	是
86	仰光总医院（Yangon General Hospital）	472.57	缅甸	仰光			是	是
87	西安交通大学第二附属医院（The Second Affiliated Hospital of Xi'an Jiaotong University）	466.01	中国	西安	三甲	—/四级乙等/—	是	是
88	武汉大学中南医院（Zhongnan Hospital of Wuhan University）	463.50	中国	武汉	三甲	五级/四级甲等/—	是	是

名次	医院	得分	国家	城市	医院级别	信息化评级（EMR/互联互通/HIC）	是否公立	是否医学院附属医院
89	北京积水潭医院（Beijing Jishuitan Hospital）	457.96	中国	北京	三甲		是	否
90	福建医科大学附属协和医院（Fujian Medical University Union Hospital）	456.94	中国	福州	三甲	一/四级甲等/—	是	是
91	圣托马斯大学附属医院（University of Santo Tomas Hospital）	452.30	菲律宾	马尼拉			否	是
92	南方医科大学珠江医院（Zhujiang Hospital of Southern Medical University）	449.68	中国	广州	三甲	一/四级甲等/—	是	是
93	哈桑·萨迪金总医院（Hasan Sadikin General Hospital）	445.11	印度尼西亚	万隆			是	否
94	新疆医科大学第一附属医院（The First Affiliated Hospital of Xinjiang Medical University）	443.13	中国	乌鲁木齐	三甲	五级/四级甲等/—	是	是

续表

名次	医院	得分	国家	城市	医院级别	信息化评级（EMR/互联互通/HIC）	是否公立	是否医学院附属医院
95	怡保中央医院（Hospital Raja Permaisuri Bainun）	442.35	马来西亚	怡保			是	否
96	浙江大学医学院附属邵逸夫医院（Sir Run Run Shaw Hospital, Zhejiang University School of Medicine）	439.46	中国	杭州	三甲	五级/四级甲等/—	是	是
97	清迈大学医学院附属医院（Maharaj Nakorn Chiang Mai Hospital）	438.59	泰国	清迈			是	是
98	萨其托博士医院（Dr. Sardjito Central General Hospital）	434.79	印度尼西亚	日惹			是	是
99	卡尔梅特医院（Calmette Hospital）	432.74	柬埔寨	金边			是	是
100	老挝卫生部友谊医院（Mittaphab Hospital）	429.38	老挝	万象			是	否

三 2020年粤港澳大湾区最佳医院100强

评价对象：位于粤港澳大湾区（"9+2"城市，广州、深圳、珠海、佛山、惠州、东莞、中山、江门、肇庆、香港特别行政区、澳门特别行政区）的医院，包含综合医院和专科医院，不含部队医院。2020年粤港澳大湾区最佳医院100强见表3。

表3 2020年粤港澳大湾区最佳医院100强

名次	医院	得分	城市	医院级别	信息化评级（EMR/互联互通/HIC）	是否公立	是否联网总医院/委属医院	是否医学院直属医院
1	玛丽医院	957.32	香港			是	是	是
2	威尔斯亲王医院	931.55	香港			是	是	是
3	中山大学附属第一医院	919.94	广州	三甲	五级/四级甲等/—	是	是	是
4	南方医科大学南方医院	916.86	广州	三甲	五级/四级甲等/—	是	否	是
5	中山大学肿瘤防治中心	905.80	广州	三甲	五级/—/—	是	是	是
6	伊利沙伯医院	905.07	香港			是	是	否
7	东区尤德夫人那打素医院	897.93	香港			是	是	否
8	中山大学孙逸仙纪念医院	896.51	广州	三甲		是	是	是
9	广东省人民医院	895.40	广州	三甲	一/四级甲等/—	是	否	否
10	香港养和医院	891.39	香港			否	否	否
11	基督教联合医院	859.55	香港			是	是	否
12	玛嘉烈医院	859.07	香港			是	是	否
13	广州医科大学附属第一医院	827.32	广州	三甲	一/四级甲等/—	是	否	是

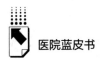

续表

名次	医院	得分	城市	医院级别	信息化评级（EMR/互联互通/HIC）	是否公立	是否联网总医院/委属医院	是否医学院直属医院
14	中山大学附属第三医院	824.22	广州	三甲	—/四级甲等/—	是	是	是
15	屯门医院	820.50	香港			是	是	否
16	香港浸信会医院	804.24	香港			否	否	否
17	广华医院	792.31	香港			是	否	否
18	圣德肋撒医院	788.20	香港			否	否	否
19	南方医科大学珠江医院	784.11	广州	三甲	—/四级甲等/—	是	否	是
20	广东省中医院	781.69	广州	三甲	—/四级甲等/—	是	否	是
21	广州市第一人民医院	749.99	广州	三甲		是	否	否
22	港怡医院	741.65	香港			否	否	否
23	广州市妇女儿童医疗中心	723.55	广州	三甲	七级/五级乙等/—	是	否	否
24	深圳市人民医院	716.42	深圳	三甲	五级/四级甲等/五级	是	否	否
25	广州中医药大学第一附属医院	714.83	广州	三甲	—/四级甲等/—	是	否	是
26	广州医科大学附属第二医院	712.04	广州	三甲	—/五级乙等/六级	是	否	是
27	暨南大学附属第一医院	710.43	广州	三甲	—/四级甲等/—	是	否	是
28	深圳市第二人民医院	709.11	深圳	三甲	六级/四级甲等/—	是	否	否
29	佛山市第一人民医院	707.58	佛山	三甲	—/四级甲等/—	是	否	否

续表

名次	医院	得分	城市	医院级别	信息化评级（EMR/互联互通/HIC）	是否公立	是否联网总医院/委属医院	是否医学院直属医院
30	中山大学附属第六医院	706.97	广州	三甲		是	是	是
31	北京大学深圳医院	706.02	深圳	三甲	六级/五级乙等/—	是	否	否
32	圣保禄医院	705.46	香港			否	否	否
33	广东省妇幼保健院	678.42	广州	三甲		是	否	否
34	东莞市人民医院	673.75	东莞	三甲		是	否	否
35	中山市人民医院	673.47	中山	三甲		是	否	否
36	广东省第二人民医院	668.44	广州	三甲	五级/四级甲等/—	是	否	否
37	广州医科大学附属肿瘤医院	646.95	广州	三甲		是	否	是
38	中山大学中山眼科中心	645.65	广州	三甲	—/四级甲等/—	是	是	是
39	香港大学深圳医院	641.42	深圳	三甲	—/四级甲等/—	是	否	否
40	惠州市中心人民医院	640.54	惠州	三甲		是	否	否
41	深圳市第三人民医院	617.98	深圳	三甲	五级/四级甲等/—	是	否	否
42	广州医科大学附属第三医院	617.16	广州	三甲	—/四级甲等/—	是	否	是
43	佛山市中医院	613.30	佛山	三甲		是	否	否
44	华中科技大学协和深圳医院（南山医院）	607.36	深圳	三甲		是	否	否
45	仁伯爵综合医院	604.94	澳门			是	否	否
46	江门市中心医院	604.64	江门	三甲		是	否	否

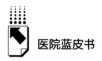

续表

名次	医院	得分	城市	医院级别	信息化评级（EMR/互联互通/HIC）	是否公立	是否联网总医院/委属医院	是否医学院直属医院
47	珠海市人民医院	600.67	珠海	三甲	五级/四级甲等/六级	是	否	否
48	佛山复星禅诚医院	593.22	佛山	三甲		否	否	否
49	深圳市中医院	592.34	深圳	三甲	六级/四级甲等/—	是	否	否
50	镜湖医院	592.24	澳门			否	否	否
51	东莞东华医院	590.63	东莞	三甲		否	否	否
52	九龙医院	590.58	香港			是	否	否
53	中山大学附属第五医院	590.31	珠海	三甲	—/四级甲等/—	是	是	是
54	深圳市儿童医院	569.70	深圳	三甲	五级/四级甲等/—	是	否	否
55	中国医学科学院阜外医院深圳医院	567.70	深圳	三级		是	否	否
56	明爱医院	566.56	香港			是	否	否
57	香港港安医院	566.38	香港			否	否	否
58	将军澳医院	566.16	香港			是	否	否
59	肇庆市第一人民医院	566.13	肇庆	三甲		是	否	否
60	中国医学科学院肿瘤医院深圳医院	542.62	深圳	三甲		是	否	否
61	广州市红十字会医院	536.93	广州	三甲		是	否	否
62	广州市第八人民医院	520.71	广州	三级		是	否	否
63	广州市番禺区中心医院	519.11	广州	三甲	—/四级甲等/—	是	否	否

续表

名次	医院	得分	城市	医院级别	信息化评级（EMR/互联互通/HIC）	是否公立	是否联网总医院/委属医院	是否医学院直属医院
64	北区医院	519.10	香港			是	否	否
65	中山市中医院	519.09	中山	三甲		是	否	否
66	东莞康华医院	517.15	东莞	三甲		否	否	否
67	广东省第二中医院	515.20	广州	三甲		是	否	否
68	深圳市妇幼保健院	504.92	深圳	三甲	五级/四级甲等/—	是	否	否
69	深圳市罗湖区人民医院	503.52	深圳	三甲		是	否	否
70	佛山市妇幼保健院	497.19	佛山	三甲	—/四级甲等/—	是	否	否
71	律敦治及邓肇坚医院	497.05	香港			是	否	否
72	深圳市宝安区人民医院	495.26	深圳	三甲	—/四级甲等/—	是	否	否
73	仁济医院	494.69	香港			是	否	否
74	佛山市第二人民医院	493.29	佛山	三甲		是	否	否
75	中山大学附属第八医院	491.42	深圳	三甲		是	是	是
76	中山大学附属口腔医院	468.87	广州	三甲	—/四级甲等/—	是	是	是
77	深圳市龙岗中心医院	466.30	深圳	三甲		是	否	否
78	中山市小榄人民医院	464.93	中山	三甲		是	否	否
79	深圳市龙华区人民医院	463.01	深圳	三级		是	否	否
80	江门市五邑中医院	461.55	江门	三甲		是	否	否
81	仁安医院	458.08	香港			否	否	否
82	中山市博爱医院	454.16	中山	三甲		是	否	否
83	东莞市中医院	452.54	东莞	三甲		是	否	否

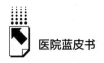

名次	医院	得分	城市	医院级别	信息化评级（EMR/互联互通/HIC）	是否公立	是否联网总医院/委属医院	是否医学院直属医院
84	南方医科大学中西医结合医院	449.73	广州	三甲		是	否	是
85	广州中医药大学祈福医院	449.23	广州	三甲		否	否	否
86	明德国际医院	449.18	香港			否	否	否
87	嘉诺撒医院	449.05	香港			否	否	否
88	东莞市第八人民医院（东莞市儿童医院）	411.80	东莞	三级		是	否	否
89	南方医科大学顺德医院	409.67	佛山	三甲		是	否	是
90	中山大学附属第七医院	409.39	深圳	三级		是	是	是
91	惠州市第三人民医院	408.39	惠州	三甲		是	否	否
92	东莞市松山湖中心医院	407.07	东莞	三甲		是	否	否
93	遵义医科大学第五附属（珠海）医院	402.19	珠海	三级		是	否	是
94	惠州市第一人民医院	398.90	惠州	三甲		是	否	否
95	广州医科大学附属第五医院	398.74	广州	三甲	一/四级甲等/一	是	否	是
96	东莞市第五人民医院	396.80	东莞	三甲		是	否	否
97	佛山市南海区人民医院	395.64	佛山	三甲		是	否	否
98	珠海市妇幼保健院	381.99	珠海	三甲		是	否	否
99	江门市人民医院	372.68	江门	三甲		是	否	否
100	澳门科大医院	357.77	澳门			否	否	否

注：香港港安医院包括司徒拔道和荃湾。

四 2021年顶级医院100强

评价对象：全国最佳综合医院，不含中医医院、专科医院和部队医院。2021年顶级医院100强见表4。

表4　2021年顶级医院100强

名次	医院	得分	省(区、市)	城市	级别	信息化评级（EMR/互联互通/智慧服务）	2020年HIC500强综合排名
1	北京协和医院	949.69	北京	北京	三甲	五级/四级甲等/—	45
2	四川大学华西医院	943.98	四川	成都	三甲	五级/四级/—	37
3	复旦大学附属中山医院	936.34	上海	上海	三甲	五级/四级甲等/—	34
4	上海交通大学医学院附属瑞金医院	926.46	上海	上海	三甲	七级/五级乙等/三级	3
5	中山大学附属第一医院	917.99	广东	广州	三甲	五级/四级甲等/—	89
6	华中科技大学同济医学院附属同济医院	910.21	湖北	武汉	三甲	五级/五级乙等/—	85
7	复旦大学附属华山医院	905.87	上海	上海	三甲	—/四级甲等/—	101~300
8	北京大学第一医院	896.49	北京	北京	三甲	—/四级甲等/—	101~300
9	浙江大学附属第一医院	888.53	浙江	杭州	三甲	—/四级/—	33
10	北京大学第三医院	885.05	北京	北京	三甲	六级/五级乙等/三级	5
11	华中科技大学同济医学院附属协和医院	876.37	湖北	武汉	三甲	五级/四级甲等/—	101~300
12	中南大学湘雅医院	866.07	湖南	长沙	三甲	五级/五级乙等/—	32
13	南方医科大学南方医院	858.16	广东	广州	三甲	五级/四级甲等/—	71
14	北京大学人民医院	854.37	北京	北京	三甲	—/四级甲等/—	15
15	上海交通大学医学院附属仁济医院	850.96	上海	上海	三甲	—/五级乙等/—	77
16	浙江大学医学院附属第二医院	843.99	浙江	杭州	三甲	五级/四级甲等/三级	26
17	中国医科大学附属第一医院	834.60	辽宁	沈阳	三甲	五级/四级甲等/—	39
18	江苏省人民医院	828.53	江苏	南京	三甲	—/五级乙等/三级	46
19	山东大学齐鲁医院	820.11	山东	济南	三甲		301~500
20	中南大学湘雅二医院	816.39	湖南	长沙	三甲		301~500

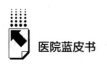

续表

名次	医院	得分	省(区、市)	城市	级别	信息化评级 (EMR/互联互通/ 智慧服务)	2020年 HIC500强 综合排名
21	上海交通大学医学院附属第九人民医院	813.22	上海	上海	三甲	—/四级甲等/—	101~300
22	中山大学孙逸仙纪念医院	811.40	广东	广州	三甲		101~300
23	广东省人民医院	805.69	广东	广州	三甲	—/四级甲等/—	74
24	首都医科大学附属北京天坛医院	797.17	北京	北京	三甲	五级/四级甲等/三级	17
25	上海市第六人民医院	792.73	上海	上海	三甲	—/四级乙等/—	47
26	广州医科大学附属第一医院	790.61	广东	广州	三甲	—/四级甲等/—	101~300
27	上海交通大学医学院附属新华医院	785.24	上海	上海	三甲	—/五级乙等/—	94
28	中国医科大学附属盛京医院	779.62	辽宁	沈阳	三甲	七级/五级乙等/—	2
29	山东第一医科大学附属省立医院	774.59	山东	济南	三甲	—/四级甲等/—	76
30	苏州大学附属第一医院	771.02	江苏	苏州	三甲	—/四级甲等/—	79
31	郑州大学第一附属医院	763.30	河南	郑州	三甲	六级/四级甲等/三级	31
32	南京鼓楼医院	758.94	江苏	南京	三甲	五级/五级乙等/—	14
33	首都医科大学附属北京安贞医院	753.87	北京	北京	三甲		301~500
34	武汉大学人民医院	745.91	湖北	武汉	三甲	—/四级甲等/—	101~300
35	中山大学附属第三医院	741.55	广东	广州	三甲	—/四级甲等/—	301~500
36	首都医科大学宣武医院	738.27	北京	北京	三甲	—/五级乙等/—	11
37	天津医科大学总医院	732.61	天津	天津	三甲		101~300
38	首都医科大学附属北京同仁医院	725.32	北京	北京	三甲		301~500
39	中日友好医院	721.54	北京	北京	三甲	—/四级甲等/—	87
40	吉林大学白求恩第一医院	717.53	吉林	长春	三甲	五级/五级乙等/—	101~300
41	上海市第一人民医院	713.63	上海	上海	三甲	—/五级乙等/—	101~300
42	重庆医科大学附属第一医院	708.30	重庆	重庆	三甲		301~500
43	西安交通大学第一附属医院	705.59	陕西	西安	三甲	五级/—/—	101~300

续表

名次	医院	得分	省（区、市）	城市	级别	信息化评级（EMR/互联互通/智慧服务）	2020年HIC500强综合排名
44	东南大学附属中大医院	703.44	江苏	南京	三甲	五级/四级甲等/—	101~300
45	浙江大学医学院附属邵逸夫医院	699.77	浙江	杭州	三甲	五级/四级甲等/三级	8
46	北京医院	696.79	北京	北京	三甲	五级/—/—	81
47	青岛大学附属医院	693.16	山东	青岛	三甲	六级/四级甲等/—	13
48	武汉大学中南医院	691.81	湖北	武汉	三甲	五级/四级甲等/—	101~300
49	北京朝阳医院	689.77	北京	北京	三甲	—/四级甲等/—	101~300
50	安徽医科大学第一附属医院	686.55	安徽	合肥	三甲	五级/四级甲等/—	30
51	哈尔滨医科大学附属第一医院	683.21	黑龙江	哈尔滨	三甲	—/四级甲等/—	101~300
52	首都医科大学附属北京友谊医院	681.92	北京	北京	三甲	五级/四级甲等/三级	50
53	福建医科大学附属协和医院	676.85	福建	福州	三甲	—/四级甲等/—	101~300
54	哈尔滨医科大学附属第二医院	671.98	黑龙江	哈尔滨	三甲	—/四级甲等/—	101~300
55	四川省人民医院	669.29	四川	成都	三甲	五级/四级甲等/—	301~500
56	北京积水潭医院	665.87	北京	北京	三甲		301~500
57	福建医科大学附属第一医院	663.80	福建	福州	三甲	五级/四级甲等/—	73
58	中国科学技术大学附属第一医院（安徽省立医院）	659.87	安徽	合肥	三甲	—/五级乙等/—	9
59	西安交通大学第二附属医院	656.87	陕西	西安	三甲	—/四级乙等/—	301~500
60	南方医科大学珠江医院	655.11	广东	广州	三甲	—/四级甲等/—	101~300
61	新疆医科大学第一附属医院	652.69	新疆	乌鲁木齐	三甲	五级/四级甲等/—	40
62	徐州医科大学附属医院	650.02	江苏	徐州	三甲		101~300
63	重庆医科大学附属第二医院	648.17	重庆	重庆	三甲		301~500

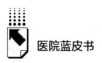

续表

名次	医院	得分	省(区、市)	城市	级别	信息化评级(EMR/互联互通/智慧服务)	2020年HIC500强综合排名
64	南昌大学第一附属医院	648.07	江西	南昌	三甲	五级/五级乙等/三级	18
65	温州医科大学附属第一医院	642.68	浙江	温州	三甲	五级/四级甲等/—	25
66	中南大学湘雅三医院	641.03	湖南	长沙	三甲	—/四级乙等/—	101～300
67	河北医科大学第二医院	637.06	河北	石家庄	三甲	—/四级甲等/—	101～300
68	河南省人民医院	633.76	河南	郑州	三甲	五级/五级乙等/—	19
69	福建省立医院	630.28	福建	福州	三甲	五级/四级甲等/—	75
70	吉林大学第二医院	628.61	吉林	长春	三甲	—/五级乙等/—	101～300
71	天津医科大学第二医院	627.27	天津	天津	三甲		301～500
72	广州市第一人民医院	625.50	广东	广州	三甲		101～300
73	浙江省人民医院	623.02	浙江	杭州	三甲	五级/四级甲等/三级	101～300
74	广西医科大学第一附属医院	618.02	广西	南宁	三甲		301～500
75	湖南省人民医院	611.80	湖南	长沙	三甲		301～500
76	昆明医科大学第一附属医院	602.91	云南	昆明	三甲	五级/—/—	101～300
77	新疆维吾尔自治区人民医院	600.64	新疆	乌鲁木齐	三甲	六级/四级甲等/—	16
78	天津市第一中心医院	596.20	天津	天津	三甲		101～300
79	上海市东方医院	589.66	上海	上海	三甲	五级/四级甲等/—	101～300
80	大连医科大学附属第一医院	588.37	辽宁	大连	三甲	—/四级甲等/—	101～300
81	深圳市人民医院	585.01	广东	深圳	三甲	五级/四级甲等/—	42
82	上海市第十人民医院	581.26	上海	上海	三甲	五级/四级甲等/—	101～300
83	复旦大学附属华东医院	578.60	上海	上海	三甲	—/四级甲等/—	101～300
84	吉林大学中日联谊医院	568.48	吉林	长春	三甲	五级/五级乙等/—	101～300
85	厦门大学附属第一医院	565.57	福建	厦门	三甲	六级/五级乙等/—	6
86	大连医科大学附属第二医院	560.55	辽宁	大连	三甲	—/四级甲等/—	101～300
87	兰州大学第二医院	558.25	甘肃	兰州	三甲	—/四级甲等/—	101～300
88	山西医科大学第一医院	556.66	山西	太原	三甲	—/四级甲等/—	93
89	宁夏医科大学总医院	554.11	宁夏	银川	三甲	—/四级甲等/—	101～300
90	广州医科大学附属第二医院	547.49	广东	广州	三甲	—/五级乙等/—	57

名次	医院	得分	省（区、市）	城市	级别	信息化评级（EMR/互联互通/智慧服务）	2020年HIC500强综合排名
91	兰州大学第一医院	541.74	甘肃	兰州	三甲	—/四级甲等/—	101~300
92	烟台毓璜顶医院	539.89	山东	烟台	三甲	—/四级甲等/—	35
93	杭州市第一人民医院	538.06	浙江	杭州	三甲	六级/四级乙等/—	65
94	山东第一医科大学第一附属医院	531.55	山东	济南	三甲	五级/四级甲等/—	68
95	贵州医科大学附属医院	524.72	贵州	贵阳	三甲		301~500
96	南昌大学第二附属医院	521.29	江西	南昌	三甲	五级/四级甲等/—	101~300
97	河北医科大学第三医院	515.70	河北	石家庄	三甲		301~500
98	厦门大学附属中山医院	511.01	福建	厦门	三甲	五级/五级乙等/三级	49
99	陕西省人民医院	506.91	陕西	西安	三甲	—/四级甲等/—	101~300
100	武汉市中心医院	505.04	湖北	武汉	三甲	五级/五级乙等/三级	101~300

五　2021年省单医院100强及专科排行榜

（一）2021年省单医院100强

评价对象：位于省会（首府）城市、计划单列市和直辖市的综合医院，包含医学院附属综合医院，不含中医医院、专科医院和部队医院。2021年省单医院100强见表5。

表5　2021年省单医院100强

名次	医院	得分	省（区、市）	城市	级别	信息化评级（EMR/互联互通/智慧服务）	2020年HIC500强综合排名
1	北京清华长庚医院	929.87	北京	北京	三级	五级/—/—	48
2	山东大学第二医院	924.20	山东	济南	三甲	—/四级甲等/—	301~500
3	山西医科大学第二医院	866.23	山西	太原	三甲	—/四级甲等/—	301~500
4	郑州市中心医院	861.23	河南	郑州	三甲	五级/四级甲等/—	101~300

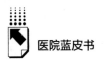

续表

名次	医院	得分	省(区、市)	城市	级别	信息化评级（EMR/互联互通/智慧服务）	2020年HIC500强综合排名
5	重庆大学附属三峡医院	853.26	重庆	重庆	三甲	—/四级甲等/—	101~300
6	云南省第一人民医院	816.45	云南	昆明	三甲	—/四级甲等/—	101~300
7	内蒙古医科大学附属医院	788.54	内蒙古	呼和浩特	三甲		101~300
8	上海市同济医院	782.28	上海	上海	三甲	—/四级乙等/—	101~300
9	河北省人民医院	767.65	河北	石家庄	三甲	六级/四级甲等/—	27
10	山西省人民医院	758.08	山西	太原	三甲	—/四级甲等/—	
11	贵州省人民医院	739.89	贵州	贵阳	三甲		101~300
12	南京市第一医院	727.86	江苏	南京	三甲	五级/四级甲等/—	101~300
13	甘肃省人民医院	721.16	甘肃	兰州	三甲		101~300
14	南京医科大学第二附属医院	719.75	江苏	南京	三甲		301~500
15	广西壮族自治区人民医院	714.48	广西	南宁	三甲	五级/四级甲等/—	301~500
16	青海大学附属医院	706.88	青海	西宁	三甲		101~300
17	青海省人民医院	700.51	青海	西宁	三甲		
18	海南省人民医院	698.70	海南	海口	三甲		101~300
19	成都市第三人民医院	673.16	四川	成都	三甲	—/四级甲等/—	101~300
20	昆明医科大学第二附属医院	668.26	云南	昆明	三甲	—/四级乙等/—	101~300
21	宁夏回族自治区人民医院	665.28	宁夏	银川	三甲	五级/四级甲等/—	101~300
22	内蒙古自治区人民医院	662.46	内蒙古	呼和浩特	三甲	五级/四级甲等/—	101~300
23	吉林省人民医院	660.07	吉林	长春	三甲		
24	江西省人民医院	657.10	江西	南昌	三甲	—/四级甲等/—	
25	哈尔滨医科大学附属第四医院	649.23	黑龙江	哈尔滨	三甲		
26	济南市中心医院	636.29	山东	济南	三甲	—/四级甲等/—	
27	深圳市第二人民医院	634.90	广东	深圳	三甲	六级/四级甲等/—	63
28	郑州大学第二附属医院	622.84	河南	郑州	三甲		301~500
29	暨南大学附属第一医院	620.11	广东	广州	三甲	—/四级甲等/—	70

续表

名次	医院	得分	省（区、市）	城市	级别	信息化评级（EMR/互联互通/智慧服务）	2020年HIC500强综合排名
30	首都医科大学附属北京世纪坛医院	615.47	北京	北京	三甲	—/四级甲等/—	101~300
31	浙江医院	612.58	浙江	杭州	三甲	五级/四级甲等/三级	101~300
32	海南医学院第一附属医院	608.61	海南	海口	三甲		
33	天津市天津医院	606.51	天津	天津	三甲		
34	河北医科大学第一医院	598.33	河北	石家庄	三甲		301~500
35	黑龙江省医院	596.25	黑龙江	哈尔滨	三甲		
36	重庆市人民医院	594.50	重庆	重庆	三甲		101~300
37	青岛市市立医院	594.11	山东	青岛	三甲	五级/—/—	101~300
38	中山大学附属第六医院	590.70	广东	广州	三甲		
39	北京大学深圳医院	581.40	广东	深圳	三甲	六级/五级乙等/—	10
40	山西白求恩医院	579.52	山西	太原	三甲		
41	云南省第二人民医院	576.81	云南	昆明	三甲		
42	石家庄市人民医院	572.84	河北	石家庄	三甲		
43	长沙市中心医院	569.45	湖南	长沙	三甲		
44	安徽医科大学第二附属医院	568.04	安徽	合肥	三甲	—/四级甲等/—	
45	成都市第二人民医院	563.23	四川	成都	三甲	—/四级甲等/—	301~500
46	合肥市第一人民医院	562.83	安徽	合肥	三甲		301~500
47	中国科学院大学宁波华美医院	544.94	浙江	宁波	三甲	—/四级甲等/—	101~300
48	哈尔滨市第一医院	541.93	黑龙江	哈尔滨	三甲		301~500
49	大连大学附属中山医院	537.16	辽宁	大连	三甲	五级/四级甲等/三级	23
50	辽宁省人民医院	535.01	辽宁	沈阳	三甲	五级/四级甲等/—	101~300
51	中国医科大学附属第四医院	533.71	辽宁	沈阳	三甲	—/四级甲等/—	101~300
52	清华大学第一附属医院	533.21	北京	北京	三级		
53	沈阳医学院附属中心医院	532.77	辽宁	沈阳	三甲		

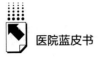

续表

名次	医院	得分	省(区、市)	城市	级别	信息化评级（EMR/互联互通/智慧服务）	2020年HIC500强综合排名
54	武汉市第三医院	527.20	湖北	武汉	三甲	—/四级甲等/—	301~500
55	宁波市医疗中心李惠利医院	523.17	浙江	宁波	三甲	—/四级甲等/—	
56	成都市第五人民医院	517.91	四川	成都	三甲	—/四级甲等/—	101~300
57	宁波市第一医院	515.23	浙江	宁波	三甲	—/四级甲等/—	101~300
58	大连市中心医院	515.22	辽宁	大连	三甲	—/四级甲等/—	301~500
59	西安市红会医院	513.64	陕西	西安	三甲		
60	郑州市第一人民医院	513.45	河南	郑州	三甲		
61	西安市中心医院	512.73	陕西	西安	三甲		
62	合肥市第二人民医院	511.20	安徽	合肥	三甲		
63	昆明市第一人民医院	502.35	云南	昆明	三甲		
64	广东省第二人民医院	501.47	广东	广州	三甲	五级/四级甲等/—	101~300
65	福州市第一医院	494.69	福建	福州	三甲		301~500
66	首都医科大学附属北京潞河医院	493.75	北京	北京	三级		
67	天津市第三中心医院	490.14	天津	天津	三甲	—/四级甲等/—	101~300
68	上海市同仁医院	487.93	上海	上海	三乙	—/四级甲等/—	96
69	香港大学深圳医院	486.88	广东	深圳	三甲	—/四级甲等/—	101~300
70	海南医学院第二附属医院	483.77	海南	海口	三甲		301~500
71	深圳市第三人民医院	482.79	广东	深圳	三甲	五级/四级甲等/—	101~300
72	广西医科大学第二附属医院	480.83	广西	南宁	三甲		
73	首都医科大学附属复兴医院	480.47	北京	北京	三级		301~500
74	华中科技大学协和深圳医院(南山医院)	479.23	广东	深圳	三甲	五级/—/—	101~300
75	杭州师范大学附属医院	478.91	浙江	杭州	三甲	五级/四级甲等/三级	101~300
76	南昌市第一医院	477.04	江西	南昌	三甲		
77	广州医科大学附属第三医院	476.58	广东	广州	三甲	—/四级甲等/—	101~300

名次	医院	得分	省(区、市)	城市	级别	信息化评级(EMR/互联互通/智慧服务)	2020年HIC500强综合排名
78	南宁市第一人民医院	476.54	广西	南宁	三甲		
79	沈阳市第四人民医院	476.18	辽宁	沈阳	三甲	五级/四级甲等/—	101~300
80	航天中心医院	473.23	北京	北京	三级	—/四级甲等/—	301~500
81	安徽省第二人民医院	470.53	安徽	合肥	三甲		
82	太原市中心医院	469.63	山西	太原	三甲		
83	西安市第四医院	468.81	陕西	西安	三甲		
84	南京市江宁医院	468.47	江苏	南京	三甲	—/四级甲等/—	
85	新疆医科大学第二附属医院	467.80	新疆	乌鲁木齐	三甲		
86	复旦大学附属中山医院厦门医院	465.66	福建	厦门	三级	—/四级甲等/—	301~500
87	南宁市第二人民医院	464.65	广西	南宁	三级	—/四级甲等/—	301~500
88	厦门市第五医院	462.60	福建	厦门	三乙	—/四级甲等/—	91
89	厦门医学院附属第二医院	462.20	福建	厦门	三甲	五级/四级甲等/—	301~500
90	广州市番禺区中心医院	461.17	广东	广州	三级	—/四级甲等/—	301~500
91	广州市红十字会医院	460.91	广东	广州	三级		
92	昆明市延安医院	457.80	云南	昆明	三甲		301~500
93	厦门大学附属翔安医院	448.54	福建	厦门	三级	—/四级甲等/—	
94	郑州大学第五附属医院	445.49	河南	郑州	三甲		
95	青岛市中心医院	445.02	山东	青岛	三甲		
96	厦门市第三医院	442.25	福建	厦门	三乙	—/四级甲等/—	101~300
97	山东省立第三医院	441.00	山东	济南	三甲	—/四级甲等/—	301~500
98	广州市第八人民医院	435.64	广东	广州	三级		
99	上海市第四人民医院	432.86	上海	上海	三甲		
100	贵阳市第一人民医院	429.98	贵州	贵阳	三甲		

注：根据国家医疗保障局曝光台和各省（区、市）医疗保障局文件，河南、天津、海南各有1家医院存在多收费、分解收费、超标准收费、冒名顶替、虚假住院等违规结算医保基金行为。以上违规事件触碰了诚信服务的"一票否决四要素"原则。因此艾力彼医院竞争力指数委员会在本年度评价中暂停以上医院排名一年。

（二）2021年省单专科排行榜

评价对象：进入省单医院 100 强的医院的 21 个专科，包括普通外科、骨科、泌尿外科、神经外科、心胸外科、妇科、产科、重症医学科（ICU）、心血管内科、呼吸内科、消化内科、神经内科、肾脏内科、内分泌科、血液科、肿瘤内科、儿内科、康复科、风湿免疫科、急诊医学科、健康管理科。2021 年省单各专科 15 强见表 6 至表 26。

表 6　2021 年省单普通外科 15 强

名次	医院	省（区、市）	城市	级别
1	北京清华长庚医院	北京	北京	三级
2	山东大学第二医院	山东	济南	三甲
3	中山大学附属第六医院	广东	广州	三甲
4	内蒙古医科大学附属医院	内蒙古	呼和浩特	三甲
5	海南省人民医院	海南	海口	三甲
6	郑州市中心医院	河南	郑州	三甲
7	重庆大学附属三峡医院	重庆	重庆	三甲
8	云南省第一人民医院	云南	昆明	三甲
9	上海市同济医院	上海	上海	三甲
10	河北省人民医院	河北	石家庄	三甲
11	青海大学附属医院	青海	西宁	三甲
12	甘肃省人民医院	甘肃	兰州	三甲
13	南京市第一医院	江苏	南京	三甲
14	中国医科大学附属第四医院	辽宁	沈阳	三甲
15	山西省人民医院	山西	太原	三甲

表 7　2021 年省单骨科 15 强

名次	医院	省（区、市）	城市	级别
1	郑州市中心医院	河南	郑州	三甲
2	北京清华长庚医院	北京	北京	三级
3	山西医科大学第二医院	山西	太原	三甲

续表

名次	医院	省（区、市）	城市	级别
4	天津市天津医院	天津	天津	三甲
5	大连大学附属中山医院	辽宁	大连	三甲
6	西安市红会医院	陕西	西安	三甲
7	上海市同济医院	上海	上海	三甲
8	深圳市第二人民医院	广东	深圳	三甲
9	山东大学第二医院	山东	济南	三甲
10	河北省人民医院	河北	石家庄	三甲
11	贵州省人民医院	贵州	贵阳	三甲
12	山西白求恩医院	山西	太原	三甲
13	暨南大学附属第一医院	广东	广州	三甲
14	南京市第一医院	江苏	南京	三甲
15	甘肃省人民医院	甘肃	兰州	三甲

表8 2021年省单泌尿外科15强

名次	医院	省（区、市）	城市	级别
1	山东大学第二医院	山东	济南	三甲
2	北京清华长庚医院	北京	北京	三级
3	上海市同济医院	上海	上海	三甲
4	昆明医科大学第二附属医院	云南	昆明	三甲
5	深圳市第二人民医院	广东	深圳	三甲
6	贵州省人民医院	贵州	贵阳	三甲
7	哈尔滨医科大学附属第四医院	黑龙江	哈尔滨	三甲
8	南京市第一医院	江苏	南京	三甲
9	北京大学深圳医院	广东	深圳	三甲
10	云南省第一人民医院	云南	昆明	三甲
11	郑州市中心医院	河南	郑州	三甲
12	重庆大学附属三峡医院	重庆	重庆	三甲
13	成都市第三人民医院	四川	成都	三甲
14	山西医科大学第二医院	山西	太原	三甲
15	青岛市市立医院	山东	青岛	三甲

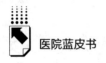

表9 2021年省单神经外科15强

名次	医院	省（区、市）	城市	级别
1	上海市同济医院	上海	上海	三甲
2	山西省人民医院	山西	太原	三甲
3	重庆大学附属三峡医院	重庆	重庆	三甲
4	内蒙古医科大学附属医院	内蒙古	呼和浩特	三甲
5	山东大学第二医院	山东	济南	三甲
6	北京清华长庚医院	北京	北京	三级
7	郑州市中心医院	河南	郑州	三甲
8	河北省人民医院	河北	石家庄	三甲
9	青海大学附属医院	青海	西宁	三甲
10	云南省第一人民医院	云南	昆明	三甲
11	贵州省人民医院	贵州	贵阳	三甲
12	杭州师范大学附属医院	浙江	杭州	三甲
13	南京市第一医院	江苏	南京	三甲
14	宁波市第一医院	浙江	宁波	三甲
15	深圳市第二人民医院	广东	深圳	三甲

表10 2021年省单心胸外科15强

名次	医院	省（区、市）	城市	级别
1	山东大学第二医院	山东	济南	三甲
2	北京清华长庚医院	北京	北京	三级
3	重庆大学附属三峡医院	重庆	重庆	三甲
4	云南省第一人民医院	云南	昆明	三甲
5	贵州省人民医院	贵州	贵阳	三甲
6	甘肃省人民医院	甘肃	兰州	三甲
7	南京市第一医院	江苏	南京	三甲
8	内蒙古医科大学附属医院	内蒙古	呼和浩特	三甲
9	青海大学附属医院	青海	西宁	三甲
10	山西省人民医院	山西	太原	三甲
11	青海省人民医院	青海	西宁	三甲
12	海南省人民医院	海南	海口	三甲
13	山西医科大学第二医院	山西	太原	三甲
14	北京大学深圳医院	广东	深圳	三甲
15	南京医科大学第二附属医院	江苏	南京	三甲

表 11　2021 年省单妇科 15 强

名次	医院	省(区、市)	城市	级别
1	上海市同济医院	上海	上海	三甲
2	山东大学第二医院	山东	济南	三甲
3	山西医科大学第二医院	山西	太原	三甲
4	北京清华长庚医院	北京	北京	三级
5	重庆大学附属三峡医院	重庆	重庆	三甲
6	云南省第一人民医院	云南	昆明	三甲
7	内蒙古医科大学附属医院	内蒙古	呼和浩特	三甲
8	贵州省人民医院	贵州	贵阳	三甲
9	海南省人民医院	海南	海口	三甲
10	山西省人民医院	山西	太原	三甲
11	南京市第一医院	江苏	南京	三甲
12	青海省人民医院	青海	西宁	三甲
13	郑州大学第二附属医院	河南	郑州	三甲
14	广西壮族自治区人民医院	广西	南宁	三甲
15	河北省人民医院	河北	石家庄	三甲

表 12　2021 年省单产科 15 强

名次	医院	省(区、市)	城市	级别
1	山东大学第二医院	山东	济南	三甲
2	云南省第一人民医院	云南	昆明	三甲
3	山西医科大学第二医院	山西	太原	三甲
4	上海市同济医院	上海	上海	三甲
5	重庆大学附属三峡医院	重庆	重庆	三甲
6	内蒙古医科大学附属医院	内蒙古	呼和浩特	三甲
7	广州医科大学附属第三医院	广东	广州	三甲
8	北京清华长庚医院	北京	北京	三级
9	海南省人民医院	海南	海口	三甲
10	青海省人民医院	青海	西宁	三甲
11	广西壮族自治区人民医院	广西	南宁	三甲
12	郑州大学第二附属医院	河南	郑州	三甲
13	暨南大学附属第一医院	广东	广州	三甲
14	首都医科大学附属复兴医院	北京	北京	三级
15	北京大学深圳医院	广东	深圳	三甲

表13　2021年省单重症医学科（ICU）15强

名次	医院	省(区、市)	城市	级别
1	北京清华长庚医院	北京	北京	三级
2	云南省第一人民医院	云南	昆明	三甲
3	山东大学第二医院	山东	济南	三甲
4	浙江医院	浙江	杭州	三甲
5	山西省人民医院	山西	太原	三甲
6	郑州市中心医院	河南	郑州	三甲
7	重庆大学附属三峡医院	重庆	重庆	三甲
8	内蒙古医科大学附属医院	内蒙古	呼和浩特	三甲
9	昆明医科大学第二附属医院	云南	昆明	三甲
10	青海省人民医院	青海	西宁	三甲
11	海南省人民医院	海南	海口	三甲
12	南京市第一医院	江苏	南京	三甲
13	首都医科大学附属复兴医院	北京	北京	三级
14	天津市第三中心医院	天津	天津	三甲
15	安徽医科大学第二附属医院	安徽	合肥	三甲

表14　2021年省单心血管内科15强

名次	医院	省(区、市)	城市	级别
1	南京市第一医院	江苏	南京	三甲
2	郑州市中心医院	河南	郑州	三甲
3	北京清华长庚医院	北京	北京	三级
4	山东大学第二医院	山东	济南	三甲
5	内蒙古医科大学附属医院	内蒙古	呼和浩特	三甲
6	上海市同济医院	上海	上海	三甲
7	贵州省人民医院	贵州	贵阳	三甲
8	青海大学附属医院	青海	西宁	三甲
9	云南省第一人民医院	云南	昆明	三甲
10	重庆大学附属三峡医院	重庆	重庆	三甲
11	山西医科大学第二医院	山西	太原	三甲
12	辽宁省人民医院	辽宁	沈阳	三甲
13	河北省人民医院	河北	石家庄	三甲
14	成都市第三人民医院	四川	成都	三甲
15	济南市中心医院	山东	济南	三甲

表15 2021年省单呼吸内科15强

名次	医院	省（区、市）	城市	级别
1	北京清华长庚医院	北京	北京	三级
2	山东大学第二医院	山东	济南	三甲
3	郑州市中心医院	河南	郑州	三甲
4	内蒙古自治区人民医院	内蒙古	呼和浩特	三甲
5	上海市同济医院	上海	上海	三甲
6	贵州省人民医院	贵州	贵阳	三甲
7	内蒙古医科大学附属医院	内蒙古	呼和浩特	三甲
8	云南省第一人民医院	云南	昆明	三甲
9	山西医科大学第二医院	山西	太原	三甲
10	重庆大学附属三峡医院	重庆	重庆	三甲
11	山西省人民医院	山西	太原	三甲
12	河北省人民医院	河北	石家庄	三甲
13	南京医科大学第二附属医院	江苏	南京	三甲
14	成都市第三人民医院	四川	成都	三甲
15	厦门医学院附属第二医院	福建	厦门	三甲

表16 2021年省单消化内科15强

名次	医院	省（区、市）	城市	级别
1	上海市同济医院	上海	上海	三甲
2	郑州市中心医院	河南	郑州	三甲
3	山西省人民医院	山西	太原	三甲
4	中山大学附属第六医院	广东	广州	三甲
5	广西壮族自治区人民医院	广西	南宁	三甲
6	北京清华长庚医院	北京	北京	三级
7	南京市第一医院	江苏	南京	三甲
8	山东大学第二医院	山东	济南	三甲
9	甘肃省人民医院	甘肃	兰州	三甲
10	内蒙古医科大学附属医院	内蒙古	呼和浩特	三甲
11	南京医科大学第二附属医院	江苏	南京	三甲
12	青海省人民医院	青海	西宁	三甲
13	云南省第一人民医院	云南	昆明	三甲
14	河北省人民医院	河北	石家庄	三甲
15	成都市第三人民医院	四川	成都	三甲

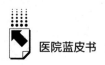

表 17　2021 年省单神经内科 15 强

名次	医院	省（区、市）	城市	级别
1	北京清华长庚医院	北京	北京	三级
2	山东大学第二医院	山东	济南	三甲
3	青岛市市立医院	山东	青岛	三甲
4	内蒙古医科大学附属医院	内蒙古	呼和浩特	三甲
5	上海市同济医院	上海	上海	三甲
6	南京市第一医院	江苏	南京	三甲
7	暨南大学附属第一医院	广东	广州	三甲
8	江西省人民医院	江西	南昌	三甲
9	郑州市中心医院	河南	郑州	三甲
10	重庆大学附属三峡医院	重庆	重庆	三甲
11	青海省人民医院	青海	西宁	三甲
12	河北省人民医院	河北	石家庄	三甲
13	山西省人民医院	山西	太原	三甲
14	河北医科大学第一医院	河北	石家庄	三甲
15	大连市中心医院	辽宁	大连	三甲

表 18　2021 年省单肾脏内科 15 强

名次	医院	省（区、市）	城市	级别
1	山东大学第二医院	山东	济南	三甲
2	山西省人民医院	山西	太原	三甲
3	上海市同济医院	上海	上海	三甲
4	山西医科大学第二医院	山西	太原	三甲
5	南京医科大学第二附属医院	江苏	南京	三甲
6	贵州省人民医院	贵州	贵阳	三甲
7	北京清华长庚医院	北京	北京	三级
8	内蒙古医科大学附属医院	内蒙古	呼和浩特	三甲
9	重庆大学附属三峡医院	重庆	重庆	三甲
10	云南省第一人民医院	云南	昆明	三甲
11	青海大学附属医院	青海	西宁	三甲
12	广西壮族自治区人民医院	广西	南宁	三甲
13	河北省人民医院	河北	石家庄	三甲
14	宁波市医疗中心李惠利医院	浙江	宁波	三甲
15	大连市中心医院	辽宁	大连	三甲

表 19　2021 年省单内分泌科 15 强

名次	医院	省(区、市)	城市	级别
1	山东大学第二医院	山东	济南	三甲
2	河北省人民医院	河北	石家庄	三甲
3	内蒙古医科大学附属医院	内蒙古	呼和浩特	三甲
4	甘肃省人民医院	甘肃	兰州	三甲
5	郑州市中心医院	河南	郑州	三甲
6	南京市第一医院	江苏	南京	三甲
7	南京医科大学第二附属医院	江苏	南京	三甲
8	首都医科大学附属北京世纪坛医院	北京	北京	三甲
9	云南省第一人民医院	云南	昆明	三甲
10	山西省人民医院	山西	太原	三甲
11	重庆大学附属三峡医院	重庆	重庆	三甲
12	山西医科大学第二医院	山西	太原	三甲
13	上海市同济医院	上海	上海	三甲
14	成都市第二人民医院	四川	成都	三甲
15	哈尔滨医科大学附属第四医院	黑龙江	哈尔滨	三甲

表 20　2021 年省单血液科 15 强

名次	医院	省(区、市)	城市	级别
1	山东大学第二医院	山东	济南	三甲
2	山西医科大学第二医院	山西	太原	三甲
3	哈尔滨市第一医院	黑龙江	哈尔滨	三甲
4	内蒙古医科大学附属医院	内蒙古	呼和浩特	三甲
5	云南省第一人民医院	云南	昆明	三甲
6	青海省人民医院	青海	西宁	三甲
7	甘肃省人民医院	甘肃	兰州	三甲
8	海南省人民医院	海南	海口	三甲
9	上海市同济医院	上海	上海	三甲
10	重庆大学附属三峡医院	重庆	重庆	三甲
11	北京清华长庚医院	北京	北京	三级
12	郑州市中心医院	河南	郑州	三甲
13	安徽医科大学第二附属医院	安徽	合肥	三甲
14	青海大学附属医院	青海	西宁	三甲
15	广西壮族自治区人民医院	广西	南宁	三甲

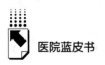

表21　2021年省单肿瘤内科15强

名次	医院	省(区、市)	城市	级别
1	山东大学第二医院	山东	济南	三甲
2	云南省第一人民医院	云南	昆明	三甲
3	内蒙古医科大学附属医院	内蒙古	呼和浩特	三甲
4	河北省人民医院	河北	石家庄	三甲
5	青海大学附属医院	青海	西宁	三甲
6	山西医科大学第二医院	山西	太原	三甲
7	南京市第一医院	江苏	南京	三甲
8	南京医科大学第二附属医院	江苏	南京	三甲
9	深圳市第二人民医院	广东	深圳	三甲
10	天津市天津医院	天津	天津	三甲
11	海南医学院第一附属医院	海南	海口	三甲
12	重庆大学附属三峡医院	重庆	重庆	三甲
13	北京清华长庚医院	北京	北京	三级
14	郑州市中心医院	河南	郑州	三甲
15	大连大学附属中山医院	辽宁	大连	三甲

表22　2021年省单儿内科15强

名次	医院	省(区、市)	城市	级别
1	山东大学第二医院	山东	济南	三甲
2	云南省第一人民医院	云南	昆明	三甲
3	重庆大学附属三峡医院	重庆	重庆	三甲
4	南京医科大学第二附属医院	江苏	南京	三甲
5	郑州市中心医院	河南	郑州	三甲
6	贵州省人民医院	贵州	贵阳	三甲
7	内蒙古医科大学附属医院	内蒙古	呼和浩特	三甲
8	广西壮族自治区人民医院	广西	南宁	三甲
9	河北省人民医院	河北	石家庄	三甲
10	北京清华长庚医院	北京	北京	三级
11	上海市同济医院	上海	上海	三甲
12	成都市第三人民医院	四川	成都	三甲
13	昆明医科大学第二附属医院	云南	昆明	三甲
14	海南省人民医院	海南	海口	三甲
15	暨南大学附属第一医院	广东	广州	三甲

表23 2021年省单康复科15强

名次	医院	省(区、市)	城市	级别
1	郑州市中心医院	河南	郑州	三甲
2	重庆大学附属三峡医院	重庆	重庆	三甲
3	山东大学第二医院	山东	济南	三甲
4	南京市第一医院	江苏	南京	三甲
5	云南省第一人民医院	云南	昆明	三甲
6	河北省人民医院	河北	石家庄	三甲
7	南京医科大学第二附属医院	江苏	南京	三甲
8	昆明医科大学第二附属医院	云南	昆明	三甲
9	云南省第二人民医院	云南	昆明	三甲
10	贵州省人民医院	贵州	贵阳	三甲
11	广西壮族自治区人民医院	广西	南宁	三甲
12	武汉市第三医院	湖北	武汉	三甲
13	山西医科大学第二医院	山西	太原	三甲
14	广州市番禺区中心医院	广东	广州	三甲
15	甘肃省人民医院	甘肃	兰州	三甲

表24 2021年省单风湿免疫科15强

名次	医院	省(区、市)	城市	级别
1	山西医科大学第二医院	山西	太原	三甲
2	内蒙古医科大学附属医院	内蒙古	呼和浩特	三甲
3	山东大学第二医院	山东	济南	三甲
4	上海市同济医院	上海	上海	三甲
5	郑州市中心医院	河南	郑州	三甲
6	北京清华长庚医院	北京	北京	三级
7	河北省人民医院	河北	石家庄	三甲
8	山西省人民医院	山西	太原	三甲
9	云南省第一人民医院	云南	昆明	三甲
10	重庆大学附属三峡医院	重庆	重庆	三甲
11	青海省人民医院	青海	西宁	三甲
12	江西省人民医院	江西	南昌	三甲
13	青海大学附属医院	青海	西宁	三甲
14	山西白求恩医院	山西	太原	三甲
15	甘肃省人民医院	甘肃	兰州	三甲

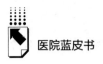

表 25　2021 年省单急诊医学科 15 强

名次	医院	省(区、市)	城市	级别
1	山东大学第二医院	山东	济南	三甲
2	内蒙古医科大学附属医院	内蒙古	呼和浩特	三甲
3	河北省人民医院	河北	石家庄	三甲
4	重庆大学附属三峡医院	重庆	重庆	三甲
5	郑州市中心医院	河南	郑州	三甲
6	海南医学院第一附属医院	海南	海口	三甲
7	广西医科大学第二附属医院	广西	南宁	三甲
8	青海省人民医院	青海	西宁	三甲
9	北京清华长庚医院	北京	北京	三级
10	山西医科大学第二医院	山西	太原	三甲
11	山西省人民医院	山西	太原	三甲
12	云南省第一人民医院	云南	昆明	三甲
13	上海市同济医院	上海	上海	三甲
14	贵州省人民医院	贵州	贵阳	三甲
15	广东省第二人民医院	广东	广州	三甲

表 26　2021 年省单健康管理科 15 强

名次	医院	省(区、市)	城市	级别
1	河北省人民医院	河北	石家庄	三甲
2	广东省第二人民医院	广东	广州	三甲
3	广西壮族自治区人民医院	广西	南宁	三甲
4	山西医科大学第二医院	山西	太原	三甲
5	河北医科大学第一医院	河北	石家庄	三甲
6	江西省人民医院	江西	南昌	三甲
7	黑龙江省医院	黑龙江	哈尔滨	三甲
8	天津市天津医院	天津	天津	三甲
9	内蒙古自治区人民医院	内蒙古	呼和浩特	三甲
10	山西省人民医院	山西	太原	三甲
11	青海省人民医院	青海	西宁	三甲
12	甘肃省人民医院	甘肃	兰州	三甲
13	宁夏回族自治区人民医院	宁夏	银川	三甲
14	贵州省人民医院	贵州	贵阳	三甲
15	内蒙古医科大学附属医院	内蒙古	呼和浩特	三甲

六　2021年地级城市医院500强及专科排行榜

（一）2021年地级城市医院500强

评价对象：位于地级城市的综合医院、中医医院、各级医学院附属综合医院和区级医院，不含专科医院和部队医院。地级城市包括地级城市〔不含省会（首府）城市和计划单列市〕、自治州、自治盟、地区。2021年地级城市医院100强、101～300名、301～500名分别见表27、表28、表29。

表27　2021年地级城市医院100强

名次	医院	得分	省（区）	城市	级别	信息化评级（EMR/互联互通/智慧服务）	2020年HIC500强综合排名
1	苏州大学附属第一医院	921.47	江苏	苏州	三甲	—/四级甲等/—	79
2	徐州医科大学附属医院	895.37	江苏	徐州	三甲		101～300
3	温州医科大学附属第一医院	867.14	浙江	温州	三甲	五级/四级甲等/—	25
4	烟台毓璜顶医院	839.79	山东	烟台	三甲	—/四级甲等/—	35
5	聊城市人民医院	827.10	山东	聊城	三甲	—/四级甲等/—	101～300
6	汕头大学医学院第一附属医院	819.00	广东	汕头	三甲		101～300
7	佛山市第一人民医院	813.67	广东	佛山	三甲	—/四级甲等/—	101～300
8	临沂市人民医院	806.18	山东	临沂	三甲	五级/四级甲等/—	101～300
9	湖北省十堰市太和医院	800.22	湖北	十堰	三甲	—/四级甲等/—	101～300
10	济宁市第一人民医院	796.59	山东	济宁	三甲		101～300
11	徐州市中心医院	792.21	江苏	徐州	三甲		101～300
12	沧州市中心医院	789.30	河北	沧州	三甲	—/四级甲等/—	101～300
13	南方医科大学附属东莞医院(东莞市人民医院)	783.92	广东	东莞	三甲		101～300
14	济宁医学院附属医院	779.12	山东	济宁	三甲	—/四级甲等/—	84
15	遵义医科大学附属医院	767.13	贵州	遵义	三甲		301～500
16	无锡市人民医院	757.56	江苏	无锡	三甲	五级/四级甲等/—	101～300
17	常州市第一人民医院	756.64	江苏	常州	三甲		

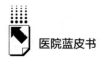

名次	医院	得分	省（区）	城市	级别	信息化评级（EMR/互联互通/智慧服务）	2020年HIC500强综合排名
18	南通大学附属医院	753.10	江苏	南通	三甲		
19	温州医科大学附属第二医院	751.34	浙江	温州	三甲	—/四级甲等/—	301~500
20	梅州市人民医院	746.80	广东	梅州	三甲	五级/四级乙等/—	101~300
21	郴州市第一人民医院	745.12	湖南	郴州	三甲	—/四级甲等/—	101~300
22	西南医科大学附属医院	738.92	四川	泸州	三甲	—/四级甲等/—	301~500
23	江苏省苏北人民医院	732.93	江苏	扬州	三甲	六级/—/三级	22
24	新乡医学院第一附属医院	732.58	河南	新乡	三甲		301~500
25	浙江省台州医院	727.35	浙江	台州	三甲	五级/四级甲等/—	43
26	中山市人民医院	718.70	广东	中山	三甲		101~300
27	广东医科大学附属医院	698.40	广东	湛江	三甲	—/四级甲等/—	101~300
28	惠州市中心人民医院	690.38	广东	惠州	三甲		
29	潍坊市人民医院	679.87	山东	潍坊	三甲		
30	宜昌市中心人民医院	676.05	湖北	宜昌	三甲	—/四级甲等/—	101~300
31	佛山市中医院	675.69	广东	佛山	三甲		301~500
32	蚌埠医学院第一附属医院	667.36	安徽	蚌埠	三甲		301~500
33	金华市中心医院	659.82	浙江	金华	三甲	—/四级甲等/—	101~300
34	苏州市立医院	658.34	江苏	苏州	三甲	五级/四级甲等/—	101~300
35	襄阳市中心医院	656.44	湖北	襄阳	三甲		
36	淮安第一人民医院	653.44	江苏	淮安	三甲	五级/四级甲等/—	80
37	江门市中心医院	646.86	广东	江门	三甲		301~500
38	泉州市第一医院	634.74	福建	泉州	三甲		301~500
39	常州市第二人民医院	617.74	江苏	常州	三甲	—/四级甲等/—	101~300
40	粤北人民医院	605.55	广东	韶关	三甲	—/四级甲等/—	101~300
41	绵阳市中心医院	604.41	四川	绵阳	三甲		
42	柳州市工人医院	583.59	广西	柳州	三甲	五级/四级甲等/—	101~300
43	汕头市中心医院	580.42	广东	汕头	三甲	—/四级甲等/—	301~500
44	柳州市人民医院	579.23	广西	柳州	三甲	—/四级甲等/—	
45	苏州大学附属第二医院	569.69	江苏	苏州	三甲	—/四级甲等/—	301~500
46	泰州市人民医院	564.38	江苏	泰州	三甲	五级/四级甲等/—	101~300
47	福建医科大学附属第二医院	561.42	福建	泉州	三甲		
48	清远市人民医院	548.25	广东	清远	三甲		101~300

名次	医院	得分	省(区)	城市	级别	信息化评级（EMR/互联互通/智慧服务）	2020 年HIC500 强综合排名
49	十堰市人民医院	547.73	湖北	十堰	三甲	—/四级甲等/—	
50	川北医学院附属医院	530.20	四川	南充	三甲	—/四级甲等/—	301～500
51	河南科技大学第一附属医院	528.40	河南	洛阳	三甲	—/四级甲等/—	301～500
52	连云港市第一人民医院	519.71	江苏	连云港	三甲	六级/四级甲等/三级	64
53	南阳市中心医院	508.59	河南	南阳	三甲		301～500
54	滨州医学院附属医院	508.05	山东	滨州	三甲	—/四级甲等/—	92
55	遂宁市中心医院	506.22	四川	遂宁	三甲	—/四级甲等/—	
56	齐齐哈尔市第一医院	504.94	黑龙江	齐齐哈尔	三甲		301～500
57	南华大学附属第一医院	497.89	湖南	衡阳	三甲		
58	邯郸市中心医院	477.70	河北	邯郸	三甲		
59	泰安市中心医院	472.09	山东	泰安	三甲	—/四级甲等/—	
60	大庆油田总医院	467.16	黑龙江	大庆	三甲		
61	盐城市第一人民医院	466.94	江苏	盐城	三甲		
62	皖南医学院弋矶山医院	460.16	安徽	芜湖	三甲		301～500
63	新乡市中心医院	454.88	河南	新乡	三甲		
64	常德市第一人民医院	444.90	湖南	常德	三甲		
65	绍兴市人民医院	441.46	浙江	绍兴	三甲		
66	湛江中心人民医院	436.03	广东	湛江	三甲		
67	株洲市中心医院	433.95	湖南	株洲	三甲		
68	江苏大学附属医院	432.70	江苏	镇江	三甲	五级/四级甲等/—	101～300
69	德阳市人民医院	432.43	四川	德阳	三甲	—/四级甲等/—	301～500
70	丽水市中心医院	432.26	浙江	丽水	三甲		301～500
71	唐山市工人医院	431.42	河北	唐山	三甲		
72	漳州市医院	430.57	福建	漳州	三甲	五级/四级甲等/—	301～500
73	荆州市中心医院	425.22	湖北	荆州	三甲		
74	无锡市第二人民医院	425.03	江苏	无锡	三甲	五级/四级甲等/—	36
75	湖州市中心医院	422.86	浙江	湖州	三甲	—/四级甲等/—	301～500
76	商丘市第一人民医院	420.94	河南	商丘	三甲		
77	荆州市第一人民医院	417.39	湖北	荆州	三甲		
78	邵阳市中心医院	416.35	湖南	邵阳	三甲		
79	承德医学院附属医院	414.91	河北	承德	三甲	—/四级甲等/—	301～500
80	延安大学附属医院	414.20	陕西	延安	三甲	—/四级甲等/—	301～500

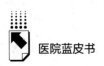

续表

名次	医院	得分	省(区)	城市	级别	信息化评级 (EMR/互联互通/ 智慧服务)	2020 年 HIC500 强 综合排名
81	淄博市中心医院	411.42	山东	淄博	三甲		
82	镇江市第一人民医院	410.80	江苏	镇江	三甲	五级/四级甲等/—	101~300
83	曲靖市第一人民医院	405.65	云南	曲靖	三甲	—/四级乙等/—	301~500
84	珠海市人民医院	405.29	广东	珠海	三甲	五级/四级甲等/—	83
85	南充市中心医院	404.94	四川	南充	三甲	—/四级甲等/—	301~500
86	陕西中医药大学附属医院	404.03	陕西	咸阳	三甲		
87	锦州医科大学附属第一医院	398.80	辽宁	锦州	三甲	—/四级甲等/—	101~300
88	佛山复星禅诚医院	397.81	广东	佛山	三甲		
89	河北省沧州中西医结合医院	395.62	河北	沧州	三甲	五级/—/—	101~300
90	东莞东华医院	394.80	广东	东莞	三甲		301~500
91	扬州大学附属医院	388.14	江苏	扬州	三甲		
92	恩施土家族苗族自治州中心医院	384.61	湖北	恩施州	三甲		301~500
93	赣州市人民医院	382.60	江西	赣州	三甲		
94	中山大学附属第五医院	381.29	广东	珠海	三甲	—/四级甲等/—	301~500
95	河北大学附属医院	379.21	河北	保定	三甲		301~500
96	茂名市人民医院	376.55	广东	茂名	三甲		
97	鄂东医疗集团黄石市中心医院	373.10	湖北	黄石	三甲	六级/四级甲等/—	24
98	龙岩市第一医院	367.92	福建	龙岩	三甲	—/四级甲等/—	301~500
99	赣南医学院第一附属医院	361.02	江西	赣州	三甲	—/四级乙等/—	301~500
100	襄阳市第一人民医院	350.28	湖北	襄阳	三甲		

表28　2021 年地级城市医院 101~300 名

名次	医院	省(区)	城市	级别	信息化评级 (EMR/互联互通/ 智慧服务)	2020 年 HIC500 强 综合排名
101	盘锦市中心医院	辽宁	盘锦	三甲		
102	娄底市中心医院	湖南	娄底	三甲		
103	吉林市中心医院	吉林	吉林	三甲	—/四级甲等/—	101~300
104	邯郸市第一医院	河北	邯郸	三甲		

续表

名次	医院	省（区）	城市	级别	信息化评级（EMR/互联互通/智慧服务）	2020 年HIC500 强综合排名
105	保定市第一中心医院	河北	保定	三甲		
106	丽水市人民医院	浙江	丽水	三甲		
107	沧州市人民医院	河北	沧州	三甲	—/四级甲等/—	301～500
108	宜宾市第二人民医院	四川	宜宾	三甲	—/四级乙等/—	301～500
109	长治医学院附属和平医院	山西	长治	三甲		
110	九江市第一人民医院	江西	九江	三甲		
111	肇庆市第一人民医院	广东	肇庆	三甲		301～500
112	延边大学附属医院	吉林	延边州	三甲		
113	临沂市中心医院	山东	临沂	三甲	—/四级甲等/—	301～500
114	菏泽市立医院	山东	菏泽	三甲	—/四级甲等/—	301～500
115	徐州市第一人民医院	江苏	徐州	三甲		
116	葫芦岛市中心医院	辽宁	葫芦岛	三甲		
117	佳木斯市中心医院	黑龙江	佳木斯	三甲		
118	湘潭市中心医院	湖南	湘潭	三甲	—/四级甲等/—	
119	鄂尔多斯市中心医院	内蒙古	鄂尔多斯	三甲	五级/—/—	101～300
120	河南大学淮河医院	河南	开封	三甲		
121	佳木斯大学附属第一医院	黑龙江	佳木斯	三甲		301～500
122	阜阳市人民医院	安徽	阜阳	三甲	五级/—/—	101～300
123	日照市人民医院	山东	日照	三甲	五级/—/—	301～500
124	邢台市人民医院	河北	邢台	三甲		
125	六安市人民医院	安徽	六安	三甲		301～500
126	桂林医学院附属医院	广西	桂林	三甲		
127	石河子大学医学院第一附属医院	新疆	石河子（自治区直辖县）	三甲		
128	德州市人民医院	山东	德州	三甲		
129	江南大学附属医院	江苏	无锡	三甲	—/四级甲等/—	101～300
130	赤峰学院附属医院	内蒙古	赤峰	三甲	五级/四级甲等/三级	101～300
131	秦皇岛市第一医院	河北	秦皇岛	三甲	五级/—/—	101～300
132	包头市中心医院	内蒙古	包头	三甲	—/四级甲等/—	97
133	嘉兴市第一医院	浙江	嘉兴	三甲	五级/四级甲等/—	301～500

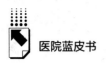

续表

名次	医院	省（区）	城市	级别	信息化评级（EMR/互联互通/智慧服务）	2020年HIC500强综合排名
134	玉溪市人民医院	云南	玉溪	三甲	—/四级甲等/—	
135	荆门市第一人民医院	湖北	荆门	三甲	—/四级甲等/—	
136	宜宾市第一人民医院	四川	宜宾	三甲	—/四级甲等/—	
137	驻马店市中心医院	河南	驻马店	三甲		
138	潍坊医学院附属医院	山东	潍坊	三甲		
139	吉林市人民医院	吉林	吉林	三甲		
140	齐齐哈尔医学院附属第一医院	黑龙江	齐齐哈尔	三甲		
141	西南医科大学附属中医医院	四川	泸州	三甲		
142	洛阳市中心医院	河南	洛阳	三甲	五级/—/—	101~300
143	达州市中心医院	四川	达州	三甲		
144	齐齐哈尔医学院附属第三医院	黑龙江	齐齐哈尔	三甲	—/四级甲等/—	
145	中山市中医院	广东	中山	三甲		
146	濮阳市油田总医院	河南	濮阳	三甲		
147	亳州市人民医院	安徽	亳州	三甲		
148	烟台市烟台山医院	山东	烟台	三甲		
149	胜利油田中心医院	山东	东营	三甲	—/四级甲等/—	
150	滨州市人民医院	山东	滨州	三甲		
151	东莞康华医院	广东	东莞	三甲		301~500
152	莆田学院附属医院	福建	莆田	三甲	五级/四级甲等/—	
153	濮阳市人民医院	河南	濮阳	三甲		
154	潍坊市中医院	山东	潍坊	三甲	—/四级甲等/—	
155	运城市中心医院	山西	运城	三甲		
156	自贡市第一人民医院	四川	自贡	三甲		
157	内蒙古科技大学包头医学院第一附属医院	内蒙古	包头	三甲		
158	盐城市第三人民医院	江苏	盐城	三甲		
159	漯河市中心医院	河南	漯河	三甲		
160	孝感市中心医院	湖北	孝感	三甲		
161	衢州市人民医院	浙江	衢州	三甲		
162	安庆市立医院	安徽	安庆	三甲		

名次	医院	省（区）	城市	级别	信息化评级（EMR/互联互通/智慧服务）	2020年HIC500强综合排名
163	喀什地区第一人民医院	新疆	喀什地区	三甲		
164	威海市立医院	山东	威海	三甲	一/四级甲等/—	
165	右江民族医学院附属医院	广西	百色	三甲		
166	怀化市第一人民医院	湖南	怀化	三甲		
167	随州市中心医院	湖北	随州	三甲		
168	国药同煤总医院	山西	大同	三甲	六级/四级甲等/—	41
169	华北理工大学附属医院	河北	唐山	三甲		
170	三门峡市中心医院	河南	三门峡	三甲		
171	四平市中心医院	吉林	四平	三甲		
172	齐齐哈尔医学院附属第二医院	黑龙江	齐齐哈尔	三甲		
173	莆田市第一医院	福建	莆田	三甲		
174	钦州市第一人民医院	广西	钦州	三甲		
175	芜湖市第二人民医院	安徽	芜湖	三甲	一/四级甲等/—	301~500
176	唐山市人民医院	河北	唐山	三甲		
177	山东第一医科大学第二附属医院	山东	泰安	三甲	一/四级甲等/—	
178	朝阳市中心医院	辽宁	朝阳	三甲	一/四级甲等/—	301~500
179	周口市中心医院	河南	周口	三甲	五级/—/—	301~500
180	开封市中心医院	河南	开封	三甲		
181	乐山市人民医院	四川	乐山	三甲		
182	河南大学第一附属医院	河南	开封	三甲		
183	牡丹江医学院附属红旗医院	黑龙江	牡丹江	三甲		
184	南华大学附属第二医院	湖南	衡阳	三甲		
185	北海市人民医院	广西	北海	三甲		
186	大庆市人民医院	黑龙江	大庆	三甲		
187	玉林市第一人民医院	广西	玉林	三甲		
188	宜昌市第一人民医院	湖北	宜昌	三甲	一/四级甲等/—	101~300
189	大同市第五人民医院	山西	大同	三甲		301~500
190	攀枝花市中心医院	四川	攀枝花	三甲		
191	内蒙古包钢医院	内蒙古	包头	三甲	一/四级甲等/—	301~500

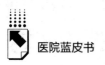

续表

名次	医院	省(区)	城市	级别	信息化评级 (EMR/互联互通/ 智慧服务)	2020 年 HIC500 强 综合排名
192	牡丹江市第二人民医院	黑龙江	牡丹江	三甲		
193	阳江市人民医院	广东	阳江	三甲	五级/四级甲等/—	101～300
194	南通市第一人民医院	江苏	南通	三甲	五级/四级甲等/—	
195	滁州市第一人民医院	安徽	滁州	三甲		
196	信阳市中心医院	河南	信阳	三甲		
197	嘉兴市第二医院	浙江	嘉兴	三甲		
198	普洱市人民医院	云南	普洱	三甲		
199	聊城市第二人民医院	山东	聊城	三甲		
200	大同市第三人民医院	山西	大同	三甲	—/四级甲等/—	101～300
201	本溪市中心医院	辽宁	本溪	三甲		
202	连云港市第二人民医院	江苏	连云港	三甲		301～500
203	辽宁省健康产业集团抚矿总医院	辽宁	抚顺	三甲		
204	许昌市中心医院	河南	许昌	三甲		301～500
205	平顶山市第一人民医院	河南	平顶山	三甲		
206	榆林市第一医院	陕西	榆林	三甲		
207	安阳市人民医院	河南	安阳	三甲		
208	三明市第一医院	福建	三明	三甲		
209	大庆龙南医院	黑龙江	大庆	三甲		
210	牡丹江市第一人民医院	黑龙江	牡丹江	三甲		
211	苏州九龙医院	江苏	苏州	三甲		
212	揭阳市人民医院	广东	揭阳	三甲		
213	萍乡市人民医院	江西	萍乡	三甲		
214	荆门市第二人民医院	湖北	荆门	三甲		
215	汕头大学医学院第二附属医院	广东	汕头	三甲		
216	南京鼓楼医院集团宿迁市人民医院	江苏	宿迁	三甲		
217	贵港市人民医院	广西	贵港	三甲		
218	台州市立医院	浙江	台州	三乙	—/四级甲等/—	101～300
219	绵阳市第三人民医院	四川	绵阳	三甲		
220	温州市人民医院	浙江	温州	三甲		
221	汉中市中心医院	陕西	汉中	三甲		

名次	医院	省（区）	城市	级别	信息化评级（EMR/互联互通/智慧服务）	2020年HIC500强综合排名
222	宜春市人民医院	江西	宜春	三甲		
223	常州市中医医院	江苏	常州	三甲		
224	广西壮族自治区南溪山医院	广西	桂林	三甲		
225	廊坊市人民医院	河北	廊坊	三甲		
226	柳州市中医医院	广西	柳州	三甲	五级/—/—	101~300
227	辽阳市中心医院	辽宁	辽阳	三甲		
228	温州市中心医院	浙江	温州	三甲	—/四级甲等/—	301~500
229	国药东风总医院	湖北	十堰	三甲		
230	九江学院附属医院	江西	九江	三甲	—/四级甲等/—	
231	安康市中心医院	陕西	安康	三甲		
232	张家口市第一医院	河北	张家口	三甲		
233	梧州市红十字会医院	广西	梧州	三甲		301~500
234	安顺市人民医院	贵州	安顺	三甲		
235	舟山医院	浙江	舟山	三甲		
236	鄂州市中心医院	湖北	鄂州	三甲		
237	河北北方学院附属第一医院	河北	张家口	三甲		
238	铜陵市人民医院	安徽	铜陵	三甲	—/四级甲等/—	301~500
239	延安大学咸阳医院	陕西	咸阳	三甲		
240	文山壮族苗族自治州人民医院	云南	文山州	三甲		
241	枣庄市立医院	山东	枣庄	三甲		
242	福建省南平市第一医院	福建	南平	三甲	—/四级甲等/—	
243	襄阳市中医医院（襄阳市中医药研究所）	湖北	襄阳	三甲		
244	鞍山市中心医院	辽宁	鞍山	三甲		
245	宝鸡市中心医院	陕西	宝鸡	三甲		
246	焦作市人民医院	河南	焦作	三甲		
247	淄博市第一医院	山东	淄博	三甲		
248	铁岭市中心医院	辽宁	铁岭	三甲		
249	呼伦贝尔市人民医院	内蒙古	呼伦贝尔	三甲	—/四级甲等/—	101~300
250	华北医疗健康集团峰峰总医院	河北	邯郸	三甲		

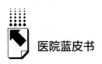
续表

名次	医院	省(区)	城市	级别	信息化评级 (EMR/互联互通/ 智慧服务)	2020年 HIC500强 综合排名
251	鞍钢集团总医院	辽宁	鞍山	三甲		
252	佛山市第二人民医院	广东	佛山	三甲		
253	鹤壁市人民医院	河南	鹤壁	三甲		
254	淮安市第二人民医院	江苏	淮安	三甲	—/四级甲等/—	301～500
255	新乡市第一人民医院	河南	新乡	三甲		
256	咸宁市中心医院	湖北	咸宁	三甲		
257	铜仁市人民医院	贵州	铜仁	三甲		301～500
258	昭通市第一人民医院	云南	昭通	三甲		
259	广元市中心医院	四川	广元	三甲		
260	自贡市第四人民医院	四川	自贡	三甲	—/四级甲等/—	
261	宜昌市第二人民医院	湖北	宜昌	三甲		
262	咸阳市中心医院	陕西	咸阳	三甲		
263	益阳市中心医院	湖南	益阳	三甲		
264	渭南市中心医院	陕西	渭南	三甲		
265	中山市小榄人民医院	广东	中山	三甲		
266	通辽市医院	内蒙古	通辽	三甲		
267	大理白族自治州人民医院	云南	大理州	三甲		
268	宁德市闽东医院	福建	宁德	三甲		
269	永州市中心医院	湖南	永州	三甲		
270	百色市人民医院	广西	百色	三甲		
271	临汾市人民医院	山西	临汾	三甲		
272	楚雄彝族自治州人民医院	云南	楚雄州	三甲		
273	宁德市医院	福建	宁德	三甲		
274	北华大学附属医院	吉林	吉林	三甲		
275	淮北矿工总医院	安徽	淮北	三甲		
276	钦州市第二人民医院	广西	钦州	三甲		
277	辽宁省健康产业集团阜新矿总医院	辽宁	阜新	三甲		
278	庆阳市人民医院	甘肃	庆阳	三甲		
279	新余市人民医院	江西	新余	三甲		
280	江门市五邑中医院	广东	江门	三甲		

名次	医院	省(区)	城市	级别	信息化评级 (EMR/互联互通/ 智慧服务)	2020年 HIC500强 综合排名
281	蚌埠医学院第二附属医院	安徽	蚌埠	三甲		
282	承德市中心医院	河北	承德	三甲		
283	天水市第一人民医院	甘肃	天水	三甲		
284	岳阳市中心医院	湖南	岳阳	三甲		
285	南阳市第二人民医院	河南	南阳	三甲		
286	浙江大学医学院附属第四医院	浙江	金华	三甲	一/五级乙等/一	101~300
287	台州市中心医院	浙江	台州	三甲	一/四级甲等/一	301~500
288	安徽理工大学第一附属医院(淮南市第一人民医院)	安徽	淮南	三甲		
289	中山市博爱医院	广东	中山	三甲		
290	湖州市第一人民医院	浙江	湖州	三甲		
291	凉山彝族自治州第一人民医院	四川	凉山州	三甲		
292	淄博市市立医院	山东	淄博	三甲	一/四级甲等/一	301~500
293	焦作市第二人民医院	河南	焦作	三甲		301~500
294	贵州医科大学第二附属医院	贵州	黔东南州	三甲		
295	南方医科大学顺德医院	广东	佛山	三甲		
296	威海市中心医院	山东	威海	三甲		
297	酒泉市人民医院	甘肃	酒泉	三甲		
298	绍兴第二医院	浙江	绍兴	三乙		
299	汕头潮南民生医院	广东	汕头	三乙		
300	徐州矿务集团总医院	江苏	徐州	三甲	一/四级甲等/一	301~500

注：根据国家医疗保障局曝光台和各省（区）医疗保障局文件，贵州省、内蒙古自治区、山东省、浙江省各有1家医院存在多收费、分解收费、超标准收费、串换收费、冒名顶替、虚假住院或其他违规结算医保基金行为。以上违规事件触碰了诚信服务的"一票否决四要素"原则。因此艾力彼医院竞争力指数委员会在本年度评价中暂停以上医院300强排名一年。

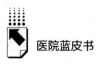

表29 2021年地级城市医院301~500名

医院	城市	级别	是否公立	医院	城市	级别	是否公立
黑龙江省							
鹤岗市人民医院	鹤岗	三甲	是	七台河市人民医院	七台河	三甲	是
鹤岗鹤矿医院	鹤岗	三甲	否	双鸭山双矿医院	双鸭山	三甲	否
鸡西鸡矿医院	鸡西	三甲	是	绥化市第一医院	绥化	三甲	是
吉林省							
吉化总医院	吉林	三甲	是	松原市中心医院	松原	三级	是
吉林医药学院附属医院	吉林	三甲	是	松原吉林油田医院	松原	三甲	否
四平市第一人民医院	四平	三乙	是	通化市中心医院	通化	三甲	是
辽宁省							
本钢总医院	本溪	三甲	是	锦州医科大学附属第三医院	锦州	三甲	是
朝阳市第二医院	朝阳	三甲	是	锦州市中心医院	锦州	三甲	是
丹东市中心医院	丹东	三甲	是	盘锦辽油宝石花医院	盘锦	三甲	否
抚顺市中心医院	抚顺	三甲	是	营口市中心医院	营口	三甲	是
河北省							
保定市第二医院	保定	三甲	是	哈励逊国际和平医院	衡水	三甲	是
保定市第一医院	保定	三甲	是	唐山市丰润区人民医院	唐山	三级	是
河北工程大学附属医院	邯郸	三甲	是				
内蒙古自治区							
巴彦淖尔市医院	巴彦淖尔	三甲	是	乌海市人民医院	乌海	三甲	是
包头医学院第二附属医院	包头	三乙	是	乌兰察布市中心医院	乌兰察布	三甲	是
内蒙古林业总医院	呼伦贝尔	三甲	是	兴安盟人民医院	兴安盟	三甲	是
山西省							
晋城大医院	晋城	三甲	是	吕梁市人民医院	吕梁	三甲	是
晋城市人民医院	晋城	三甲	是	忻州市人民医院	忻州	三甲	是
晋中第一人民医院	晋中	三甲	是	阳泉煤业总医院	阳泉	三甲	是
临汾市中心医院	临汾	三甲	是	长治市人民医院	长治	三甲	是
山西省汾阳医院	吕梁	三甲	是				

医院	城市	级别	是否公立	医院	城市	级别	是否公立
安徽省							
安庆市第一人民医院	安庆	三甲	是	六安市第二人民医院	六安	三级	是
蚌埠市第三人民医院	蚌埠	三甲	是	德驭医疗马鞍山总医院	马鞍山	三甲	否
蚌埠市第一人民医院	蚌埠	三乙	是	马鞍山市人民医院	马鞍山	三甲	是
池州市人民医院	池州	三甲	是	皖北煤电集团总医院	宿州	三甲	否
阜阳市第二人民医院	阜阳	三甲	是	宿州市立医院	宿州	三甲	是
淮南东方医院集团总医院	淮南	三级	否	芜湖市中医医院	芜湖	三甲	是
淮南新华医疗集团新华医院	淮南	三甲	否	芜湖市第一人民医院	芜湖	三甲	是
淮南朝阳医院	淮南	三乙	否	宣城市人民医院	宣城	三甲	是
黄山市人民医院	黄山	三甲	是	宣城中心医院	宣城	三级	是
六安市中医院	六安	三甲	是				
福建省							
龙岩市第二医院	龙岩	三乙	是	龙岩人民医院	龙岩	三乙	是
江苏省							
常州市武进人民医院	常州	三乙	是	宿迁市第一人民医院	宿迁	三甲	是
常州市金坛第一人民医院	常州	三级	是	泰州市第二人民医院	泰州	三级	是
南通瑞慈医院	南通	三乙	否	泰州市中医院	泰州	三甲	是
南通市通州区人民医院	南通	三级	是	无锡市中医医院	无锡	三甲	是
苏州市第九人民医院	苏州	三乙	是	徐州市中医院	徐州	三甲	是
南京医科大学附属苏州科技城医院	苏州	三级	是	扬州市江都人民医院	扬州	三级	是
苏州市中医医院	苏州	三甲	是				
江西省							
抚州市第一人民医院	抚州	三甲	是	九江市中医医院	九江	三甲	是
景德镇市第一人民医院	景德镇	三甲	是	上饶市人民医院	上饶	三甲	是
山东省							
滨州市中心医院	滨州	三甲	是	泰安市中医医院	泰安	三甲	是
菏泽市牡丹人民医院	菏泽	三乙	是	阳光融和医院	潍坊	三甲	否
济宁市兖州区人民医院（济宁医学院附属医院兖州院区）	济宁	三甲	是	滨州医学院烟台附属医院	烟台	三甲	是
临沂市中医医院	临沂	三甲	是	枣庄矿业集团中心医院	枣庄	三甲	是
日照市中医医院	日照	三甲	是	北大医疗鲁中医院	淄博	三甲	否

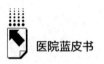

续表

医院	城市	级别	是否公立	医院	城市	级别	是否公立
浙江省							
金华市人民医院	金华	三乙	是	绍兴市上虞区人民医院	绍兴	三乙	是
金华市中医医院	金华	三甲	是	绍兴市市立医院	绍兴	三甲	是
绍兴市中心医院	绍兴	三乙	是	温州市中医院	温州	三甲	是
河南省							
安阳地区医院	安阳	三甲	是	南阳医专第一附属医院	南阳	三甲	是
安阳市中医院	安阳	三甲	是	平煤神马集团总医院	平顶山	三甲	否
河南能源焦煤中央医院	焦作	三甲	否	平顶山市第二人民医院	平顶山	三级	是
开封市中医院	开封	三甲	是	黄河三门峡医院	三门峡	三甲	是
洛阳东方医院	洛阳	三级	否	新乡医学院第三附属医院	新乡	三级	是
河南科技大学第二附属医院	洛阳	三甲	是	许昌市人民医院	许昌	三级	是
南阳南石医院	南阳	三甲	否	驻马店市第一人民医院	驻马店	三级	是
南阳市第一人民医院	南阳	三甲	是				
湖北省							
湖北民族大学附属民大医院	恩施州	三甲	是	荆州市第二人民医院	荆州	三级	是
黄冈市中心医院	黄冈	三甲	是	三峡大学附属仁和医院	宜昌	三甲	是
黄石爱康医院	黄石	三甲	否				
湖南省							
常德市第一中医医院	常德	三甲	是	邵阳学院附属第一医院	邵阳	三甲	是
湘南学院附属医院	郴州	三甲	是	湘潭市第一人民医院	湘潭	三甲	是
衡阳市中心医院	衡阳	三甲	是	湘西自治州人民医院	湘西州	三甲	是
南华大学附属南华医院	衡阳	三甲	是	岳阳市人民医院	岳阳	三甲	是
怀化市第二人民医院	怀化	三甲	是	张家界市人民医院	张家界	三甲	是
湖南医药学院第一附属医院	怀化	三甲	是	湖南省直中医医院	株洲	三甲	是
广东省							
潮州市中心医院	潮州	三甲	是	惠州市第一人民医院	惠州	三甲	是
潮州市人民医院	潮州	三级	是	江门市人民医院	江门	三甲	是
东莞市松山湖中心医院	东莞	三甲	是	茂名市中医院	茂名	三甲	是
东莞市中医院	东莞	三甲	是	中山大学附属第三医院粤东医院	梅州	三甲	是
东莞市滨海湾中心医院	东莞	三甲	是	韶关市第一人民医院	韶关	三甲	是

医院	城市	级别	是否公立	医院	城市	级别	是否公立
广东省							
佛山市南海区人民医院	佛山	三甲	是	云浮市人民医院	云浮	三甲	是
河源市人民医院	河源	三甲	是	湛江市第二人民医院	湛江	二甲	是
惠州市第三人民医院	惠州	三甲	是	遵义医科大学第五附属（珠海）医院	珠海	三级	是
广西壮族自治区							
桂林市人民医院	桂林	三甲	是	柳州市柳铁中心医院	柳州	三甲	是
河池市人民医院	河池	三甲	是	梧州市工人医院	梧州	三甲	是
贺州市人民医院	贺州	三甲	是	玉林市红十字会医院	玉林	三级	是
海南省							
儋州市人民医院	儋州	三甲	是	海南省第三人民医院	三亚	三甲	是
甘肃省							
定西市人民医院	定西	三甲	是	武威市人民医院	武威	三甲	是
临夏州人民医院	临夏州	三甲	是	河西学院附属张掖人民医院	张掖	三甲	是
宁夏回族自治区							
固原市人民医院	固原	三乙	是	吴忠市人民医院	吴忠	三乙	是
宁夏第五人民医院	石嘴山	三乙	是				
陕西省							
安康市中医医院	安康	三甲	是	咸阳市第一人民医院	咸阳	三甲	是
宝鸡市人民医院	宝鸡	三甲	是	陕西省核工业二一五医院	咸阳	三甲	是
宝鸡市中医医院	宝鸡	三甲	是	陕西中医药大学第二附属医院	咸阳	三甲	是
三二〇一医院	汉中	三甲	是	延安市人民医院	延安	三甲	是
商洛市中心医院	商洛	三甲	是	榆林市第二医院	榆林	三甲	是
铜川市人民医院	铜川	三甲	是				
新疆维吾尔自治区							
阿克苏地区第一人民医院	阿克苏地区	三甲	是	喀什地区第二人民医院	喀什地区	三甲	是
巴音郭楞蒙古自治州人民医院	巴音州	三甲	是	克拉玛依市中心医院	克拉玛依	三甲	是
昌吉回族自治州人民医院	昌吉州	三甲	是	克州人民医院	克州	三甲	是
和田地区人民医院	和田地区	三甲	是	伊犁州友谊医院	伊犁州	三甲	是

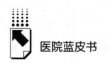
续表

医院	城市	级别	是否公立	医院	城市	级别	是否公立
贵州省							
毕节市第一人民医院	毕节	三甲	是	黔南州人民医院	黔南州	三甲	是
六盘水市人民医院	六盘水	三甲	是	黔西南州人民医院	黔西南州	三甲	是
贵州水城矿业集团总医院	六盘水	三甲	是	遵义市播州区人民医院	遵义	三级	是
黔东南州人民医院	黔东南州	三甲	是				
四川省							
巴中市中心医院	巴中	三甲	是	内江市第一人民医院	内江	三甲	是
广安市人民医院	广安	三甲	是	内江市第二人民医院	内江	三甲	是
广元市第一人民医院	广元	三甲	是	遂宁市中医院	遂宁	三甲	是
眉山市人民医院	眉山	三甲	是	雅安市人民医院	雅安	三甲	是
四川绵阳四〇四医院	绵阳	三甲	是	资阳市第一人民医院	资阳	三甲	是
云南省							
保山市人民医院	保山	三甲	是	临沧市人民医院	临沧	三甲	是
大理大学第一附属医院	大理	三甲	是	曲靖市第二人民医院	曲靖	三甲	是
德宏州人民医院	德宏州	三甲	是	西双版纳州人民医院	西双版纳州	三甲	是
红河州第一人民医院	红河州	三甲	是				

注：根据国家医疗保障局曝光台和各省（区）医疗保障局文件，安徽省、福建省、甘肃省、海南省各有1家医院存在多收费、分解收费、超标准收费、串换收费、冒名顶替、虚假住院或其他违规结算医保基金行为。以上违规事件触碰了诚信服务的"一票否决四要素"原则。因此艾力彼医院竞争力指数委员会在本年度评价中暂停以上医院500强排名一年。

（二）2021年地级城市医院专科排行榜

评价对象：进入2021年地级城市医院100强的19个专科，包括普通外科、骨科、泌尿外科、神经外科、心胸外科、妇科、产科、重症医学科（ICU）、心血管内科、呼吸内科、消化内科、血液科、神经内科、肾脏内科、内分泌科、肿瘤内科、儿内科、康复科、健康管理科。2021 年地级城市医院各专科 30 强见表 30 至表 48。

表 30 2021 年地级城市医院普通外科 30 强

名次	医院	省份	城市	级别
1	温州医科大学附属第一医院	浙江	温州	三甲
2	苏州大学附属第一医院	江苏	苏州	三甲
3	烟台毓璜顶医院	山东	烟台	三甲
4	徐州医科大学附属医院	江苏	徐州	三甲
5	汕头大学医学院第一附属医院	广东	汕头	三甲
6	聊城市人民医院	山东	聊城	三甲
7	济宁市第一人民医院	山东	济宁	三甲
8	佛山市第一人民医院	广东	佛山	三甲
9	湖北省十堰市太和医院	湖北	十堰	三甲
10	徐州市中心医院	江苏	徐州	三甲
11	临沂市人民医院	山东	临沂	三甲
12	济宁医学院附属医院	山东	济宁	三甲
13	南通大学附属医院	江苏	南通	三甲
14	遵义医科大学附属医院	贵州	遵义	三甲
15	无锡市人民医院	江苏	无锡	三甲
16	温州医科大学附属第二医院	浙江	温州	三甲
17	中山市人民医院	广东	中山	三甲
18	常州市第一人民医院	江苏	常州	三甲
19	梅州市人民医院	广东	梅州	三甲
20	南方医科大学附属东莞医院(东莞市人民医院)	广东	东莞	三甲
21	沧州市中心医院	河北	沧州	三甲
22	江苏省苏北人民医院	江苏	扬州	三甲
23	郴州市第一人民医院	湖南	郴州	三甲
24	西南医科大学附属医院	四川	泸州	三甲
25	广东医科大学附属医院	广东	湛江	三甲
26	金华市中心医院	浙江	金华	三甲
27	新乡医学院第一附属医院	河南	新乡	三甲
28	浙江省台州医院	浙江	台州	三甲
29	潍坊市人民医院	山东	潍坊	三甲
30	常州市第二人民医院	江苏	常州	三甲

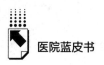
表31 2021 年地级城市医院骨科 30 强

名次	医院	省(区)	城市	级别
1	苏州大学附属第一医院	江苏	苏州	三甲
2	徐州医科大学附属医院	江苏	徐州	三甲
3	临沂市人民医院	山东	临沂	三甲
4	湖北省十堰市太和医院	湖北	十堰	三甲
5	聊城市人民医院	山东	聊城	三甲
6	徐州市中心医院	江苏	徐州	三甲
7	温州医科大学附属第二医院	浙江	温州	三甲
8	烟台毓璜顶医院	山东	烟台	三甲
9	温州医科大学附属第一医院	浙江	温州	三甲
10	济宁市第一人民医院	山东	济宁	三甲
11	南通大学附属医院	江苏	南通	三甲
12	汕头大学医学院第一附属医院	广东	汕头	三甲
13	遵义医科大学附属医院	贵州	遵义	三甲
14	惠州市中心人民医院	广东	惠州	三甲
15	佛山市第一人民医院	广东	佛山	三甲
16	济宁医学院附属医院	山东	济宁	三甲
17	常州市第一人民医院	江苏	常州	三甲
18	沧州市中心医院	河北	沧州	三甲
19	无锡市人民医院	江苏	无锡	三甲
20	浙江省台州医院	浙江	台州	三甲
21	江苏省苏北人民医院	江苏	扬州	三甲
22	南方医科大学附属东莞医院(东莞市人民医院)	广东	东莞	三甲
23	西南医科大学附属医院	四川	泸州	三甲
24	柳州市工人医院	广西	柳州	三甲
25	中山市人民医院	广东	中山	三甲
26	广东医科大学附属医院	广东	湛江	三甲
27	苏州大学附属第二医院	江苏	苏州	三甲
28	泰州市人民医院	江苏	泰州	三甲
29	延安大学附属医院	陕西	延安	三甲
30	苏州市立医院	江苏	苏州	三甲

表32 2021年地级城市医院泌尿外科30强

名次	医院	省份	城市	级别
1	苏州大学附属第一医院	江苏	苏州	三甲
2	温州医科大学附属第一医院	浙江	温州	三甲
3	烟台毓璜顶医院	山东	烟台	三甲
4	徐州医科大学附属医院	江苏	徐州	三甲
5	徐州市中心医院	江苏	徐州	三甲
6	临沂市人民医院	山东	临沂	三甲
7	梅州市人民医院	广东	梅州	三甲
8	聊城市人民医院	山东	聊城	三甲
9	济宁市第一人民医院	山东	济宁	三甲
10	常州市第一人民医院	江苏	常州	三甲
11	汕头大学医学院第一附属医院	广东	汕头	三甲
12	湖北省十堰市太和医院	湖北	十堰	三甲
13	遵义医科大学附属医院	贵州	遵义	三甲
14	无锡市人民医院	江苏	无锡	三甲
15	惠州市中心人民医院	广东	惠州	三甲
16	佛山市第一人民医院	广东	佛山	三甲
17	沧州市中心医院	河北	沧州	三甲
18	江门市中心医院	广东	江门	三甲
19	济宁医学院附属医院	山东	济宁	三甲
20	浙江省台州医院	浙江	台州	三甲
21	南方医科大学附属东莞医院（东莞市人民医院）	广东	东莞	三甲
22	南通大学附属医院	江苏	南通	三甲
23	郴州市第一人民医院	湖南	郴州	三甲
24	江苏省苏北人民医院	江苏	扬州	三甲
25	新乡医学院第一附属医院	河南	新乡	三甲
26	潍坊市人民医院	山东	潍坊	三甲
27	广东医科大学附属医院	广东	湛江	三甲
28	珠海市人民医院	广东	珠海	三甲
29	苏州大学附属第二医院	江苏	苏州	三甲
30	漳州市医院	福建	漳州	三甲

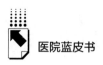

表 33　2021 年地级城市医院神经外科 30 强

名次	医院	省份	城市	级别
1	苏州大学附属第一医院	江苏	苏州	三甲
2	徐州医科大学附属医院	江苏	徐州	三甲
3	温州医科大学附属第一医院	浙江	温州	三甲
4	聊城市人民医院	山东	聊城	三甲
5	汕头大学医学院第一附属医院	广东	汕头	三甲
6	临沂市人民医院	山东	临沂	三甲
7	湖北省十堰市太和医院	湖北	十堰	三甲
8	烟台毓璜顶医院	山东	烟台	三甲
9	济宁市第一人民医院	山东	济宁	三甲
10	沧州市中心医院	河北	沧州	三甲
11	济宁医学院附属医院	山东	济宁	三甲
12	梅州市人民医院	广东	梅州	三甲
13	佛山市第一人民医院	广东	佛山	三甲
14	徐州市中心医院	江苏	徐州	三甲
15	遵义医科大学附属医院	贵州	遵义	三甲
16	无锡市人民医院	江苏	无锡	三甲
17	新乡医学院第一附属医院	河南	新乡	三甲
18	南方医科大学附属东莞医院(东莞市人民医院)	广东	东莞	三甲
19	苏州大学附属第二医院	江苏	苏州	三甲
20	温州医科大学附属第二医院	浙江	温州	三甲
21	常州市第一人民医院	江苏	常州	三甲
22	潍坊市人民医院	山东	潍坊	三甲
23	南通大学附属医院	江苏	南通	三甲
24	西南医科大学附属医院	四川	泸州	三甲
25	江苏省苏北人民医院	江苏	扬州	三甲
26	郴州市第一人民医院	湖南	郴州	三甲
27	惠州市中心人民医院	广东	惠州	三甲
28	中山市人民医院	广东	中山	三甲
29	连云港市第一人民医院	江苏	连云港	三甲
30	南阳市中心医院	河南	南阳	三甲

表34 2021年地级城市医院心胸外科30强

名次	医院	省份	城市	级别
1	苏州大学附属第一医院	江苏	苏州	三甲
2	温州医科大学附属第一医院	浙江	温州	三甲
3	徐州医科大学附属医院	江苏	徐州	三甲
4	烟台毓璜顶医院	山东	烟台	三甲
5	临沂市人民医院	山东	临沂	三甲
6	济宁市第一人民医院	山东	济宁	三甲
7	汕头大学医学院第一附属医院	广东	汕头	三甲
8	徐州市中心医院	江苏	徐州	三甲
9	南方医科大学附属东莞医院(东莞市人民医院)	广东	东莞	三甲
10	聊城市人民医院	山东	聊城	三甲
11	无锡市人民医院	江苏	无锡	三甲
12	湖北省十堰市太和医院	湖北	十堰	三甲
13	佛山市第一人民医院	广东	佛山	三甲
14	济宁医学院附属医院	山东	济宁	三甲
15	温州医科大学附属第二医院	浙江	温州	三甲
16	沧州市中心医院	河北	沧州	三甲
17	新乡医学院第一附属医院	河南	新乡	三甲
18	中山市人民医院	广东	中山	三甲
19	常州市第一人民医院	江苏	常州	三甲
20	淮安市第一人民医院	江苏	淮安	三甲
21	南通大学附属医院	江苏	南通	三甲
22	遵义医科大学附属医院	贵州	遵义	三甲
23	浙江省台州医院	浙江	台州	三甲
24	西南医科大学附属医院	四川	泸州	三甲
25	常州市第二人民医院	江苏	常州	三甲
26	宜昌市中心人民医院	湖北	宜昌	三甲
27	苏州大学附属第二医院	江苏	苏州	三甲
28	江门市中心医院	广东	江门	三甲
29	郴州市第一人民医院	湖南	郴州	三甲
30	金华市中心医院	浙江	金华	三甲

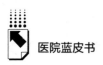
表35　2021年地级城市医院妇科30强

名次	医院	省(区)	城市	级别
1	温州医科大学附属第一医院	浙江	温州	三甲
2	苏州大学附属第一医院	江苏	苏州	三甲
3	烟台毓璜顶医院	山东	烟台	三甲
4	徐州医科大学附属医院	江苏	徐州	三甲
5	佛山市第一人民医院	广东	佛山	三甲
6	聊城市人民医院	山东	聊城	三甲
7	湖北省十堰市太和医院	湖北	十堰	三甲
8	济宁市第一人民医院	山东	济宁	三甲
9	汕头大学医学院第一附属医院	广东	汕头	三甲
10	徐州市中心医院	江苏	徐州	三甲
11	梅州市人民医院	广东	梅州	三甲
12	沧州市中心医院	河北	沧州	三甲
13	温州医科大学附属第二医院	浙江	温州	三甲
14	临沂市人民医院	山东	临沂	三甲
15	济宁医学院附属医院	山东	济宁	三甲
16	遵义医科大学附属医院	贵州	遵义	三甲
17	惠州市中心人民医院	广东	惠州	三甲
18	南通大学附属医院	江苏	南通	三甲
19	南方医科大学附属东莞医院(东莞市人民医院)	广东	东莞	三甲
20	宜昌市中心人民医院	湖北	宜昌	三甲
21	常州市第一人民医院	江苏	常州	三甲
22	无锡市人民医院	江苏	无锡	三甲
23	新乡医学院第一附属医院	河南	新乡	三甲
24	苏州市立医院	江苏	苏州	三甲
25	江苏省苏北人民医院	江苏	扬州	三甲
26	郴州市第一人民医院	湖南	郴州	三甲
27	襄阳市中心医院	湖北	襄阳	三甲
28	柳州市工人医院	广西	柳州	三甲
29	苏州大学附属第二医院	江苏	苏州	三甲
30	滨州医学院附属医院	山东	滨州	三甲

表 36   2021 年地级城市医院产科 30 强

名次	医院	省（区）	城市	级别
1	温州医科大学附属第一医院	浙江	温州	三甲
2	烟台毓璜顶医院	山东	烟台	三甲
3	苏州大学附属第一医院	江苏	苏州	三甲
4	临沂市人民医院	山东	临沂	三甲
5	徐州医科大学附属医院	江苏	徐州	三甲
6	佛山市第一人民医院	广东	佛山	三甲
7	济宁市第一人民医院	山东	济宁	三甲
8	汕头大学医学院第一附属医院	广东	汕头	三甲
9	徐州市中心医院	江苏	徐州	三甲
10	南方医科大学附属东莞医院（东莞市人民医院）	广东	东莞	三甲
11	聊城市人民医院	山东	聊城	三甲
12	湖北省十堰市太和医院	湖北	十堰	三甲
13	济宁医学院附属医院	山东	济宁	三甲
14	温州医科大学附属第二医院	浙江	温州	三甲
15	无锡市人民医院	江苏	无锡	三甲
16	遵义医科大学附属医院	贵州	遵义	三甲
17	沧州市中心医院	河北	沧州	三甲
18	西南医科大学附属医院	四川	泸州	三甲
19	南通大学附属医院	江苏	南通	三甲
20	新乡医学院第一附属医院	河南	新乡	三甲
21	浙江省台州医院	浙江	台州	三甲
22	江苏省苏北人民医院	江苏	扬州	三甲
23	宜昌市中心人民医院	湖北	宜昌	三甲
24	苏州市立医院	江苏	苏州	三甲
25	十堰市人民医院	湖北	十堰	三甲
26	柳州市人民医院	广西	柳州	三甲
27	清远市人民医院	广东	清远	三甲
28	绵阳市中心医院	四川	绵阳	三甲
29	江门市中心医院	广东	江门	三甲
30	泰安市中心医院	山东	泰安	三甲

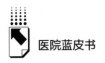

表37 2021年地级城市医院重症医学科（ICU）30强

名次	医院	省份	城市	级别
1	烟台毓璜顶医院	山东	烟台	三甲
2	苏州大学附属第一医院	江苏	苏州	三甲
3	温州医科大学附属第一医院	浙江	温州	三甲
4	徐州医科大学附属医院	江苏	徐州	三甲
5	聊城市人民医院	山东	聊城	三甲
6	济宁市第一人民医院	山东	济宁	三甲
7	佛山市第一人民医院	广东	佛山	三甲
8	徐州市中心医院	江苏	徐州	三甲
9	临沂市人民医院	山东	临沂	三甲
10	汕头大学医学院第一附属医院	广东	汕头	三甲
11	湖北省十堰市太和医院	湖北	十堰	三甲
12	南方医科大学附属东莞医院（东莞市人民医院）	广东	东莞	三甲
13	温州医科大学附属第二医院	浙江	温州	三甲
14	无锡市人民医院	江苏	无锡	三甲
15	济宁医学院附属医院	山东	济宁	三甲
16	遵义医科大学附属医院	贵州	遵义	三甲
17	中山市人民医院	广东	中山	三甲
18	南通大学附属医院	江苏	南通	三甲
19	惠州市中心人民医院	广东	惠州	三甲
20	梅州市人民医院	广东	梅州	三甲
21	常州市第一人民医院	江苏	常州	三甲
22	宜昌市中心人民医院	湖北	宜昌	三甲
23	沧州市中心医院	河北	沧州	三甲
24	蚌埠医学院第一附属医院	安徽	蚌埠	三甲
25	广东医科大学附属医院	广东	湛江	三甲
26	江苏省苏北人民医院	江苏	扬州	三甲
27	郴州市第一人民医院	湖南	郴州	三甲
28	潍坊市人民医院	山东	潍坊	三甲
29	浙江省台州医院	浙江	台州	三甲
30	新乡医学院第一附属医院	河南	新乡	三甲

表38　2021年地级城市医院心血管内科30强

名次	医院	省份	城市	级别
1	徐州医科大学附属医院	江苏	徐州	三甲
2	苏州大学附属第一医院	江苏	苏州	三甲
3	烟台毓璜顶医院	山东	烟台	三甲
4	汕头大学医学院第一附属医院	广东	汕头	三甲
5	聊城市人民医院	山东	聊城	三甲
6	温州医科大学附属第一医院	浙江	温州	三甲
7	济宁市第一人民医院	山东	济宁	三甲
8	徐州市中心医院	江苏	徐州	三甲
9	临沂市人民医院	山东	临沂	三甲
10	佛山市第一人民医院	广东	佛山	三甲
11	遵义医科大学附属医院	贵州	遵义	三甲
12	无锡市人民医院	江苏	无锡	三甲
13	梅州市人民医院	广东	梅州	三甲
14	温州医科大学附属第二医院	浙江	温州	三甲
15	沧州市中心医院	河北	沧州	三甲
16	济宁医学院附属医院	山东	济宁	三甲
17	湖北省十堰市太和医院	湖北	十堰	三甲
18	中山市人民医院	广东	中山	三甲
19	常州市第一人民医院	江苏	常州	三甲
20	宜昌市中心人民医院	湖北	宜昌	三甲
21	新乡医学院第一附属医院	河南	新乡	三甲
22	南通大学附属医院	江苏	南通	三甲
23	江苏省苏北人民医院	江苏	扬州	三甲
24	广东医科大学附属医院	广东	湛江	三甲
25	潍坊市人民医院	山东	潍坊	三甲
26	江苏大学附属医院	江苏	镇江	三甲
27	河南科技大学第一附属医院	河南	洛阳	三甲
28	泰州市人民医院	江苏	泰州	三甲
29	南方医科大学附属东莞医院(东莞市人民医院)	广东	东莞	三甲
30	泉州市第一医院	福建	泉州	三甲

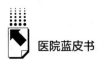

表39 2021年地级城市医院呼吸内科30强

名次	医院	省份	城市	级别
1	苏州大学附属第一医院	江苏	苏州	三甲
2	温州医科大学附属第一医院	浙江	温州	三甲
3	湖北省十堰市太和医院	湖北	十堰	三甲
4	济宁市第一人民医院	山东	济宁	三甲
5	烟台毓璜顶医院	山东	烟台	三甲
6	徐州医科大学附属医院	江苏	徐州	三甲
7	南方医科大学附属东莞医院(东莞市人民医院)	广东	东莞	三甲
8	聊城市人民医院	山东	聊城	三甲
9	徐州市中心医院	江苏	徐州	三甲
10	遵义医科大学附属医院	贵州	遵义	三甲
11	无锡市人民医院	江苏	无锡	三甲
12	汕头大学医学院第一附属医院	广东	汕头	三甲
13	临沂市人民医院	山东	临沂	三甲
14	蚌埠医学院第一附属医院	安徽	蚌埠	三甲
15	惠州市中心人民医院	广东	惠州	三甲
16	南通大学附属医院	江苏	南通	三甲
17	佛山市第一人民医院	广东	佛山	三甲
18	常州市第一人民医院	江苏	常州	三甲
19	宜昌市中心人民医院	湖北	宜昌	三甲
20	福建医科大学附属第二医院	福建	泉州	三甲
21	汕头市中心医院	广东	汕头	三甲
22	济宁医学院附属医院	山东	济宁	三甲
23	西南医科大学附属医院	四川	泸州	三甲
24	金华市中心医院	浙江	金华	三甲
25	沧州市中心医院	河北	沧州	三甲
26	广东医科大学附属医院	广东	湛江	三甲
27	温州医科大学附属第二医院	浙江	温州	三甲
28	盐城市第一人民医院	江苏	盐城	三甲
29	清远市人民医院	广东	清远	三甲
30	新乡医学院第一附属医院	河南	新乡	三甲

表40　2021年地级城市医院消化内科30强

名次	医院	省份	城市	级别
1	苏州大学附属第一医院	江苏	苏州	三甲
2	温州医科大学附属第一医院	浙江	温州	三甲
3	徐州医科大学附属医院	江苏	徐州	三甲
4	聊城市人民医院	山东	聊城	三甲
5	烟台毓璜顶医院	山东	烟台	三甲
6	临沂市人民医院	山东	临沂	三甲
7	湖北省十堰市太和医院	湖北	十堰	三甲
8	遵义医科大学附属医院	贵州	遵义	三甲
9	梅州市人民医院	广东	梅州	三甲
10	济宁市第一人民医院	山东	济宁	三甲
11	佛山市第一人民医院	广东	佛山	三甲
12	常州市第一人民医院	江苏	常州	三甲
13	徐州市中心医院	江苏	徐州	三甲
14	南通大学附属医院	江苏	南通	三甲
15	沧州市中心医院	河北	沧州	三甲
16	粤北人民医院	广东	韶关	三甲
17	济宁医学院附属医院	山东	济宁	三甲
18	惠州市中心人民医院	广东	惠州	三甲
19	汕头大学医学院第一附属医院	广东	汕头	三甲
20	温州医科大学附属第二医院	浙江	温州	三甲
21	郴州市第一人民医院	湖南	郴州	三甲
22	无锡市人民医院	江苏	无锡	三甲
23	江门市中心医院	广东	江门	三甲
24	淮安市第一人民医院	江苏	淮安	三甲
25	南方医科大学附属东莞医院(东莞市人民医院)	广东	东莞	三甲
26	浙江省台州医院	浙江	台州	三甲
27	潍坊市人民医院	山东	潍坊	三甲
28	江苏省苏北人民医院	江苏	扬州	三甲
29	遂宁市中心医院	四川	遂宁	三甲
30	无锡市第二人民医院	江苏	无锡	三甲

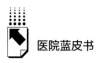

表 41 2021 年地级城市医院血液科 30 强

名次	医院	省份	城市	级别
1	苏州大学附属第一医院	江苏	苏州	三甲
2	徐州医科大学附属医院	江苏	徐州	三甲
3	温州医科大学附属第一医院	浙江	温州	三甲
4	济宁市第一人民医院	山东	济宁	三甲
5	烟台毓璜顶医院	山东	烟台	三甲
6	临沂市人民医院	山东	临沂	三甲
7	汕头大学医学院第一附属医院	广东	汕头	三甲
8	聊城市人民医院	山东	聊城	三甲
9	佛山市第一人民医院	广东	佛山	三甲
10	南通大学附属医院	江苏	南通	三甲
11	湖北省十堰市太和医院	湖北	十堰	三甲
12	沧州市中心医院	河北	沧州	三甲
13	无锡市人民医院	江苏	无锡	三甲
14	济宁医学院附属医院	山东	济宁	三甲
15	郴州市第一人民医院	湖南	郴州	三甲
16	温州医科大学附属第二医院	浙江	温州	三甲
17	淮安市第一人民医院	江苏	淮安	三甲
18	徐州市中心医院	江苏	徐州	三甲
19	西南医科大学附属医院	四川	泸州	三甲
20	襄阳市中心医院	湖北	襄阳	三甲
21	遵义医科大学附属医院	贵州	遵义	三甲
22	南方医科大学附属东莞医院(东莞市人民医院)	广东	东莞	三甲
23	常州市第一人民医院	江苏	常州	三甲
24	江苏省苏北人民医院	江苏	扬州	三甲
25	金华市中心医院	浙江	金华	三甲
26	中山市人民医院	广东	中山	三甲
27	皖南医学院弋矶山医院	安徽	芜湖	三甲
28	苏州大学附属第二医院	江苏	苏州	三甲
29	中山大学附属第五医院	广东	珠海	三甲
30	新乡医学院第一附属医院	河南	新乡	三甲

表 42　2021 年地级城市医院神经内科 30 强

名次	医院	省份	城市	级别
1	聊城市人民医院	山东	聊城	三甲
2	温州医科大学附属第一医院	浙江	温州	三甲
3	徐州医科大学附属医院	江苏	徐州	三甲
4	临沂市人民医院	山东	临沂	三甲
5	苏州大学附属第二医院	江苏	苏州	三甲
6	烟台毓璜顶医院	山东	烟台	三甲
7	汕头大学医学院第一附属医院	广东	汕头	三甲
8	苏州大学附属第一医院	江苏	苏州	三甲
9	济宁市第一人民医院	山东	济宁	三甲
10	徐州市中心医院	江苏	徐州	三甲
11	湖北省十堰市太和医院	湖北	十堰	三甲
12	新乡医学院第一附属医院	河南	新乡	三甲
13	温州医科大学附属第二医院	浙江	温州	三甲
14	遵义医科大学附属医院	贵州	遵义	三甲
15	常州市第一人民医院	江苏	常州	三甲
16	粤北人民医院	广东	韶关	三甲
17	佛山市第一人民医院	广东	佛山	三甲
18	南方医科大学附属东莞医院（东莞市人民医院）	广东	东莞	三甲
19	沧州市中心医院	河北	沧州	三甲
20	济宁医学院附属医院	山东	济宁	三甲
21	郴州市第一人民医院	湖南	郴州	三甲
22	淮安市第一人民医院	江苏	淮安	三甲
23	襄阳市中心医院	湖北	襄阳	三甲
24	梅州市人民医院	广东	梅州	三甲
25	南通大学附属医院	江苏	南通	三甲
26	西南医科大学附属医院	四川	泸州	三甲
27	江苏省苏北人民医院	江苏	扬州	三甲
28	无锡市人民医院	江苏	无锡	三甲
29	浙江省台州医院	浙江	台州	三甲
30	泉州市第一医院	福建	泉州	三甲

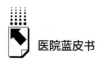

表43　2021年地级城市医院肾脏内科30强

名次	医院	省份	城市	级别
1	温州医科大学附属第一医院	浙江	温州	三甲
2	徐州医科大学附属医院	江苏	徐州	三甲
3	佛山市第一人民医院	广东	佛山	三甲
4	苏州大学附属第一医院	江苏	苏州	三甲
5	汕头大学医学院第一附属医院	广东	汕头	三甲
6	烟台毓璜顶医院	山东	烟台	三甲
7	聊城市人民医院	山东	聊城	三甲
8	南方医科大学附属东莞医院(东莞市人民医院)	广东	东莞	三甲
9	临沂市人民医院	山东	临沂	三甲
10	济宁市第一人民医院	山东	济宁	三甲
11	湖北省十堰市太和医院	湖北	十堰	三甲
12	徐州市中心医院	江苏	徐州	三甲
13	遵义医科大学附属医院	贵州	遵义	三甲
14	温州医科大学附属第二医院	浙江	温州	三甲
15	无锡市人民医院	江苏	无锡	三甲
16	常州市第一人民医院	江苏	常州	三甲
17	中山市人民医院	广东	中山	三甲
18	沧州市中心医院	河北	沧州	三甲
19	惠州市中心人民医院	广东	惠州	三甲
20	郴州市第一人民医院	湖南	郴州	三甲
21	西南医科大学附属医院	四川	泸州	三甲
22	广东医科大学附属医院	广东	湛江	三甲
23	济宁医学院附属医院	山东	济宁	三甲
24	新乡医学院第一附属医院	河南	新乡	三甲
25	江苏省苏北人民医院	江苏	扬州	三甲
26	苏州市立医院	江苏	苏州	三甲
27	江门市中心医院	广东	江门	三甲
28	淮安市第一人民医院	江苏	淮安	三甲
29	南充市中心医院	四川	南充	三甲
30	潍坊市人民医院	山东	潍坊	三甲

表44　2021年地级城市医院内分泌科30强

名次	医院	省份	城市	级别
1	温州医科大学附属第一医院	浙江	温州	三甲
2	苏州大学附属第一医院	江苏	苏州	三甲
3	聊城市人民医院	山东	聊城	三甲
4	徐州医科大学附属医院	江苏	徐州	三甲
5	临沂市人民医院	山东	临沂	三甲
6	汕头大学医学院第一附属医院	广东	汕头	三甲
7	烟台毓璜顶医院	山东	烟台	三甲
8	徐州市中心医院	江苏	徐州	三甲
9	南方医科大学附属东莞医院(东莞市人民医院)	广东	东莞	三甲
10	济宁医学院附属医院	山东	济宁	三甲
11	佛山市第一人民医院	广东	佛山	三甲
12	济宁市第一人民医院	山东	济宁	三甲
13	湖北省十堰市太和医院	湖北	十堰	三甲
14	沧州市中心医院	河北	沧州	三甲
15	无锡市人民医院	江苏	无锡	三甲
16	中山市人民医院	广东	中山	三甲
17	温州医科大学附属第二医院	浙江	温州	三甲
18	西南医科大学附属医院	四川	泸州	三甲
19	惠州市中心人民医院	广东	惠州	三甲
20	遵义医科大学附属医院	贵州	遵义	三甲
21	南通大学附属医院	江苏	南通	三甲
22	梅州市人民医院	广东	梅州	三甲
23	常州市第一人民医院	江苏	常州	三甲
24	新乡医学院第一附属医院	河南	新乡	三甲
25	粤北人民医院	广东	韶关	三甲
26	江苏省苏北人民医院	江苏	扬州	三甲
27	淮安市第一人民医院	江苏	淮安	三甲
28	郴州市第一人民医院	湖南	郴州	三甲
29	常州市第二人民医院	江苏	常州	三甲
30	德阳市人民医院	四川	德阳	三甲

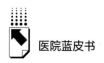

表45　2021 年地级城市医院肿瘤内科 30 强

名次	医院	省份	城市	级别
1	苏州大学附属第一医院	江苏	苏州	三甲
2	徐州医科大学附属医院	江苏	徐州	三甲
3	温州医科大学附属第一医院	浙江	温州	三甲
4	佛山市第一人民医院	广东	佛山	三甲
5	烟台毓璜顶医院	山东	烟台	三甲
6	南方医科大学附属东莞医院(东莞市人民医院)	广东	东莞	三甲
7	济宁市第一人民医院	山东	济宁	三甲
8	聊城市人民医院	山东	聊城	三甲
9	临沂市人民医院	山东	临沂	三甲
10	南通大学附属医院	江苏	南通	三甲
11	徐州市中心医院	江苏	徐州	三甲
12	湖北省十堰市太和医院	湖北	十堰	三甲
13	遵义医科大学附属医院	贵州	遵义	三甲
14	中山市人民医院	广东	中山	三甲
15	常州市第一人民医院	江苏	常州	三甲
16	济宁医学院附属医院	山东	济宁	三甲
17	梅州市人民医院	广东	梅州	三甲
18	温州医科大学附属第二医院	浙江	温州	三甲
19	沧州市中心医院	河北	沧州	三甲
20	河南科技大学第一附属医院	河南	洛阳	三甲
21	西南医科大学附属医院	四川	泸州	三甲
22	惠州市中心人民医院	广东	惠州	三甲
23	汕头大学医学院第一附属医院	广东	汕头	三甲
24	新乡医学院第一附属医院	河南	新乡	三甲
25	无锡市人民医院	江苏	无锡	三甲
26	郴州市第一人民医院	湖南	郴州	三甲
27	潍坊市人民医院	山东	潍坊	三甲
28	襄阳市中心医院	湖北	襄阳	三甲
29	宜昌市中心人民医院	湖北	宜昌	三甲
30	蚌埠医学院第一附属医院	安徽	蚌埠	三甲

表46　2021年地级城市医院儿内科30强

名次	医院	省（区）	城市	级别
1	温州医科大学附属第二医院	浙江	温州	三甲
2	聊城市人民医院	山东	聊城	三甲
3	徐州医科大学附属医院	江苏	徐州	三甲
4	烟台毓璜顶医院	山东	烟台	三甲
5	临沂市人民医院	山东	临沂	三甲
6	汕头大学医学院第一附属医院	广东	汕头	三甲
7	湖北省十堰市太和医院	湖北	十堰	三甲
8	济宁市第一人民医院	山东	济宁	三甲
9	佛山市第一人民医院	广东	佛山	三甲
10	遵义医科大学附属医院	贵州	遵义	三甲
11	徐州市中心医院	江苏	徐州	三甲
12	无锡市人民医院	江苏	无锡	三甲
13	济宁医学院附属医院	山东	济宁	三甲
14	温州医科大学附属第一医院	浙江	温州	三甲
15	沧州市中心医院	河北	沧州	三甲
16	南通大学附属医院	江苏	南通	三甲
17	新乡医学院第一附属医院	河南	新乡	三甲
18	南方医科大学附属东莞医院（东莞市人民医院）	广东	东莞	三甲
19	广东医科大学附属医院	广东	湛江	三甲
20	西南医科大学附属医院	四川	泸州	三甲
21	郴州市第一人民医院	湖南	郴州	三甲
22	襄阳市中心医院	湖北	襄阳	三甲
23	惠州市中心人民医院	广东	惠州	三甲
24	梅州市人民医院	广东	梅州	三甲
25	江苏省苏北人民医院	江苏	扬州	三甲
26	潍坊市人民医院	山东	潍坊	三甲
27	十堰市人民医院	湖北	十堰	三甲
28	泉州市第一医院	福建	泉州	三甲
29	绵阳市中心医院	四川	绵阳	三甲
30	柳州市人民医院	广西	柳州	三甲

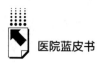

表47 2021年地级城市医院康复科30强

名次	医院	省份	城市	级别
1	徐州医科大学附属医院	江苏	徐州	三甲
2	湖北省十堰市太和医院	湖北	十堰	三甲
3	济宁市第一人民医院	山东	济宁	三甲
4	聊城市人民医院	山东	聊城	三甲
5	临沂市人民医院	山东	临沂	三甲
6	郴州市第一人民医院	湖南	郴州	三甲
7	徐州市中心医院	江苏	徐州	三甲
8	佛山市第一人民医院	广东	佛山	三甲
9	江苏省苏北人民医院	江苏	扬州	三甲
10	西南医科大学附属医院	四川	泸州	三甲
11	温州医科大学附属第二医院	浙江	温州	三甲
12	梅州市人民医院	广东	梅州	三甲
13	襄阳市中心医院	湖北	襄阳	三甲
14	烟台毓璜顶医院	山东	烟台	三甲
15	南通大学附属医院	江苏	南通	三甲
16	金华市中心医院	浙江	金华	三甲
17	苏州大学附属第一医院	江苏	苏州	三甲
18	粤北人民医院	广东	韶关	三甲
19	江门市中心医院	广东	江门	三甲
20	泰安市中心医院	山东	泰安	三甲
21	湛江中心人民医院	广东	湛江	三甲
22	蚌埠医学院第一附属医院	安徽	蚌埠	三甲
23	滨州医学院附属医院	山东	滨州	三甲
24	清远市人民医院	广东	清远	三甲
25	淄博市中心医院	山东	淄博	三甲
26	赣州市人民医院	江西	赣州	三甲
27	茂名市人民医院	广东	茂名	三甲
28	唐山市工人医院	河北	唐山	三甲
29	汕头市中心医院	广东	汕头	三甲
30	盐城市第一人民医院	江苏	盐城	三甲

表48 2021年地级城市医院健康管理科30强

名次	医院	省（区）	城市	级别
1	苏州大学附属第一医院	江苏	苏州	三甲
2	温州医科大学附属第一医院	浙江	温州	三甲
3	佛山市第一人民医院	广东	佛山	三甲
4	徐州医科大学附属医院	江苏	徐州	三甲
5	徐州市中心医院	江苏	徐州	三甲
6	南方医科大学附属东莞医院（东莞市人民医院）	广东	东莞	三甲
7	郴州市第一人民医院	湖南	郴州	三甲
8	常州市第一人民医院	江苏	常州	三甲
9	汕头大学医学院第一附属医院	广东	汕头	三甲
10	济宁医学院附属医院	山东	济宁	三甲
11	聊城市人民医院	山东	聊城	三甲
12	济宁市第一人民医院	山东	济宁	三甲
13	株洲市中心医院	湖南	株洲	三甲
14	烟台毓璜顶医院	山东	烟台	三甲
15	柳州市人民医院	广西	柳州	三甲
16	临沂市人民医院	山东	临沂	三甲
17	湖北省十堰市太和医院	湖北	十堰	三甲
18	苏州市立医院	江苏	苏州	三甲
19	浙江省台州医院	浙江	台州	三甲
20	西南医科大学附属医院	四川	泸州	三甲
21	金华市中心医院	浙江	金华	三甲
22	宜昌市中心人民医院	湖北	宜昌	三甲
23	江门市中心医院	广东	江门	三甲
24	潍坊市人民医院	山东	潍坊	三甲
25	荆州市中心医院	湖北	荆州	三甲
26	丽水市中心医院	浙江	丽水	三甲
27	曲靖市第一人民医院	云南	曲靖	三甲
28	沧州市中心医院	河北	沧州	三甲
29	商丘市第一人民医院	河南	商丘	三甲
30	绍兴市人民医院	浙江	绍兴	三甲

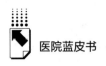

七 2021年县级医院500强及专科排行榜

（一）2021年县级医院500强

评价对象：位于县域的综合医院，含中医医院，不含专科医院和部队医院。2021年县级医院100强、101~300名、301~500名分别见表49、表50、表51。

表49 2021年县级医院100强

名次	医院	得分	省(区、市)	城市	级别	信息化评级（EMR/互联互通/智慧服务）	2020年HIC500强综合排名
1	高州市人民医院	864.30	广东	茂名	三甲		
2	瑞安市人民医院	861.16	浙江	温州	三甲	—/四级乙等/—	301~500
3	江阴市人民医院	828.93	江苏	无锡	三甲	五级/四级甲等/三级	54
4	昆山市第一人民医院	805.71	江苏	苏州	三甲		
5	宜兴市人民医院	791.31	江苏	无锡	三甲	五级/四级甲等/—	101~300
6	张家港市第一人民医院	787.52	江苏	苏州	三甲	五级/四级甲等/—	101~300
7	东阳市人民医院	780.54	浙江	金华	三甲		
8	滕州市中心人民医院	777.94	山东	枣庄	三甲	—/四级甲等/—	301~500
9	天门市第一人民医院	776.74	湖北	天门（省直辖县）	三甲		99
10	诸暨市人民医院	776.17	浙江	绍兴	三甲		
11	温岭市第一人民医院	775.51	浙江	台州	三甲		301~500
12	义乌市中心医院	766.12	浙江	金华	三乙		
13	常熟市第一人民医院	765.94	江苏	苏州	三级		
14	泰兴市人民医院	761.22	江苏	泰州	三乙		
15	寿光市人民医院	754.69	山东	潍坊	三乙		
16	常熟市第二人民医院	752.71	江苏	苏州	三乙	—/四级乙等/—	
17	普宁市人民医院	748.75	广东	揭阳	三甲		
18	诸城市人民医院	747.47	山东	潍坊	三乙		
19	简阳市人民医院	729.05	四川	成都	三甲		

续表

名次	医院	得分	省（区、市）	城市	级别	信息化评级（EMR/互联互通/智慧服务）	2020 年 HIC500 强综合排名
20	平邑县人民医院	726.47	山东	临沂	三乙		
21	余姚市人民医院	723.40	浙江	宁波	三乙		
22	仙桃市第一人民医院	697.27	湖北	仙桃（省直辖县）	三乙		101～300
23	永康市第一人民医院	692.55	浙江	金华	三乙		
24	单县中心医院	688.04	山东	菏泽	三甲		
25	莒县人民医院	674.91	山东	日照	三乙	五级/—/—	101～300
26	太仓市第一人民医院	674.70	江苏	苏州	三乙	—/四级甲等/—	
27	宁乡市人民医院	668.50	湖南	长沙	三级		
28	兰陵县人民医院	656.29	山东	临沂	三乙		
29	廉江市人民医院	655.46	广东	湛江	三级		
30	慈溪市人民医院	653.86	浙江	宁波	三乙	—/四级甲等/—	
31	新昌县人民医院	645.82	浙江	绍兴	三乙		
32	靖江市人民医院	643.03	江苏	泰州	三乙	五级/四级甲等/—	301～500
33	开平市中心医院	634.60	广东	江门	三甲		
34	兴化市人民医院	629.63	江苏	泰州	三乙	—/四级甲等/—	
35	潍坊益都中心医院	626.58	山东	潍坊	三甲	—/四级甲等/—	301～500
36	金乡县人民医院	614.06	山东	济宁	三乙		
37	昆山市中医医院	609.22	江苏	苏州	三甲		
38	乐清市人民医院	606.26	浙江	温州	三乙		
39	丹阳市人民医院	598.15	江苏	镇江	三乙	—/四级甲等/—	
40	邳州市人民医院	596.21	江苏	徐州	三甲	—/四级甲等/—	
41	汉川市人民医院	590.07	湖北	孝感	三甲		
42	梅河口市中心医院	587.61	吉林	通化	三甲		
43	遵化市人民医院	574.00	河北	唐山	三级		
44	台山市人民医院	571.94	广东	江门	三级		
45	沭阳医院	549.23	江苏	宿迁	三乙	—/四级甲等/—	
46	新泰市人民医院	542.58	山东	泰安	三乙		
47	张家港市中医医院	536.14	江苏	苏州	三甲		301～500
48	安丘市人民医院	529.17	山东	潍坊	三乙	—/四级甲等/—	
49	嵊州市人民医院（浙大一院嵊州分院）	527.53	浙江	绍兴	三乙	—/四级乙等/—	
50	浏阳市人民医院	526.63	湖南	长沙	三级		
51	福鼎市医院	520.13	福建	宁德	三乙		

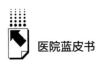

续表

名次	医院	得分	省（区、市）	城市	级别	信息化评级（EMR/互联互通/智慧服务）	2020年HIC500强综合排名
52	平度市人民医院	514.09	山东	青岛	三乙		
53	兴义市人民医院	507.93	贵州	黔西南州	三甲		
54	曹县人民医院	505.36	山东	菏泽	三乙	五级/—/—	101~300
55	太和县人民医院	505.22	安徽	阜阳	三甲	五级/—/—	
56	滑县人民医院	496.01	河南	安阳	三级		
57	常熟市中医院（常熟市新区医院）	486.84	江苏	苏州	三乙		
58	临泉县人民医院	476.77	安徽	阜阳	三级		
59	江阴市中医院	472.41	江苏	无锡	三乙		
60	启东市人民医院	465.27	江苏	南通	三乙		
61	象山县第一人民医院	464.08	浙江	宁波	三乙	—/四级甲等/—	301~500
62	沂南县人民医院	458.68	山东	临沂	三乙		
63	灵山县人民医院	458.63	广西	钦州	三级		
64	莱阳市中心医院	454.15	山东	烟台	三甲		
65	普宁市华侨医院	451.69	广东	揭阳	三甲		
66	莱州市人民医院	449.08	山东	烟台	三级		
67	都江堰市人民医院	448.39	四川	成都	三甲		
68	枣阳市第一人民医院	447.65	湖北	襄阳	三甲		
69	北流市人民医院	442.63	广西	玉林	三级		
70	瓦房店市中心医院	441.99	辽宁	大连	三乙		
71	海安市人民医院	433.44	江苏	南通	三乙		
72	如皋市人民医院	432.29	江苏	南通	三乙		
73	武安市第一人民医院	429.38	河北	邯郸	三乙		
74	垫江县人民医院	428.91	重庆	重庆	三甲		
75	太和县中医院	423.58	安徽	阜阳	三甲		
76	石门县人民医院	422.48	湖南	常德	三级		
77	巩义市人民医院	421.04	河南	郑州	三级		
78	邹城市人民医院	419.56	山东	济宁	三乙		
79	惠东县人民医院	410.90	广东	惠州	三级		
80	仁寿县人民医院	409.22	四川	眉山	三甲		
81	高密市人民医院	407.13	山东	潍坊	三乙		
82	安徽医科大学附属巢湖医院	407.09	安徽	合肥	三甲		301~500
83	莒南县人民医院	406.23	山东	临沂	三乙		
84	浏阳市中医医院	399.14	湖南	长沙	三甲		

名次	医院	得分	省（区、市）	城市	级别	信息化评级（EMR/互联互通/智慧服务）	2020年HIC500强综合排名
85	宣汉县人民医院	397.42	四川	达州	三甲		
86	桐乡市第一人民医院	389.89	浙江	嘉兴	三乙		
87	苍南县人民医院	388.53	浙江	温州	三乙		
88	沭阳县中医院	387.83	江苏	宿迁	三乙		101~300
89	德清县人民医院	384.03	浙江	湖州	二甲		
90	庄河市中心医院	379.97	辽宁	大连	三级		
91	溧阳市人民医院	378.20	江苏	常州	三级		
92	兰溪市人民医院	377.28	浙江	金华	二甲		
93	新沂市人民医院	374.65	江苏	徐州	三乙		
94	桃江县人民医院	363.46	湖南	益阳	三级		
95	红河州滇南中心医院（个旧市人民医院）	358.80	云南	红河州	三甲		
96	阆中市人民医院	358.41	四川	南充	三甲	—/四级乙等/—	
97	福清市医院	344.82	福建	福州	三级		
98	张家港澳洋医院	340.50	江苏	苏州	三级		
99	东台市人民医院	329.82	江苏	盐城	三乙		
100	钟祥市人民医院	327.32	湖北	荆门	三级		

注：根据国家医疗保障局曝光台和各省（区、市）医疗保障局文件，山东省1家医院存在重复收费、超标准收费、超时间收费、超医保限定支付范围用药等问题。以上违规事件触碰了诚信服务的"一票否决四要素"原则。因此艾力彼医院竞争力指数委员会在本年度评价中暂停该医院排名一年。

表50　2021年县级医院101~300名

名次	医院	省（区、市）	城市	级别	信息化评级（EMR/互联互通/智慧服务）	2020年HIC500强综合排名
101	昌邑市人民医院	山东	潍坊	二甲		
102	湘乡市人民医院	湖南	湘潭	三级		
103	涿州市医院	河北	保定	三甲		
104	大石桥市中心医院	辽宁	营口	三乙		
105	建湖县人民医院	江苏	盐城	三乙	五级/—/—	101~300
106	高邮市人民医院	江苏	扬州	三乙		
107	平阳县人民医院	浙江	温州	三乙	—/四级甲等/—	
108	乳山市人民医院	山东	威海	三乙		
109	利辛县人民医院	安徽	亳州	三级		

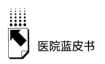

续表

名次	医院	省(区、市)	城市	级别	信息化评级（EMR/互联互通/智慧服务）	2020 年HIC500 强综合排名
110	射洪县人民医院	四川	遂宁	三乙		
111	河南宏力医院	河南	新乡	三级		
112	湘潭县人民医院	湖南	湘潭	三级		
113	义乌复元私立医院	浙江	金华	二甲		
114	建德市第一人民医院	浙江	杭州	三乙	五级/—/三级	69
115	定州市人民医院	河北	保定	三级		
116	长兴县人民医院	浙江	湖州	三乙		
117	安岳县人民医院	四川	资阳	三乙		
118	罗定市人民医院	广东	云浮	三甲		
119	费县人民医院	山东	临沂	三乙		
120	泗洪医院	江苏	宿迁	三级		
121	涟水县人民医院	江苏	淮安	三级	五级/—/—	101~300
122	敦化市医院	吉林	延边州	三级		
123	三台县人民医院	四川	绵阳	三甲		
124	平江县第一人民医院	湖南	岳阳	三级		
125	榆树市医院	吉林	长春	二甲		
126	浠水县人民医院	湖北	黄冈	三级		
127	杞县人民医院	河南	开封	二甲		
128	海宁市人民医院	浙江	嘉兴	三乙		
129	东海县人民医院	江苏	连云港	三级		
130	沛县人民医院	江苏	徐州	三级		
131	胶州中心医院	山东	青岛	三乙		
132	唐河县人民医院	河南	南阳	二甲		
133	德惠市人民医院	吉林	长春	二甲		
134	湖南师范大学附属湘东医院	湖南	株洲	三级		
135	崇州市人民医院	四川	成都	三甲		
136	荣成市人民医院	山东	威海	三级		
137	潜江市中心医院	湖北	潜江(省直辖县)	三甲		
138	英德市人民医院	广东	清远	三级		
139	如东县人民医院	江苏	南通	二甲		
140	信宜市人民医院	广东	茂名	三级		
141	肇东市人民医院	黑龙江	绥化	三乙	五级/—/—	101~300
142	博罗县人民医院	广东	惠州	三级		

名次	医院	省（区、市）	城市	级别	信息化评级（EMR/互联互通/智慧服务）	2020年HIC500强综合排名
143	成武县人民医院	山东	菏泽	三乙	五级/—/—	101～300
144	诸暨市中医医院	浙江	绍兴	三甲		
145	邹平县人民医院	山东	滨州	三级		
146	新郑华信民生医院	河南	郑州	二甲		
147	监利县人民医院	湖北	荆州	三乙		
148	应城市人民医院	湖北	孝感	二甲	—/四级甲等/—	
149	肥城市人民医院	山东	泰安	三级		
150	邛崃市医疗中心医院	四川	成都	三乙		
151	赤峰市宁城县中心医院	内蒙古	赤峰	三乙		301～500
152	柘城县人民医院	河南	商丘	二甲		
153	临清市人民医院	山东	聊城	三乙		
154	镇平县人民医院	河南	南阳	三级		
155	莱西市人民医院	山东	青岛	二甲		
156	澧县人民医院	湖南	常德	三级		
157	大冶市人民医院	湖北	黄石	三级		
158	嘉善县第一人民医院	浙江	嘉兴	三乙		
159	林州市人民医院	河南	安阳	二甲		
160	天台县人民医院	浙江	台州	三乙		
161	华容县人民医院	湖南	岳阳	三级		
162	谷城县人民医院	湖北	襄阳	三级		
163	神木市医院	陕西	榆林	三乙	—/四级甲等/—	
164	麻城市人民医院	湖北	黄冈	三甲		
165	新郑市中医院	河南	郑州	二甲		
166	禹州市人民医院	河南	许昌	二甲		
167	宁国市人民医院	安徽	宣城	三级		
168	汶上县人民医院	山东	济宁	二甲		
169	三门县人民医院	浙江	台州	二甲		
170	江油市人民医院	四川	绵阳	三甲		
171	永城市人民医院	河南	商丘	三级		
172	吴川市人民医院	广东	湛江	三级		
173	彭州市人民医院	四川	成都	三甲	—/四级乙等/—	
174	武冈市人民医院	湖南	邵阳	三级		
175	赤壁市人民医院	湖北	咸宁	二甲		

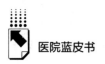

续表

名次	医院	省（区、市）	城市	级别	信息化评级（EMR/互联互通/智慧服务）	2020年HIC500强综合排名
176	玉环市人民医院	浙江	台州	二甲		
177	鱼台县人民医院	山东	济宁	二甲		
178	清河县中心医院	河北	邢台	二甲		
179	巨野县人民医院	山东	菏泽	三乙		
180	东明县人民医院	山东	菏泽	三级		
181	桂平市人民医院	广西	贵港	三级		
182	凤城市中心医院	辽宁	丹东	三级		
183	凤阳县第一人民医院	安徽	滁州	二甲	一/四级乙等/一	
184	连州市人民医院	广东	清远	三级		
185	乌兰浩特市人民医院	内蒙古	兴安盟	二甲		
186	平湖市第一人民医院	浙江	嘉兴	二甲		
187	乐至县人民医院	四川	资阳	三乙		
188	太康县人民医院	河南	周口	三级		
189	阳春市人民医院	广东	阳江	三级		
190	南部县人民医院	四川	南充	三甲		
191	涡阳县人民医院	安徽	亳州	二甲		
192	曲阜市人民医院	山东	济宁	三级		
193	京山市人民医院	湖北	荆门	二甲		
194	当阳市人民医院	湖北	宜昌	二甲		
195	香河县人民医院	河北	廊坊	二甲		
196	开远市人民医院	云南	红河州	三级		
197	怀集县人民医院	广东	肇庆	三级		
198	迁安市人民医院	河北	唐山	二甲		
199	凌源市中心医院	辽宁	朝阳	三级		
200	大理市第一人民医院	云南	大理州	二甲		
201	高唐县人民医院	山东	聊城	三级		
202	北票市中心医院	辽宁	朝阳	三级		
203	沂水县人民医院	山东	临沂	三乙		
204	仙居县人民医院	浙江	台州	二甲		
205	海伦市人民医院	黑龙江	绥化	三乙		
206	安徽省庐江县人民医院	安徽	合肥	三级		
207	公安县人民医院	湖北	荆州	三级		
208	登封市人民医院	河南	郑州	三级		

名次	医院	省(区、市)	城市	级别	信息化评级 (EMR/互联互通/智慧服务)	2020 年 HIC500 强 综合排名
209	丰城市人民医院	江西	宜春	三乙		
210	建瓯市立医院	福建	南平	二甲		
211	隆回县人民医院	湖南	邵阳	三级		
212	安化县人民医院	湖南	益阳	三级		
213	黄梅县人民医院	湖北	黄冈	三级		
214	江山市人民医院	浙江	衢州	二甲		
215	昌图县中心医院	辽宁	铁岭	三级		
216	通许县人民医院	河南	开封	二甲		
217	仙游县医院	福建	莆田	三级		
218	大竹县人民医院	四川	达州	三甲		
219	恩施市中心医院	湖北	恩施州	三级		
220	新民市人民医院	辽宁	沈阳	三级		
221	灌云县人民医院	江苏	连云港	三级		
222	南皮县人民医院	河北	沧州	二甲		
223	安吉县人民医院	浙江	湖州	二甲		
224	新化县人民医院	湖南	娄底	三级		
225	武义县第一人民医院	浙江	金华	二甲		
226	琼海市人民医院	海南	琼海(省直辖县)	三甲		
227	大名县人民医院	河北	邯郸	二甲		
228	仪征市人民医院	江苏	扬州	三级		
229	宜城市人民医院	湖北	襄阳	二甲		
230	丰县人民医院	江苏	徐州	三乙		
231	双峰县人民医院	湖南	娄底	二甲		
232	垫江县中医院	重庆	重庆	三甲		
233	鹤山市人民医院	广东	江门	二甲		
234	公安县中医医院	湖北	荆州	三甲	—/四级甲等/—	301~500
235	玉田县医院	河北	唐山	二甲		
236	新兴县人民医院	广东	云浮	二甲		
237	温岭市中医院	浙江	台州	三甲		
238	晋江市医院	福建	泉州	三级		
239	莒县中医医院	山东	日照	三甲		
240	平昌县人民医院	四川	巴中	三甲	—/四级乙等/—	
241	宁海县第一医院	浙江	宁波	二甲		

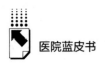

名次	医院	省(区、市)	城市	级别	信息化评级(EMR/互联互通/智慧服务)	2020年HIC500强综合排名
242	盱眙县人民医院	江苏	淮安	三级		
243	界首市人民医院	安徽	阜阳	三级	五级/—/—	101~300
244	松滋市人民医院	湖北	荆州	二甲		
245	临朐县人民医院	山东	潍坊	三乙		
246	宝应县人民医院	江苏	扬州	三级		
247	江汉油田总医院	湖北	潜江(省直辖县)	三甲		
248	青州市人民医院	山东	潍坊	二甲		
249	瓦房店第三医院	辽宁	大连	三级		
250	仪陇县人民医院	四川	南充	三乙		
251	莎车县人民医院	新疆	喀什地区	二甲		
252	固始县人民医院	河南	信阳	二甲		
253	郓城县人民医院	山东	菏泽	三乙		
254	红安县人民医院	湖北	黄冈	二甲		
255	合浦县人民医院	广西	北海	三级		
256	齐河县人民医院	山东	德州	二甲		
257	洛阳市偃师人民医院	河南	洛阳	三级		
258	石河子市人民医院	新疆	石河子(自治区直辖县)	三甲	六级/四级甲等/—	66
259	洪湖市人民医院	湖北	荆州	二甲		
260	桓台县人民医院	山东	淄博	三乙		
261	绵竹市人民医院	四川	德阳	三乙		
262	扶风县人民医院	陕西	宝鸡	二甲		
263	西平县人民医院	河南	驻马店	二甲		
264	龙海市第一医院	福建	漳州	三乙		
265	隆昌市人民医院	四川	内江	三乙		
266	平舆县人民医院	河南	驻马店	三级	—/四级甲等/—	
267	青县人民医院	河北	沧州	二甲		
268	涉县医院	河北	邯郸	二甲		
269	龙口市人民医院	山东	烟台	三乙		
270	颍上县人民医院	安徽	阜阳	三级		
271	公主岭市中心医院	吉林	长春	二甲		
272	滨海县人民医院	江苏	盐城	三级		

名次	医院	省（区、市）	城市	级别	信息化评级（EMR/互联互通/智慧服务）	2020年HIC500强综合排名
273	济源市人民医院	河南	济源（省直辖县）	三级		
274	新密市第一人民医院	河南	郑州	二甲		
275	临洮县人民医院	甘肃	定西	三乙		
276	德江县人民医院	贵州	铜仁	三乙	五级/—/—	101～300
277	石狮市医院	福建	泉州	三级		
278	蒙自市人民医院	云南	红河州	三级		
279	盘州市人民医院	贵州	六盘水	三级		
280	伊宁县人民医院	新疆	伊犁州	二甲		
281	舒城县人民医院	安徽	六安	三级		
282	巨鹿县医院	河北	邢台	三级		
283	安溪县医院	福建	泉州	三级		
284	信丰县人民医院	江西	赣州	三级		
285	建水县人民医院	云南	红河州	三级		
286	资中县人民医院	四川	内江	三乙		
287	句容市人民医院	江苏	镇江	三级		
288	宁阳县第一人民医院	山东	泰安	二甲		
289	平阴县人民医院	山东	济南	二甲	五级/—/—	78
290	岳池县人民医院	四川	广安	三甲		
291	阜宁县人民医院	江苏	盐城	三级		
292	汝州市第一人民医院	河南	平顶山	三级		
293	沂源县人民医院	山东	淄博	三乙		
294	邵东县人民医院	湖南	邵阳	三级		
295	德化县医院	福建	泉州	二甲		
296	镇雄县人民医院	云南	昭通	三级		
297	襄城县人民医院	河南	许昌	三级		
298	修水县第一人民医院	江西	九江	三级		
299	武平县医院	福建	龙岩	二甲		
300	横县人民医院	广西	南宁	三级		

注：根据国家医疗保障局曝光台和各省（区、市）医疗保障局文件，山东省1家医院存在重复收费、超标准收费、超时间收费、超医保限定支付范围用药等问题。以上违规事件触碰了诚信服务的"一票否决四要素"原则。因此艾力彼医院竞争力指数委员会在本年度评价中暂停该医院排名一年。

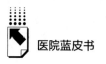

表 51   2021 年县级医院 301~500 名

医院	城市	级别	医院	城市	级别
吉林省					
磐石市人民医院	吉林	二甲	前郭县医院	松原	三级
梨树县第一人民医院	四平	二甲	吉林省柳河医院	通化	三级
辽宁省					
海城市中心医院	鞍山	三级	宽甸县中心医院	丹东	三乙
海城市中医院	鞍山	三甲	绥中县医院	葫芦岛	三级
建平县医院	朝阳	三级	兴城市人民医院	葫芦岛	三级
东港市中心医院	丹东	二甲	铁岭县第一人民医院	铁岭	二甲
河北省					
高碑店市医院	保定	二甲	故城县医院	衡水	三级
唐县白求恩纪念医院	保定	二甲	辛集市第一医院	石家庄	二甲
河间市人民医院	沧州	二甲	滦州市人民医院	唐山	二甲
黄骅市人民医院	沧州	二甲	迁安市中医院	唐山	三甲
泊头市医院	沧州	二甲	迁西县人民医院	唐山	二甲
任丘市人民医院	沧州	二甲	威县人民医院	邢台	二甲
内蒙古自治区					
扎兰屯市人民医院	呼伦贝尔	三级			
山西省					
侯马市人民医院	临汾	三乙			
安徽省					
桐城市人民医院	安庆	二甲	巢湖市第二人民医院	合肥	二甲
五河县人民医院	蚌埠	二甲	肥东县人民医院	合肥	三级
蒙城县第一人民医院	亳州	三级	肥西县人民医院	合肥	二甲
东至县人民医院	池州	二甲	砀山县人民医院	宿州	二甲
明光市人民医院	滁州	二甲	无为县人民医院	芜湖	二甲
天长市人民医院	滁州	三级	泾县医院	宣城	三级
福建省					
平潭县医院	福州	二甲	南安市医院	泉州	三乙
上杭县医院	龙岩	二甲	宁化县总医院	三明	二甲
邵武市立医院	南平	三乙	三明市永安总医院	三明	三乙
福建医科大学附一院泉港总医院	泉州	二甲	尤溪县总医院	三明	二甲
惠安县医院	泉州	二甲	漳浦县医院	漳州	三级
晋江市安海医院	泉州	二甲			

医院	城市	级别	医院	城市	级别
江苏省					
金湖县人民医院	淮安	二甲	睢宁县人民医院	徐州	三级
灌南县第一人民医院	连云港	二甲	睢宁县中医院	徐州	三级
太仓市中医医院	苏州	三乙	新沂市中医院	徐州	三级
泗阳县人民医院	宿迁	二甲	射阳县人民医院	盐城	二甲
宜兴市中医医院	无锡	三乙	南京鼓楼医院集团仪征医院	扬州	二甲
邳州市中医院	徐州	三甲	扬中市人民医院	镇江	二甲
江西省					
宁都县人民医院	赣州	三级	都昌县人民医院	九江	三级
于都县人民医院	赣州	三级	南昌县人民医院	南昌	二甲
泰和县人民医院	吉安	三级	高安市人民医院	宜春	二甲
山东省					
博兴县人民医院	滨州	二甲	莘县人民医院	聊城	二甲
临邑县人民医院	德州	三乙	阳谷县人民医院	聊城	二甲
宁津县人民医院	德州	二甲	临沭县人民医院	临沂	三乙
平原县第一人民医院	德州	二甲	蒙阴县人民医院	临沂	二甲
夏津县人民医院	德州	二甲	平邑县中医院	临沂	三甲
禹城市人民医院	德州	二甲	胶州市人民医院	青岛	二甲
广饶县人民医院	东营	二甲	东平县人民医院	泰安	二甲
嘉祥县人民医院	济宁	二甲	新泰市中医院	泰安	三甲
梁山县人民医院	济宁	二甲	寿光市中医院	潍坊	二甲
泗水县人民医院	济宁	二甲	海阳市人民医院	烟台	二甲
微山县人民医院	济宁	二甲	栖霞市人民医院	烟台	二甲
东阿县人民医院	聊城	三乙	招远市人民医院	烟台	二甲
浙江省					
桐庐县第一人民医院	杭州	二甲	常山县人民医院	衢州	二甲
长兴县中医院	湖州	三乙	临海市第一人民医院	台州	二甲
海宁康华医院	嘉兴	二甲	乐清市第二人民医院	温州	二甲
海盐县人民医院	嘉兴	二甲			
河南省					
浚县人民医院	鹤壁	三级	虞城县人民医院	商丘	二甲
博爱县人民医院	焦作	二甲	光山县人民医院	信阳	三级
温县人民医院	焦作	二甲	潢川县人民医院	信阳	二甲

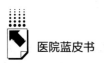

医院	城市	级别	医院	城市	级别
河南省					
武陟县人民医院	焦作	二甲	罗山县人民医院	信阳	二甲
通许县中心医院	开封	二甲	鄢陵县人民医院	许昌	二甲
通许中医医院	开封	二甲	长葛市人民医院	许昌	二甲
邓州市人民医院	南阳	三级	新密市中医院	郑州	二甲
西峡县人民医院	南阳	二甲	荥阳市人民医院	郑州	二甲
新野县人民医院	南阳	二甲	鹿邑县人民医院	周口	二甲
汝州市人民医院	平顶山	二甲	西华县人民医院	周口	二甲
灵宝市第一人民医院	三门峡	二甲	项城市第一人民医院	周口	二甲
睢县中医院	商丘	二甲	上蔡县人民医院	驻马店	二甲
夏邑县人民医院	商丘	二甲			
湖北省					
蕲春县人民医院	黄冈	二甲	广水市第一人民医院	随州	三级
武穴市第一人民医院	黄冈	二甲	通城县人民医院	咸宁	二甲
英山县人民医院	黄冈	二甲	谷城县中医医院	襄阳	三级
钟祥市中医院	荆门	三甲	南漳县人民医院	襄阳	二甲
石首市人民医院	荆州	二甲	孝昌县第一人民医院	孝感	二甲
丹江口市第一医院	十堰	二甲	云梦县人民医院	孝感	二甲
郧西县人民医院	十堰	二甲			
湖南省					
汉寿县人民医院	常德	三级	龙山县人民医院	湘西州	二甲
桃源县人民医院	常德	二甲	南县人民医院	益阳	二甲
桂阳县第一人民医院	郴州	二甲	宁远县人民医院	永州	二甲
耒阳市人民医院	衡阳	二甲	祁阳县人民医院	永州	二甲
溆浦县人民医院	怀化	三级	湘阴县人民医院	岳阳	二甲
冷水江市人民医院	娄底	二甲	醴陵市中医院	株洲	三甲
涟源市人民医院	娄底	二甲	攸县人民医院	株洲	三级
新邵县人民医院	邵阳	二甲			
广东省					
龙川县人民医院	河源	三级	陆丰市人民医院	汕尾	二甲
惠来县人民医院	揭阳	二甲	雷州市人民医院	湛江	二甲
高州市中医医院	茂名	三级	遂溪县人民医院	湛江	二甲
化州市人民医院	茂名	三级	四会市人民医院	肇庆	二甲
海丰县彭湃纪念医院	汕尾	二甲			

续表

医院	城市	级别	医院	城市	级别
广西壮族自治区					
平果县人民医院	百色	二甲	藤县人民医院	梧州	二甲
平南县人民医院	贵港	二甲	博白县人民医院	玉林	三级
岑溪市人民医院	梧州	三级	陆川县人民医院	玉林	二甲
海南省					
万宁市人民医院	万宁(省直辖县)	三级	文昌市人民医院	文昌(省直辖县)	三甲
甘肃省					
会宁县人民医院	白银	三乙			
陕西省					
西乡县人民医院	汉中	二甲	蒲城县医院	渭南	二甲
富平县医院	渭南	二甲	靖边县人民医院	榆林	二甲
韩城市人民医院	渭南	二甲			
新疆维吾尔自治区					
沙湾市人民医院	塔城地区	二甲	奎屯医院	伊犁州	三甲
重庆市					
丰都县人民医院	重庆	二甲	云阳县人民医院	重庆	三甲
奉节县人民医院	重庆	三级	忠县人民医院	重庆	二甲
石柱土家族自治县人民医院	重庆	二甲			
贵州省					
思南县人民医院	铜仁	三乙	仁怀市人民医院	遵义	三乙
四川省					
大邑县人民医院	成都	三乙	会理市人民医院	凉山州	三乙
金堂县第一人民医院	成都	三乙	西昌市人民医院	凉山州	三甲
渠县人民医院	达州	三乙	江油市第二人民医院	绵阳	三乙
什邡市人民医院	德阳	三乙	九〇三医院	绵阳	三乙
中江县人民医院	德阳	三甲	盐亭县人民医院	绵阳	三乙
邻水县人民医院	广安	三乙	荣县人民医院	自贡	三乙
云南省					
腾冲市人民医院	保山	二甲	宣威市第一人民医院	曲靖	三级
宜良县第一人民医院	昆明	二甲	景洪市人民医院	西双版纳州	三乙
罗平县人民医院	曲靖	二甲			

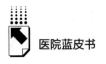
（二）2021年县级医院专科排行榜

评价对象：进入县级医院100强的17个专科，包括普通外科、骨科、泌尿外科、神经外科、重症医学科、心血管内科、呼吸内科、消化内科、神经内科、肾脏内科、内分泌科、肿瘤内科、妇科、产科、儿内科、血液科、康复科。2021年县级医院各专科30强见表52至表68。

表52　2021年县级医院普通外科30强

专科名次	医院	省份	城市	级别
1	高州市人民医院	广东	茂名	三甲
2	瑞安市人民医院	浙江	温州	三甲
3	江阴市人民医院	江苏	无锡	三甲
4	宜兴市人民医院	江苏	无锡	三甲
5	泰兴市人民医院	江苏	泰州	三乙
6	昆山市第一人民医院	江苏	苏州	三甲
7	张家港市第一人民医院	江苏	苏州	三甲
8	诸暨市人民医院	浙江	绍兴	三甲
9	东阳市人民医院	浙江	金华	三甲
10	温岭市第一人民医院	浙江	台州	三甲
11	天门市第一人民医院	湖北	天门（省直辖县）	三甲
12	常熟市第一人民医院	江苏	苏州	三级
13	义乌市中心医院	浙江	金华	三乙
14	滕州市中心人民医院	山东	枣庄	三甲
15	诸城市人民医院	山东	潍坊	三乙
16	寿光市人民医院	山东	潍坊	三乙
17	兴化市人民医院	江苏	泰州	三乙
18	简阳市人民医院	四川	成都	三甲
19	常熟市第二人民医院	江苏	苏州	三乙
20	仙桃市第一人民医院	湖北	仙桃（省直辖县）	三乙
21	单县中心医院	山东	菏泽	三甲
22	平邑县人民医院	山东	临沂	三乙
23	新昌县人民医院	浙江	绍兴	三乙
24	汉川市人民医院	湖北	孝感	三甲

续表

专科名次	医院	省份	城市	级别
25	莒县人民医院	山东	日照	三乙
26	潍坊益都中心医院	山东	潍坊	三甲
27	永康市第一人民医院	浙江	金华	三乙
28	太仓市第一人民医院	江苏	苏州	三乙
29	太和县人民医院	安徽	阜阳	三甲
30	慈溪市人民医院	浙江	宁波	三乙

表53　2021年县级医院骨科30强

专科名次	医院	省份	城市	级别
1	瑞安市人民医院	浙江	温州	三甲
2	江阴市人民医院	江苏	无锡	三甲
3	张家港市第一人民医院	江苏	苏州	三甲
4	宜兴市人民医院	江苏	无锡	三甲
5	义乌市中心医院	浙江	金华	三乙
6	诸暨市人民医院	浙江	绍兴	三甲
7	高州市人民医院	广东	茂名	三甲
8	温岭市第一人民医院	浙江	台州	三甲
9	天门市第一人民医院	湖北	天门(省直辖县)	三甲
10	普宁市人民医院	广东	揭阳	三甲
11	昆山市第一人民医院	江苏	苏州	三甲
12	太仓市第一人民医院	江苏	苏州	三乙
13	诸城市人民医院	山东	潍坊	三乙
14	兰陵县人民医院	山东	临沂	三乙
15	平邑县人民医院	山东	临沂	三乙
16	寿光市人民医院	山东	潍坊	三乙
17	简阳市人民医院	四川	成都	三甲
18	常熟市第二人民医院	江苏	苏州	三乙
19	泰兴市人民医院	江苏	泰州	三乙
20	兴化市人民医院	江苏	泰州	三乙
21	滕州市中心人民医院	山东	枣庄	三甲
22	慈溪市人民医院	浙江	宁波	三乙
23	单县中心医院	山东	菏泽	三甲
24	廉江市人民医院	广东	湛江	三级
25	东阳市人民医院	浙江	金华	三甲

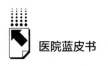

续表

专科名次	医院	省份	城市	级别
26	莒县人民医院	山东	日照	三乙
27	宁乡市人民医院	湖南	长沙	三级
28	常熟市第一人民医院	江苏	苏州	三级
29	沂南县人民医院	山东	临沂	三乙
30	丹阳市人民医院	江苏	镇江	三乙

表54　2021年县级医院泌尿外科30强

专科名次	医院	省份	城市	级别
1	高州市人民医院	广东	茂名	三甲
2	常熟市第一人民医院	江苏	苏州	三级
3	宜兴市人民医院	江苏	无锡	三甲
4	瑞安市人民医院	浙江	温州	三甲
5	诸暨市人民医院	浙江	绍兴	三甲
6	宁乡市人民医院	湖南	长沙	三级
7	天门市第一人民医院	湖北	天门（省直辖县）	三甲
8	江阴市人民医院	江苏	无锡	三甲
9	张家港市第一人民医院	江苏	苏州	三甲
10	普宁市人民医院	广东	揭阳	三甲
11	滕州市中心人民医院	山东	枣庄	三甲
12	寿光市人民医院	山东	潍坊	三乙
13	廉江市人民医院	广东	湛江	三级
14	台山市人民医院	广东	江门	三级
15	泰兴市人民医院	江苏	泰州	三乙
16	昆山市第一人民医院	江苏	苏州	三甲
17	兴化市人民医院	江苏	泰州	三乙
18	温岭市第一人民医院	浙江	台州	三甲
19	太仓市第一人民医院	江苏	苏州	三乙
20	平邑县人民医院	山东	临沂	三乙
21	永康市第一人民医院	浙江	金华	三乙
22	新昌县人民医院	浙江	绍兴	三乙
23	单县中心医院	山东	菏泽	三甲
24	常熟市第二人民医院	江苏	苏州	三乙
25	义乌市中心医院	浙江	金华	三乙
26	仙桃市第一人民医院	湖北	仙桃（省直辖县）	三乙

专科名次	医院	省份	城市	级别
27	简阳市人民医院	四川	成都	三甲
28	余姚市人民医院	浙江	宁波	三乙
29	福清市医院	福建	福州	三级
30	桃江县人民医院	湖南	益阳	三级

表55　2021年县级医院神经外科30强

专科名次	医院	省份	城市	级别
1	江阴市人民医院	江苏	无锡	三甲
2	高州市人民医院	广东	茂名	三甲
3	宜兴市人民医院	江苏	无锡	三甲
4	张家港市第一人民医院	江苏	苏州	三甲
5	诸暨市人民医院	浙江	绍兴	三甲
6	温岭市第一人民医院	浙江	台州	三甲
7	诸城市人民医院	山东	潍坊	三乙
8	滕州市中心人民医院	山东	枣庄	三甲
9	瑞安市人民医院	浙江	温州	三甲
10	兰陵县人民医院	山东	临沂	三乙
11	宁乡市人民医院	湖南	长沙	三级
12	常熟市第二人民医院	江苏	苏州	三乙
13	普宁市人民医院	广东	揭阳	三甲
14	泰兴市人民医院	江苏	泰州	三乙
15	昆山市第一人民医院	江苏	苏州	三甲
16	潍坊益都中心医院	山东	潍坊	三甲
17	单县中心医院	山东	菏泽	三甲
18	义乌市中心医院	浙江	金华	三乙
19	常熟市第一人民医院	江苏	苏州	三级
20	廉江市人民医院	广东	湛江	三级
21	寿光市人民医院	山东	潍坊	三乙
22	兴化市人民医院	江苏	泰州	三乙
23	平邑县人民医院	山东	临沂	三乙
24	遵化市人民医院	河北	唐山	三级
25	莒县人民医院	山东	日照	三乙
26	丹阳市人民医院	江苏	镇江	三乙
27	梅河口市中心医院	吉林	通化	三甲
28	仙桃市第一人民医院	湖北	仙桃(省直辖县)	三乙
29	慈溪市人民医院	浙江	宁波	三乙
30	余姚市人民医院	浙江	宁波	三乙

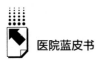

表56 2021年县级医院重症医学科30强

专科名次	医院	省份	城市	级别
1	高州市人民医院	广东	茂名	三甲
2	宜兴市人民医院	江苏	无锡	三甲
3	瑞安市人民医院	浙江	温州	三甲
4	江阴市人民医院	江苏	无锡	三甲
5	常熟市第一人民医院	江苏	苏州	三级
6	昆山市第一人民医院	江苏	苏州	三甲
7	天门市第一人民医院	湖北	天门(省直辖县)	三甲
8	张家港市第一人民医院	江苏	苏州	三甲
9	诸暨市人民医院	浙江	绍兴	三甲
10	温岭市第一人民医院	浙江	台州	三甲
11	东阳市人民医院	浙江	金华	三甲
12	泰兴市人民医院	江苏	泰州	三乙
13	滕州市中心人民医院	山东	枣庄	三甲
14	寿光市人民医院	山东	潍坊	三乙
15	简阳市人民医院	四川	成都	三甲
16	义乌市中心医院	浙江	金华	三乙
17	普宁市人民医院	广东	揭阳	三甲
18	常熟市第二人民医院	江苏	苏州	三乙
19	平邑县人民医院	山东	临沂	三乙
20	太仓市第一人民医院	江苏	苏州	三乙
21	单县中心医院	山东	菏泽	三甲
22	兰陵县人民医院	山东	临沂	三乙
23	莒县人民医院	山东	日照	三乙
24	廉江市人民医院	广东	湛江	三级
25	永康市第一人民医院	浙江	金华	三乙
26	仙桃市第一人民医院	湖北	仙桃(省直辖县)	三乙
27	靖江市人民医院	江苏	泰州	三乙
28	诸城市人民医院	山东	潍坊	三乙
29	余姚市人民医院	浙江	宁波	三乙
30	金乡县人民医院	山东	济宁	三乙

表57　2021年县级医院心血管内科30强

专科名次	医院	省份	城市	级别
1	高州市人民医院	广东	茂名	三甲
2	江阴市人民医院	江苏	无锡	三甲
3	宜兴市人民医院	江苏	无锡	三甲
4	天门市第一人民医院	湖北	天门(省直辖县)	三甲
5	瑞安市人民医院	浙江	温州	三甲
6	昆山市第一人民医院	江苏	苏州	三甲
7	普宁市人民医院	广东	揭阳	三甲
8	诸暨市人民医院	浙江	绍兴	三甲
9	张家港市第一人民医院	江苏	苏州	三甲
10	寿光市人民医院	山东	潍坊	三乙
11	义乌市中心医院	浙江	金华	三乙
12	东阳市人民医院	浙江	金华	三乙
13	温岭市第一人民医院	浙江	台州	三甲
14	滕州市中心人民医院	山东	枣庄	三甲
15	平邑县人民医院	山东	临沂	三乙
16	宁乡市人民医院	湖南	长沙	三级
17	单县中心医院	山东	菏泽	三甲
18	兰陵县人民医院	山东	临沂	三乙
19	兴化市人民医院	江苏	泰州	三乙
20	泰兴市人民医院	江苏	泰州	三乙
21	遵化市人民医院	河北	唐山	三级
22	廉江市人民医院	广东	湛江	三级
23	台山市人民医院	广东	江门	三级
24	金乡县人民医院	山东	济宁	三乙
25	太和县人民医院	安徽	阜阳	三甲
26	瓦房店市中心医院	辽宁	大连	三乙
27	平度市人民医院	山东	青岛	三乙
28	慈溪市人民医院	浙江	宁波	三乙
29	仙桃市第一人民医院	湖北	仙桃(省直辖县)	三乙
30	桐乡市第一人民医院	浙江	嘉兴	三乙

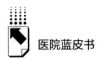

表58 2021年县级医院呼吸内科30强

专科名次	医院	省份	城市	级别
1	宜兴市人民医院	江苏	无锡	三甲
2	诸暨市人民医院	浙江	绍兴	三甲
3	江阴市人民医院	江苏	无锡	三甲
4	高州市人民医院	广东	茂名	三甲
5	瑞安市人民医院	浙江	温州	三甲
6	诸城市人民医院	山东	潍坊	三乙
7	东阳市人民医院	浙江	金华	三甲
8	义乌市中心医院	浙江	金华	三乙
9	廉江市人民医院	广东	湛江	三级
10	简阳市人民医院	四川	成都	三甲
11	张家港市第一人民医院	江苏	苏州	三甲
12	天门市第一人民医院	湖北	天门(省直辖县)	三甲
13	寿光市人民医院	山东	潍坊	三乙
14	普宁市人民医院	广东	揭阳	三甲
15	昆山市第一人民医院	江苏	苏州	三甲
16	平邑县人民医院	山东	临沂	三乙
17	单县中心医院	山东	菏泽	三甲
18	滕州市中心人民医院	山东	枣庄	三甲
19	温岭市第一人民医院	浙江	台州	三甲
20	常熟市第一人民医院	江苏	苏州	三级
21	常熟市第二人民医院	江苏	苏州	三乙
22	仙桃市第一人民医院	湖北	仙桃(省直辖县)	三乙
23	莒县人民医院	山东	日照	三乙
24	汉川市人民医院	湖北	孝感	三甲
25	靖江市人民医院	江苏	泰州	三乙
26	石门县人民医院	湖南	常德	三级
27	余姚市人民医院	浙江	宁波	三乙
28	太仓市第一人民医院	江苏	苏州	三乙
29	福鼎市医院	福建	宁德	三乙
30	庄河市中心医院	辽宁	大连	三级

表 59　2021 年县级医院消化内科 30 强

专科名次	医院	省份	城市	级别
1	江阴市人民医院	江苏	无锡	三甲
2	高州市人民医院	广东	茂名	三甲
3	宜兴市人民医院	江苏	无锡	三甲
4	瑞安市人民医院	浙江	温州	三甲
5	天门市第一人民医院	湖北	天门(省直辖县)	三甲
6	滕州市中心人民医院	山东	枣庄	三甲
7	张家港市第一人民医院	江苏	苏州	三甲
8	常熟市第一人民医院	江苏	苏州	三级
9	昆山市第一人民医院	江苏	苏州	三甲
10	诸暨市人民医院	浙江	绍兴	三甲
11	寿光市人民医院	山东	潍坊	三乙
12	普宁市人民医院	广东	揭阳	三甲
13	兴化市人民医院	江苏	泰州	三乙
14	温岭市第一人民医院	浙江	台州	三甲
15	单县中心医院	山东	菏泽	三甲
16	简阳市人民医院	四川	成都	三甲
17	平邑县人民医院	山东	临沂	三乙
18	义乌市中心医院	浙江	金华	三乙
19	靖江市人民医院	江苏	泰州	三乙
20	诸城市人民医院	山东	潍坊	三乙
21	太仓市第一人民医院	江苏	苏州	三乙
22	仙桃市第一人民医院	湖北	仙桃(省直辖县)	三乙
23	泰兴市人民医院	江苏	泰州	三乙
24	廉江市人民医院	广东	湛江	三级
25	永康市第一人民医院	浙江	金华	三乙
26	沭阳医院	江苏	宿迁	三乙
27	常熟市第二人民医院	江苏	苏州	三乙
28	莒南县人民医院	山东	临沂	三乙
29	余姚市人民医院	浙江	宁波	三乙
30	曹县人民医院	山东	菏泽	三乙

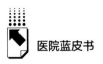

表60　2021年县级医院神经内科30强

专科名次	医院	省份	城市	级别
1	高州市人民医院	广东	茂名	三甲
2	天门市第一人民医院	湖北	天门（省直辖县）	三甲
3	瑞安市人民医院	浙江	温州	三甲
4	江阴市人民医院	江苏	无锡	三甲
5	平邑县人民医院	山东	临沂	三乙
6	诸城市人民医院	山东	潍坊	三乙
7	诸暨市人民医院	浙江	绍兴	三甲
8	滕州市中心人民医院	山东	枣庄	三甲
9	寿光市人民医院	山东	潍坊	三乙
10	温岭市第一人民医院	浙江	台州	三甲
11	宜兴市人民医院	江苏	无锡	三甲
12	昆山市第一人民医院	江苏	苏州	三甲
13	泰兴市人民医院	江苏	泰州	三乙
14	单县中心医院	山东	菏泽	三甲
15	张家港市第一人民医院	江苏	苏州	三甲
16	东阳市人民医院	浙江	金华	三甲
17	兰陵县人民医院	山东	临沂	三乙
18	普宁市人民医院	广东	揭阳	三甲
19	太仓市第一人民医院	江苏	苏州	三乙
20	沭阳医院	江苏	宿迁	三乙
21	常熟市第二人民医院	江苏	苏州	三乙
22	莒县人民医院	山东	日照	三乙
23	常熟市第一人民医院	江苏	苏州	三级
24	义乌市中心医院	浙江	金华	三乙
25	永康市第一人民医院	浙江	金华	三乙
26	遵化市人民医院	河北	唐山	三级
27	潍坊益都中心医院	山东	潍坊	三甲
28	仙桃市第一人民医院	湖北	仙桃（省直辖县）	三乙
29	宁乡市人民医院	湖南	长沙	三级
30	邳州市人民医院	江苏	徐州	三甲

表 61 2021 年县级医院肾脏内科 30 强

专科名次	医院	省份	城市	级别
1	昆山市第一人民医院	江苏	苏州	三甲
2	高州市人民医院	广东	茂名	三甲
3	瑞安市人民医院	浙江	温州	三甲
4	泰兴市人民医院	江苏	泰州	三乙
5	江阴市人民医院	江苏	无锡	三甲
6	天门市第一人民医院	湖北	天门(省直辖县)	三甲
7	温岭市第一人民医院	浙江	台州	三甲
8	简阳市人民医院	四川	成都	三甲
9	诸暨市人民医院	浙江	绍兴	三甲
10	开平市中心医院	广东	江门	三甲
11	常熟市第一人民医院	江苏	苏州	三级
12	宜兴市人民医院	江苏	无锡	三甲
13	张家港市第一人民医院	江苏	苏州	三甲
14	潍坊益都中心医院	山东	潍坊	三甲
15	义乌市中心医院	浙江	金华	三乙
16	莒县人民医院	山东	日照	三乙
17	嵊州市人民医院(浙大一院嵊州分院)	浙江	绍兴	三乙
18	诸城市人民医院	山东	潍坊	三乙
19	寿光市人民医院	山东	潍坊	三乙
20	普宁市人民医院	广东	揭阳	三甲
21	仙桃市第一人民医院	湖北	仙桃(省直辖县)	三乙
22	太仓市第一人民医院	江苏	苏州	三乙
23	仁寿县人民医院	四川	眉山	三甲
24	遵化市人民医院	河北	唐山	三级
25	滑县人民医院	河南	安阳	三级
26	常熟市第二人民医院	江苏	苏州	三乙
27	平邑县人民医院	山东	临沂	三乙
28	台山市人民医院	广东	江门	三级
29	沭阳医院	江苏	宿迁	三乙
30	惠东县人民医院	广东	惠州	三级

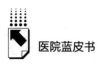

表62   2021年县级医院内分泌科30强

专科名次	医院	省份	城市	级别
1	瑞安市人民医院	浙江	温州	三甲
2	江阴市人民医院	江苏	无锡	三甲
3	天门市第一人民医院	湖北	天门（省直辖县）	三甲
4	宜兴市人民医院	江苏	无锡	三甲
5	普宁市人民医院	广东	揭阳	三甲
6	高州市人民医院	广东	茂名	三甲
7	常熟市第一人民医院	江苏	苏州	三级
8	张家港市第一人民医院	江苏	苏州	三甲
9	昆山市第一人民医院	江苏	苏州	三甲
10	单县中心医院	山东	菏泽	三甲
11	永康市第一人民医院	浙江	金华	三乙
12	诸城市人民医院	山东	潍坊	三乙
13	寿光市人民医院	山东	潍坊	三乙
14	简阳市人民医院	四川	成都	三甲
15	泰兴市人民医院	江苏	泰州	三乙
16	常熟市第二人民医院	江苏	苏州	三乙
17	义乌市中心医院	浙江	金华	三乙
18	仙桃市第一人民医院	湖北	仙桃（省直辖县）	三乙
19	廉江市人民医院	广东	湛江	三级
20	诸暨市人民医院	浙江	绍兴	三甲
21	开平市中心医院	广东	江门	三甲
22	潍坊益都中心医院	山东	潍坊	三甲
23	平邑县人民医院	山东	临沂	三乙
24	海安市人民医院	江苏	南通	三乙
25	浏阳市人民医院	湖南	长沙	三级
26	靖江市人民医院	江苏	泰州	三乙
27	东阳市人民医院	浙江	金华	三甲
28	莒县人民医院	山东	日照	三乙
29	红河州滇南中心医院(个旧市人民医院)	云南	红河州	三甲
30	嵊州市人民医院(浙大一院嵊州分院)	浙江	绍兴	三乙

表63　2021年县级医院肿瘤内科30强

专科名次	医院	省份	城市	级别
1	江阴市人民医院	江苏	无锡	三甲
2	宜兴市人民医院	江苏	无锡	三甲
3	高州市人民医院	广东	茂名	三甲
4	泰兴市人民医院	江苏	泰州	三乙
5	常熟市第一人民医院	江苏	苏州	三级
6	诸暨市人民医院	浙江	绍兴	三甲
7	张家港市第一人民医院	江苏	苏州	三甲
8	昆山市第一人民医院	江苏	苏州	三甲
9	瑞安市人民医院	浙江	温州	三甲
10	天门市第一人民医院	湖北	天门(省直辖县)	三甲
11	滕州市中心人民医院	山东	枣庄	三甲
12	兴化市人民医院	江苏	泰州	三乙
13	简阳市人民医院	四川	成都	三甲
14	东阳市人民医院	浙江	金华	三甲
15	寿光市人民医院	山东	潍坊	三乙
16	平邑县人民医院	山东	临沂	三乙
17	诸城市人民医院	山东	潍坊	三乙
18	莒县人民医院	山东	日照	三乙
19	单县中心医院	山东	菏泽	三甲
20	普宁市人民医院	广东	揭阳	三甲
21	海安市人民医院	江苏	南通	三乙
22	新泰市人民医院	山东	泰安	三乙
23	仙桃市第一人民医院	湖北	仙桃(省直辖县)	三乙
24	太仓市第一人民医院	江苏	苏州	三乙
25	义乌市中心医院	浙江	金华	三乙
26	新昌县人民医院	浙江	绍兴	三乙
27	靖江市人民医院	江苏	泰州	三乙
28	沭阳医院	江苏	宿迁	三乙
29	永康市第一人民医院	浙江	金华	三乙
30	兰陵县人民医院	山东	临沂	三乙

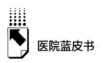

表64　2021年县级医院妇科30强

专科名次	医院	省份	城市	级别
1	张家港市第一人民医院	江苏	苏州	三甲
2	昆山市第一人民医院	江苏	苏州	三甲
3	瑞安市人民医院	浙江	温州	三甲
4	江阴市人民医院	江苏	无锡	三甲
5	宜兴市人民医院	江苏	无锡	三甲
6	高州市人民医院	广东	茂名	三甲
7	温岭市第一人民医院	浙江	台州	三甲
8	泰兴市人民医院	江苏	泰州	三乙
9	诸暨市人民医院	浙江	绍兴	三甲
10	宁乡市人民医院	湖南	长沙	三级
11	余姚市人民医院	浙江	宁波	三乙
12	常熟市第一人民医院	江苏	苏州	三级
13	寿光市人民医院	山东	潍坊	三乙
14	天门市第一人民医院	湖北	天门（省直辖县）	三甲
15	义乌市中心医院	浙江	金华	三乙
16	太仓市第一人民医院	江苏	苏州	三乙
17	普宁市人民医院	广东	揭阳	三甲
18	滕州市中心人民医院	山东	枣庄	三甲
19	莒县人民医院	山东	日照	三乙
20	汉川市人民医院	湖北	孝感	三甲
21	诸城市人民医院	山东	潍坊	三乙
22	东阳市人民医院	浙江	金华	三甲
23	单县中心医院	山东	菏泽	三甲
24	兰陵县人民医院	山东	临沂	三乙
25	丹阳市人民医院	江苏	镇江	三乙
26	永康市第一人民医院	浙江	金华	三乙
27	靖江市人民医院	江苏	泰州	三乙
28	潍坊益都中心医院	山东	潍坊	三甲
29	乐清市人民医院	浙江	温州	三乙
30	安丘市人民医院	山东	潍坊	三乙

表65　2021年县级医院产科30强

专科名次	医院	省份	城市	级别
1	瑞安市人民医院	浙江	温州	三甲
2	昆山市第一人民医院	江苏	苏州	三甲
3	平邑县人民医院	山东	临沂	三乙
4	张家港市第一人民医院	江苏	苏州	三甲
5	江阴市人民医院	江苏	无锡	三甲
6	寿光市人民医院	山东	潍坊	三乙
7	高州市人民医院	广东	茂名	三甲
8	宜兴市人民医院	江苏	无锡	三甲
9	温岭市第一人民医院	浙江	台州	三甲
10	宁乡市人民医院	湖南	长沙	三级
11	泰兴市人民医院	江苏	泰州	三乙
12	诸城市人民医院	山东	潍坊	三乙
13	莒县人民医院	山东	日照	三乙
14	单县中心医院	山东	菏泽	三甲
15	天门市第一人民医院	湖北	天门(省直辖县)	三甲
16	普宁市人民医院	广东	揭阳	三甲
17	太仓市第一人民医院	江苏	苏州	三乙
18	常熟第一人民医院	江苏	苏州	三级
19	义乌市中心医院	浙江	金华	三乙
20	滕州市中心人民医院	山东	枣庄	三甲
21	余姚市人民医院	浙江	宁波	三乙
22	武安市第一人民医院	河北	邯郸	三乙
23	潍坊益都中心医院	山东	潍坊	三甲
24	东阳市人民医院	浙江	金华	三甲
25	惠东县人民医院	广东	惠州	三级
26	慈溪市人民医院	浙江	宁波	三乙
27	永康市第一人民医院	浙江	金华	三乙
28	开平市中心医院	广东	江门	三甲
29	简阳市人民医院	四川	成都	三甲
30	新昌县人民医院	浙江	绍兴	三乙

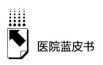
表 66　2021 年县级医院儿内科 30 强

专科名次	医院	省份	城市	级别
1	天门市第一人民医院	湖北	天门（省直辖县）	三甲
2	瑞安市人民医院	浙江	温州	三甲
3	诸城市人民医院	山东	潍坊	三乙
4	高州市人民医院	广东	茂名	三甲
5	平邑县人民医院	山东	临沂	三乙
6	江阴市人民医院	江苏	无锡	三甲
7	昆山市第一人民医院	江苏	苏州	三甲
8	寿光市人民医院	山东	潍坊	三乙
9	张家港市第一人民医院	江苏	苏州	三甲
10	单县中心医院	山东	菏泽	三甲
11	温岭市第一人民医院	浙江	台州	三甲
12	滕州市中心人民医院	山东	枣庄	三甲
13	常熟市第一人民医院	江苏	苏州	三级
14	泰兴市人民医院	江苏	泰州	三乙
15	普宁市人民医院	广东	揭阳	三甲
16	兰陵县人民医院	山东	临沂	三乙
17	宜兴市人民医院	江苏	无锡	三甲
18	莒县人民医院	山东	日照	三乙
19	宁乡市人民医院	湖南	长沙	三级
20	永康市第一人民医院	浙江	金华	三乙
21	仙桃市第一人民医院	湖北	仙桃（省直辖县）	三乙
22	太仓市第一人民医院	江苏	苏州	三乙
23	简阳市人民医院	四川	成都	三甲
24	常熟市第二人民医院	江苏	苏州	三乙
25	汉川市人民医院	湖北	孝感	三甲
26	廉江市人民医院	广东	湛江	三级
27	福鼎市医院	福建	宁德	三乙
28	义乌市中心医院	浙江	金华	三乙
29	乐清市人民医院	浙江	温州	三乙
30	兴义市人民医院	贵州	黔西南州	三甲

表 67 2021 年县级医院血液科 30 强

专科名次	医院	省份	城市	级别
1	张家港市第一人民医院	江苏	苏州	三甲
2	高州市人民医院	广东	茂名	三甲
3	太仓市第一人民医院	江苏	苏州	三乙
4	靖江市人民医院	江苏	泰州	三乙
5	泰兴市人民医院	江苏	泰州	三乙
6	瑞安市人民医院	浙江	温州	三甲
7	宜兴市人民医院	江苏	无锡	三甲
8	温岭市第一人民医院	浙江	台州	三甲
9	江阴市人民医院	江苏	无锡	三甲
10	宁乡市人民医院	湖南	长沙	三级
11	天门市第一人民医院	湖北	天门（省直辖县）	三甲
12	常熟市第一人民医院	江苏	苏州	三级
13	诸暨市人民医院	浙江	绍兴	三甲
14	永康市第一人民医院	浙江	金华	三乙
15	开平市中心医院	广东	江门	三甲
16	莒县人民医院	山东	日照	三乙
17	台山市人民医院	广东	江门	三级
18	常熟市第二人民医院	江苏	苏州	三乙
19	简阳市人民医院	四川	成都	三甲
20	巩义市人民医院	河南	郑州	三级
21	如皋市人民医院	江苏	南通	三乙
22	兴化市人民医院	江苏	泰州	三乙
23	义乌市中心医院	浙江	金华	三乙
24	诸城市人民医院	山东	潍坊	三乙
25	单县中心医院	山东	菏泽	三甲
26	兰陵县人民医院	山东	临沂	三乙
27	太和县人民医院	安徽	阜阳	三甲
28	莒南县人民医院	山东	临沂	三乙
29	象山县第一人民医院	浙江	宁波	三乙
30	丹阳市人民医院	江苏	镇江	三乙

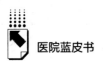
表 68　2021 年县级医院康复科 30 强

专科名次	医院	省份	城市	级别
1	天门市第一人民医院	湖北	天门（省直辖县）	三甲
2	莒县人民医院	山东	日照	三乙
3	温岭市第一人民医院	浙江	台州	三甲
4	简阳市人民医院	四川	成都	三甲
5	高州市人民医院	广东	茂名	三甲
6	泰兴市人民医院	江苏	泰州	三乙
7	瑞安市人民医院	浙江	温州	三甲
8	台山市人民医院	广东	江门	三级
9	沂南县人民医院	山东	临沂	三乙
10	常熟市第二人民医院	江苏	苏州	三乙
11	宁乡市人民医院	湖南	长沙	三级
12	兰陵县人民医院	山东	临沂	三乙
13	靖江市人民医院	江苏	泰州	三乙
14	福鼎市医院	福建	宁德	三乙
15	廉江市人民医院	广东	湛江	三级
16	滑县人民医院	河南	安阳	三级
17	永康市第一人民医院	浙江	金华	三乙
18	巩义市人民医院	河南	郑州	三级
19	仙桃市第一人民医院	湖北	仙桃（省直辖县）	三乙
20	汉川市人民医院	湖北	孝感	三甲
21	嵊州市人民医院（浙大一院嵊州分院）	浙江	绍兴	三乙
22	平邑县人民医院	山东	临沂	三乙
23	滕州市中心人民医院	山东	枣庄	三甲
24	石门县人民医院	湖南	常德	三级
25	新昌县人民医院	浙江	绍兴	三乙
26	兰溪市人民医院	浙江	金华	二甲
27	开平市中心医院	广东	江门	三甲
28	启东市人民医院	江苏	南通	三乙
29	东阳市人民医院	浙江	金华	三甲
30	金乡县人民医院	山东	济宁	三乙

八 2021年中医医院500强及专科排行榜

（一）2021年中医医院500强

评价对象：由各级中医药管理局管辖的综合性中医医院，含中西医结合医院和民族医院，不含专科医院和部队医院。2021年中医医院100强、101~300名、301~500名分别见表69、表70、表71。

表69　2021年中医医院100强

名次	医院	得分	省（区、市）	城市	级别	信息化评级（EMR/互联互通/智慧服务）	2020年HIC500强综合排名
1	广东省中医院	877.01	广东	广州	三甲	—/四级甲等/—	101~300
2	江苏省中医院	866.19	江苏	南京	三甲		101~300
3	中国中医科学院广安门医院	850.46	北京	北京	三甲	五级/五级乙等/—	58
4	上海中医药大学附属龙华医院	843.29	上海	上海	三甲	—/五级乙等/—	12
5	中国中医科学院西苑医院	828.51	北京	北京	三甲	—/四级甲等/—	101~300
6	上海中医药大学附属曙光医院	820.53	上海	上海	三甲	—/四级甲等/—	101~300
7	北京中医药大学东直门医院	808.58	北京	北京	三甲		301~500
8	天津中医药大学第一附属医院	799.86	天津	天津	三甲		101~300
9	广州中医药大学第一附属医院	790.17	广东	广州	三甲	—/四级甲等/—	101~300
10	首都医科大学附属北京中医医院	782.37	北京	北京	三甲	—/四级甲等/—	101~300
11	辽宁中医药大学附属医院	778.31	辽宁	沈阳	三甲		
12	浙江省中医院	763.48	浙江	杭州	三甲	五级/四级甲等/三级	101~300

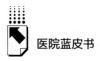

医院蓝皮书

续表

名次	医院	得分	省(区、市)	城市	级别	信息化评级(EMR/互联互通/智慧服务)	2020年HIC500强综合排名
13	成都中医药大学附属医院	751.60	四川	成都	三甲		
14	河南中医药大学第一附属医院	750.29	河南	郑州	三甲	—/四级甲等/—	301~500
15	重庆市中医院	746.52	重庆	重庆	三甲	—/四级乙等/—	301~500
16	山东中医药大学附属医院	738.65	山东	济南	三甲	—/四级甲等/—	101~300
17	湖北省中医院	738.64	湖北	武汉	三甲	—/四级甲等/—	
18	上海中医药大学附属岳阳中西医结合医院	730.89	上海	上海	三甲		72
19	长春中医药大学附属医院	728.26	吉林	长春	三甲	—/四级甲等/—	301~500
20	安徽中医药大学第一附属医院	725.90	安徽	合肥	三甲		301~500
21	广西中医药大学第一附属医院	724.38	广西	南宁	三甲		301~500
22	武汉市第一医院	715.57	湖北	武汉	三甲	—/四级甲等/—	101~300
23	浙江省立同德医院	715.00	浙江	杭州	三甲	—/四级甲等/—	101~300
24	黑龙江中医药大学附属第一医院	709.85	黑龙江	哈尔滨	三甲		
25	北京中医药大学东方医院	701.45	北京	北京	三甲		
26	福建中医药大学附属人民医院	696.12	福建	福州	三甲	—/四级甲等/—	
27	中国中医科学院望京医院	694.07	北京	北京	三甲		
28	佛山市中医院	690.00	广东	佛山	三甲		301~500
29	湖南中医药大学第一附属医院	688.13	湖南	长沙	三甲		
30	陕西中医药大学附属医院	683.43	陕西	咸阳	三甲		
31	新疆维吾尔自治区中医医院	672.84	新疆	乌鲁木齐	三甲		

续表

名次	医院	得分	省(区、市)	城市	级别	信息化评级 (EMR/互联互通/智慧服务)	2020年 HIC500强 综合排名
32	江西中医药大学附属医院	670.02	江西	南昌	三甲		301~500
33	成都市第一人民医院	661.64	四川	成都	三甲		
34	深圳市中医院	657.85	广东	深圳	三甲	六级/四级甲等/—	67
35	甘肃省中医院	657.33	甘肃	兰州	三甲		
36	黑龙江省中医医院	650.81	黑龙江	哈尔滨	三甲		
37	河北省中医院	646.66	河北	石家庄	三甲	—/四级甲等/—	301~500
38	河北省沧州中西医结合医院	644.89	河北	沧州	三甲	五级/—/—	101~300
39	西南医科大学附属中医医院	641.54	四川	泸州	三甲		
40	厦门市中医院	637.35	福建	厦门	三甲	—/四级甲等/—	
41	河南省中医院	628.02	河南	郑州	三甲		
42	广西中医药大学附属瑞康医院	625.70	广西	南宁	三甲		
43	中山市中医院	622.86	广东	中山	三甲		
44	天津市中医药研究院附属医院	620.90	天津	天津	三甲		
45	潍坊市中医院	620.79	山东	潍坊	三甲	—/四级甲等/—	
46	常州市中医医院	617.68	江苏	常州	三甲		
47	湖南中医药大学第二附属医院	617.14	湖南	长沙	三甲		
48	上海市中医医院	613.20	上海	上海	三甲	—/四级甲等/—	301~500
49	广东省第二中医院	608.12	广东	广州	三甲		
50	杭州市中医院	600.11	浙江	杭州	三甲	五级/四级甲等/—	101~300
51	山西省中医院	599.93	山西	太原	三甲		301~500
52	陕西省中医医院	599.67	陕西	西安	三甲		
53	柳州市中医医院	593.97	广西	柳州	三甲	五级/—/—	101~300
54	襄阳市中医医院(襄阳市中医药研究所)	588.17	湖北	襄阳	三甲		
55	贵州中医药大学第一附属医院	587.93	贵州	贵阳	三甲		
56	杭州市红十字会医院	587.02	浙江	杭州	三甲	五级/四级甲等/—	101~300

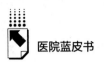

续表

名次	医院	得分	省(区、市)	城市	级别	信息化评级 (EMR/互联互通/智慧服务)	2020年 HIC500强 综合排名
57	天津中医药大学第二附属医院	586.06	天津	天津	三甲		
58	江门市五邑中医院	584.08	广东	江门	三甲		
59	长沙市中医医院	582.80	湖南	长沙	三甲		
60	徐州市中医院	582.66	江苏	徐州	三甲		
61	云南省中医医院	578.70	云南	昆明	三甲		
62	东莞市中医院	577.32	广东	东莞	三甲		
63	浙江中医药大学附属第二医院	574.26	浙江	杭州	三甲		
64	西安市中医医院	574.23	陕西	西安	三甲		
65	贵州中医药大学第二附属医院	573.16	贵州	贵阳	三甲		
66	黑龙江中医药大学附属第二医院	567.34	黑龙江	哈尔滨	三甲		
67	南京市中医院	565.39	江苏	南京	三甲	—/四级甲等/—	301～500
68	甘肃中医药大学附属医院	564.47	甘肃	兰州	三甲		
69	山东中医药大学第二附属医院	562.90	山东	济南	三甲		
70	湖南省直中医医院	562.65	湖南	株洲	三甲		
71	临沂市中医医院	559.48	山东	临沂	三甲		
72	宝鸡市中医医院	557.41	陕西	宝鸡	三甲		
73	安康市中医医院	550.21	陕西	安康	三甲		
74	无锡市中医医院	547.51	江苏	无锡	三甲	—/四级/—	301～500
75	开封市中医院	536.21	河南	开封	三甲		
76	山西省中西医结合医院	526.15	山西	太原	三甲		
77	茂名市中医院	524.32	广东	茂名	三甲		
78	温州市中医院	518.78	浙江	温州	三甲		
79	昆山市中医医院	513.96	江苏	苏州	三甲		
80	安阳市中医院	504.86	河南	安阳	三甲		
81	山西中医药大学附属医院	504.36	山西	太原	三甲		
82	郑州市中医院	503.11	河南	郑州	三甲		
83	上海市第七人民医院	493.20	上海	上海	三甲	五级/四级甲等/—	44
84	金华市中医院	489.22	浙江	金华	三甲		
85	九江市中医医院	478.59	江西	九江	三甲		

名次	医院	得分	省（区、市）	城市	级别	信息化评级（EMR/互联互通/智慧服务）	2020年HIC500强综合排名
86	北京中医药大学第三附属医院	473.77	北京	北京	三甲		
87	六安市中医院	463.11	安徽	六安	三甲		
88	日照市中医医院	459.29	山东	日照	三甲		
89	北京中医药大学房山医院	450.71	北京	北京	三甲		
90	泰安市中医医院	447.75	山东	泰安	三甲		301~500
91	湖北省中西医结合医院	436.78	湖北	武汉	三甲		
92	福建中医药大学附属第二人民医院	429.49	福建	福州	三甲		
93	芜湖市中医医院	418.48	安徽	芜湖	三甲		
94	湖南省中医药研究院附属医院	413.02	湖南	长沙	三甲		
95	辽宁中医药大学附属第二医院	402.17	辽宁	沈阳	三甲		
96	遂宁市中医院	392.17	四川	遂宁	三甲		
97	陕西中医药大学第二附属医院	368.03	陕西	咸阳	三甲		
98	内蒙古国际蒙医医院	327.78	内蒙古	呼和浩特	三甲		
99	青海省中医院	306.14	青海	西宁	三甲		
100	南方医科大学中西医结合医院	297.49	广东	广州	三甲		

注：根据国家医疗保障局曝光台和各省（区、市）医疗保障局文件，福建有1家医院存在对患者审核不严造成冒卡就医等违规结算医保基金行为，海南有1家医院存在重复收费、串换收费、多记费用、套高收费、超范围用药等违规结算医保基金行为。以上违规事件触碰了诚信服务的"一票否决四要素"原则。因此艾力彼医院竞争力指数委员会在本年度评价中暂停以上医院排名一年。

表70 2021年中医医院101~300名

名次	医院	省（区、市）	城市*	级别	信息化评级（EMR/互联互通/智慧服务）	2020年HIC500强综合排名
101	上海市中西医结合医院	上海	上海	三甲	—/四级甲等/—	301~500
102	浙江中医药大学附属第三医院	浙江	杭州	三甲	—/四级甲等/—	301~500
103	常德市第一中医医院	湖南	常德	三甲		

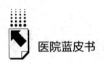
续表

名次	医院	省(区、市)	城市*	级别	信息化评级（EMR/互联互通/智慧服务）	2020年HIC500强综合排名
104	北京市第一中西医结合医院	北京	北京	三甲		
105	苏州市中医医院	江苏	苏州	三甲	五级/四级甲等/—	
106	泰州市中医院	江苏	泰州	三甲		
107	广州中医药大学第三附属医院	广东	广州	三甲		
108	四川省第二中医医院	四川	成都	三甲		
109	河南中医药大学第三附属医院	河南	郑州	三甲		
110	青海省藏医院	青海	西宁	三甲		
111	吉林省中医药科学院第一临床医院	吉林	长春	三甲		
112	长春市中医院	吉林	长春	三甲		
113	四川省中西医结合医院	四川	成都	三甲		
114	广州中医药大学祈福医院	广东	广州	三甲		
115	天津市武清区中医医院	天津	天津	三甲		
116	内蒙古自治区中医医院	内蒙古	呼和浩特	三甲	—/四级甲等/—	
117	周口市中医院	河南	周口	三甲		
118	眉山市中医医院	四川	眉山	三甲		
119	武汉市中医医院	湖北	武汉	三甲	—/四级甲等/—	301~500
120	青岛市中医医院(海慈)	山东	青岛	三甲		
121	攀枝花市中西医结合医院	四川	攀枝花	三甲		
122	达州市中西医结合医院	四川	达州	三甲		
123	唐山市中医医院	河北	唐山	三甲		
124	温州市中西医结合医院	浙江	温州	三甲		
125	广州医科大学附属中医医院	广东	广州	三甲		
126	江苏省中西医结合医院	江苏	南京	三甲		
127	岳阳市中医医院	湖南	岳阳	三甲		
128	深圳市宝安区中医院	广东	深圳	三甲		301~500
129	昆明市中医医院	云南	昆明	三甲		

续表

名次	医院	省（区、市）	城市*	级别	信息化评级（EMR/互联互通/智慧服务）	2020年HIC500强综合排名
130	江苏省第二中医院	江苏	南京	三甲		
131	荆门市中医医院	湖北	荆门	三甲		
132	烟台市中医医院	山东	烟台	三甲		
133	濮阳市中医医院	河南	濮阳	三甲	—/四级甲等/—	
134	内江市中医医院	四川	内江	三甲		
135	宁夏回族自治区中医医院	宁夏	银川	三甲		
136	洛阳市中医院	河南	洛阳	三甲		
137	桂林市中医医院	广西	桂林	三甲		
138	荆州市中医医院	湖北	荆州	三甲		
139	驻马店市中医院	河南	驻马店	三甲		
140	杭州市萧山区中医院	浙江	杭州	三甲		
141	榆林市中医医院	陕西	榆林	三甲		
142	黔南州中医院	贵州	黔南州	三甲		
143	广州市中西医结合医院	广东	广州	三甲	五级/—/—	
144	南通市中医院	江苏	南通	三甲		
145	张家港市中医医院	江苏	苏州	三甲		301~500
146	广东省中西医结合医院	广东	佛山	三甲		
147	内蒙古民族大学附属医院	内蒙古	通辽	三甲		
148	玉林市中医医院	广西	玉林	三甲		
149	昭通市中医医院	云南	昭通	三甲		
150	乌鲁木齐市中医医院	新疆	乌鲁木齐	三甲		
151	辽宁中医药大学附属第四医院	辽宁	沈阳	三甲		
152	昌吉回族自治州中医医院	新疆	昌吉州	三甲		
153	玉溪市中医医院	云南	玉溪	三甲		
154	绵阳市中医医院	四川	绵阳	三甲		
155	嘉兴市中医医院	浙江	嘉兴	三甲		
156	怀化市中医医院	湖南	怀化	三甲		
157	抚顺市中医院	辽宁	抚顺	三甲		
158	北京市中西医结合医院	北京	北京	三甲		

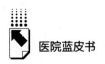

续表

名次	医院	省(区、市)	城市*	级别	信息化评级（EMR/互联互通/智慧服务）	2020年HIC500强综合排名
159	天水市中西医结合医院	甘肃	天水	三甲		
160	广元市中医院	四川	广元	三甲		
161	广州中医药大学顺德医院	广东	佛山	三甲		
162	江西省中西医结合医院	江西	南昌	三甲		
163	秦皇岛市中医医院	河北	秦皇岛	三甲		
164	楚雄彝族自治州中医医院	云南	楚雄州	三甲		
165	南昌市洪都中医院	江西	南昌	三甲		
166	齐齐哈尔市中医医院	黑龙江	齐齐哈尔	三甲		
167	北京中医药大学孙思邈医院	陕西	铜川	三甲		
168	连云港市中医院	江苏	连云港	三甲		
169	常熟市中医院(常熟市新区医院)	江苏	苏州	三乙		
170	淄博市中医医院	山东	淄博	三甲		
171	广州中医药大学深圳医院(福田)	广东	深圳	三甲		301~500
172	漯河市中医院	河南	漯河	三甲		
173	盐城市中医院	江苏	盐城	三甲		
174	哈尔滨市中医医院	黑龙江	哈尔滨	三甲		
175	江阴市中医院	江苏	无锡	三乙		
176	自贡市中医医院	四川	自贡	三甲		
177	威海市中医院	山东	威海	三甲		
178	衡阳市中医医院	湖南	衡阳	三甲		
179	石家庄市中医院	河北	石家庄	三甲		
180	新疆维吾尔自治区维吾尔医医院	新疆	乌鲁木齐	三甲		
181	包头市蒙医中医医院	内蒙古	包头	三甲		
182	大连市中西医结合医院	辽宁	大连	三甲		
183	太和县中医院	安徽	阜阳	三甲		
184	扬州市中医院	江苏	扬州	三甲		
185	浏阳市中医医院	湖南	长沙	三甲		

续表

名次	医院	省（区、市）	城市*	级别	信息化评级（EMR/互联互通/智慧服务）	2020年HIC500强综合排名
186	湛江市第一中医医院	广东	湛江	三甲		
187	辽源市中医院	吉林	辽源	三甲		
188	沭阳县中医院	江苏	宿迁	三乙		101～300
189	青岛市黄岛区中医医院	山东	青岛	三甲		
190	淄博市中西医结合医院	山东	淄博	三甲		
191	大庆市中医医院	黑龙江	大庆	三甲		
192	郴州市中医医院	湖南	郴州	三甲		
193	十堰市中医医院	湖北	十堰	三甲		
194	河北以岭医院	河北	石家庄	三甲		
195	漳州市中医院	福建	漳州	三甲		
196	大连市中医医院	辽宁	大连	三甲		
197	天津市中西医结合医院	天津	天津	三甲		
198	宁波市中医院	浙江	宁波	三甲	—/四级甲等/—	301～500
199	重庆市北碚区中医院	重庆	重庆	三甲		
200	益阳市第一中医医院	湖南	益阳	三甲		
201	庆阳市中医医院	甘肃	庆阳	三甲		
202	吉林省吉林中西医结合医院	吉林	吉林	三甲		
203	诸暨市中医医院	浙江	绍兴	三甲		
204	西藏自治区藏医院	西藏	拉萨	三甲		
205	广州市番禺区中医院	广东	广州	三甲		
206	重庆市永川区中医院	重庆	重庆	三甲		
207	新郑市中医院	河南	郑州	二甲		
208	河池市中医医院	广西	河池	三甲		
209	垫江县中医院	重庆	重庆	三甲		
210	普洱市中医医院	云南	普洱	三甲		
211	公安县中医医院	湖北	荆州	三甲	—/四级甲等/—	301～500
212	温岭市中医院	浙江	台州	三甲		
213	绍兴市中医院	浙江	绍兴	三甲		
214	莒县中医医院	山东	日照	三甲		
215	睢县中医院	河南	商丘	二甲		
216	醴陵市中医院	湖南	株洲	三甲		
217	资阳市中医院	四川	资阳	三甲		

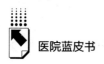

名次	医院	省（区、市）	城市*	级别	信息化评级（EMR/互联互通/智慧服务）	2020年HIC500强综合排名
218	新密市中医院	河南	郑州	二甲		
219	遵义市中医院	贵州	遵义	三甲		
220	呼和浩特市蒙医中医医院	内蒙古	呼和浩特	三甲		
221	新泰市中医院	山东	泰安	三甲		
222	宜兴市中医医院	江苏	无锡	三乙		
223	陕西省中西医结合医院	陕西	西安	三甲		
224	惠州市中医医院	广东	惠州	三甲		
225	亳州市中医院	安徽	亳州	三甲		
226	邳州市中医院	江苏	徐州	三甲		
227	济南市中医医院	山东	济南	三甲		
228	珠海市中西医结合医院	广东	珠海	三甲		
229	通许县中医医院	河南	开封	二甲		
230	谷城县中医医院	湖北	襄阳	三级		
231	成都市新都区中医医院	四川	成都	三甲		
232	镇江市中医院	江苏	镇江	三甲		
233	钟祥市中医院	湖北	荆门	三甲		
234	泸州市中医医院	四川	泸州	三甲	—/四级乙等/—	
235	清远市中医院	广东	清远	三甲		
236	南宁市中医医院	广西	南宁	三甲		
237	睢宁县中医院	江苏	徐州	三级		
238	苏州市中西医结合医院	江苏	苏州	三乙		
239	太仓市中医医院	江苏	苏州	三乙		
240	菏泽市中医医院	山东	菏泽	三甲		
241	重庆市九龙坡区中医院	重庆	重庆	三甲		
242	平邑县中医院	山东	临沂	三甲		
243	泰州市姜堰中医院	江苏	泰州	三乙		
244	泉州市中医院	福建	泉州	三甲		
245	乐山市中医医院	四川	乐山	三甲		
246	寿光市中医医院	山东	潍坊	二甲		
247	梅州市第二中医医院	广东	梅州	三甲		
248	鄂州市中医医院	湖北	鄂州	三甲		
249	天水市中医医院	甘肃	天水	三甲		

续表

名次	医院	省(区、市)	城市*	级别	信息化评级 (EMR/互联互通/智慧服务)	2020年HIC500强综合排名
250	湖州市中医院	浙江	湖州	三甲		
251	南平市人民医院	福建	南平	三甲		
252	福州市中医院	福建	福州	三甲		
253	永州市中医院	湖南	永州	三甲		
254	丽水市中医医院	浙江	丽水	三甲		
255	宿迁市中医院	江苏	宿迁	三甲		
256	滁州市中西医结合医院	安徽	滁州	三甲		
257	保定市第一中医院	河北	保定	三甲		
258	南京市中西医结合医院	江苏	南京	三甲	—/四级甲等/—	301~500
259	淮安市中医院	江苏	淮安	三甲		
260	长兴县中医院	浙江	湖州	三乙		
261	湛江市第二中医医院	广东	湛江	三甲		
262	新沂市中医医院	江苏	徐州	三级		
263	黄冈市中医医院	湖北	黄冈	三甲		
264	邵阳市中医医院	湖南	邵阳	三甲		
265	阳江市中医医院	广东	阳江	三甲		
266	济南市中西医结合医院	山东	济南	三甲		
267	河南省中医药研究院附属医院	河南	郑州	三甲		
268	石家庄平安医院	河北	石家庄	三级		
269	湘西土家族苗族自治州民族中医院	湖南	湘西州	三甲		
270	三门峡市中医医院	河南	三门峡	三甲		
271	伊犁哈萨克自治州中医医院	新疆	伊犁州	三甲		
272	聊城市中医医院	山东	聊城	三甲		
273	重庆市铜梁区中医院	重庆	重庆	三甲		
274	舟山市中医院	浙江	舟山	三甲		
275	成都市郫都区中医医院	四川	成都	三甲		
276	上海市宝山区中西医结合医院	上海	上海	三甲		
277	南阳市中医院	河南	南阳	三甲		

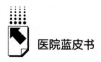

续表

名次	医院	省(区、市)	城市*	级别	信息化评级 (EMR/互联互通/ 智慧服务)	2020年 HIC500强 综合排名
278	常州市武进区中医医院	江苏	常州	三乙		
279	枣庄市中医医院	山东	枣庄	三甲		
280	防城港市中医医院	广西	防城港	三甲		
281	青岛市即墨区中医医院	山东	青岛	三甲		
282	中山市陈星海医院	广东	中山	三级		
283	梧州市中医医院	广西	梧州	三甲		
284	盱眙县中医院	江苏	淮安	三级		
285	迁安市中医院	河北	唐山	三甲		
286	天津市北辰区中医医院	天津	天津	三甲		
287	商丘市中医院	河南	商丘	三甲		
288	安徽省中西医结合医院	安徽	合肥	三级		
289	玉田县中医医院	河北	唐山	三级		
290	简阳市中医医院	四川	成都	三甲		
291	高州市中医院	广东	茂名	三甲		
292	重庆市江津区中医院	重庆	重庆	三甲		
293	晋江市中医院	福建	泉州	三甲		
294	邯郸市中医院	河北	邯郸	三甲		
295	新余市中医院	江西	新余	三甲		
296	巴中市中医院	四川	巴中	三甲		
297	泗阳县中医院	江苏	宿迁	三乙		
298	商洛市中医医院	陕西	商洛	三乙		
299	黔东南州中医医院	贵州	黔东南州	三甲		
300	江西中医药大学第二附属医院	江西	南昌	三甲		

* 包括自治洲。

注：根据国家医疗保障局曝光台和各省（区、市）医疗保障局文件，海南有2家医院、广西和河北各有1家医院存在多收费、分解收费、超标准收费、串换收费、冒名顶替、虚假住院或其他违规结算医保基金行为。以上违规事件触碰了诚信服务的"一票否决四要素"原则。因此艾力彼医院竞争力指数委员会在本年度评价中暂停以上医院排名一年。

表 71　2021 年中医医院 301～500 名

医院	城市*	级别	医院	城市*	级别
黑龙江省					
佳木斯市中医医院	佳木斯	三甲	牡丹江市中医医院	牡丹江	三甲
吉林省					
四平市中医医院	四平	三乙			
辽宁省					
鞍山市中医院	鞍山	三甲	辽阳市中医医院	辽阳	三甲
海城市中医院	鞍山	三甲	盘锦市中医院	盘锦	三级
本溪市中医院	本溪	三甲	沈阳市第七人民医院	沈阳	三甲
东港市中医院	丹东	三甲	沈阳市中医院	沈阳	三甲
阜新市中医院	阜新	三甲	铁岭市中医医院	铁岭	三甲
辽宁省蒙医医院	阜新	三甲	盖州市中西医结合医院	营口	二甲
锦州市中医医院	锦州	三甲	营口市中医院	营口	三甲
北京市					
北京市宣武中医医院	北京	三乙	中国中医科学院广安门医院南区	北京	三甲
北京中医医院顺义医院	北京	三甲			
河北省					
承德市中医院	承德	三甲	香河县中医医院	廊坊	二甲
涉县中医院	邯郸	二甲	邢台市中医院	邢台	三级
衡水市中医医院	衡水	三甲	张家口市中医院	张家口	二甲
内蒙古自治区					
呼伦贝尔市蒙医医院	呼伦贝尔	三乙			
山西省					
晋中市中医院	晋中	三甲	长治市中医研究所附属医院	长治	三甲
太原市中医医院	太原	三乙	长治市中医院	长治	三甲
忻州市中医医院	忻州	三甲			
天津市					
天津市宝坻区中医院	天津	二甲			
安徽省					
蚌埠市中医医院	蚌埠	三甲	庐江县中医院	合肥	三级
利辛县中医院	亳州	二甲	淮北市中医院	淮北	三甲
蒙城县中医院	亳州	三级	濉溪县中医院	淮北	二甲
涡阳县中医院	亳州	二甲	马鞍山市中医院	马鞍山	三甲

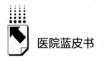
续表

医院	城市*	级别	医院	城市*	级别
安徽省					
明光市中医院	滁州	三级	宿州市中医院	宿州	三级
天长市中医院	滁州	三级	铜陵市中医医院	铜陵	三甲
阜阳市中医医院	阜阳	三级			
福建省					
龙岩市中医院	龙岩	三甲	三明市中西医结合医院	三明	三甲
宁德市中医院	宁德	三甲	尤溪县中医医院	三明	三乙
江苏省					
常州市金坛区中医医院	常州	二甲	泰州市中西医结合医院	泰州	三乙
溧阳市中医院	常州	二甲	兴化市中医院	泰州	二甲
涟水县中医院	淮安	二甲	沛县中医院	徐州	二甲
南京市溧水区中医院	南京	三级	东台市中医院	盐城	三乙
海门市中医院	南通	二甲	盐城市大丰中医院	盐城	二甲
启东市中医院	南通	三乙	宝应县中医医院	扬州	二甲
如东县中医院	南通	三乙	高邮市中医医院	扬州	三乙
如皋市中医院	南通	三乙	仪征市中医院	扬州	二甲
靖江市中医院	泰州	三乙	丹阳市中医院	镇江	三乙
泰兴市中医院	泰州	二甲	镇江市中西医结合医院	镇江	三乙
江西省					
赣州市中医院	赣州	三甲	修水县中医院	九江	三乙
泰和县中医院	吉安	三甲	萍乡市中医院	萍乡	三甲
景德镇市中医医院	景德镇	三甲	鹰潭市中医院	鹰潭	三甲
山东省					
滨州市中医医院	滨州	三甲	肥城市中医医院	泰安	三甲
德州市中医院	德州	三甲	泰安市中医二院	泰安	二甲
临邑县中医院	德州	二甲	荣成市中医院	威海	三甲
郓城县中医医院	菏泽	二甲	乳山市中医院	威海	二甲
济南市章丘区中医医院	济南	三甲	高密市中医院	潍坊	二甲
济宁市兖州区中医医院	济宁	二甲	诸城中医院	潍坊	三甲
济宁市中医院	济宁	三甲	莱阳市中医院	烟台	三甲
曲阜市中医院	济宁	三甲	莱州市中医医院	烟台	三甲
蒙阴县中医院	临沂	二甲	龙口市中医院	烟台	二甲
平度市中医医院	青岛	二甲	蓬莱市中医院	烟台	三甲
山东青岛中西医结合医院	青岛	三甲	栖霞市中医院	烟台	二甲

医院	城市*	级别	医院	城市*	级别
上海市					
上海市奉贤区中医医院	上海	二甲			
浙江省					
淳安县中医院	杭州	二甲	义乌市中医医院	金华	三甲
杭州市余杭区中医院	杭州	三乙	奉化区中医医院	宁波	三乙
临安区中医院	杭州	二甲	余姚市中医医院	宁波	二甲
安吉县中医院	湖州	二甲	衢州市中医医院	衢州	三甲
德清县中医院	湖州	二甲	绍兴市柯桥区中医院	绍兴	二甲
海宁市中医医院	嘉兴	三乙	绍兴市上虞中医医院	绍兴	三甲
平湖市中医院	嘉兴	三乙	新昌县中医院	绍兴	三甲
桐乡市中医医院	嘉兴	三乙	台州市中医院	台州	三乙
东阳市中医院	金华	三乙	瑞安市中医院	温州	三乙
兰溪市中医院	金华	二甲	永嘉县中医院	温州	三乙
河南省					
焦作市中医院	焦作	三甲	许昌市中医院	许昌	三甲
邓州市中医院	南阳	二甲	项城市中医院	周口	三级
平顶山市中医医院	平顶山	三甲			
湖北省					
大冶市中医医院	黄石	二甲	咸宁市中医院	咸宁	三甲
黄石市中医医院	黄石	三甲	汉川市中医医院	孝感	二甲
洪湖市中医医院	荆州	三甲	宜昌市中医医院	宜昌	三甲
随州市中医医院	随州	三甲			
湖南省					
桂阳县中医医院	郴州	三级	邵东市中医医院	邵阳	三级
常宁市中医院	衡阳	三级	湘潭市中医医院	湘潭	三甲
耒阳市中医院	衡阳	二甲	安化县中医医院	益阳	二甲
娄底市中医院	娄底	三甲	张家界市中医院	张家界	三甲
广东省					
从化区中医医院	广州	二甲	韶关市中医院	韶关	三甲
广州市白云区中医院	广州	三级	北京中医药大学深圳医院（龙岗）	深圳	三甲
江门市新会区中医院	江门	二甲	深圳市罗湖区中医院	深圳	三级
开平市中医院	江门	二甲	罗定市中医院	云浮	三甲
台山市中医院	江门	二甲	云浮市中医院	云浮	三甲
梅州市中医医院	梅州	三甲	肇庆市中医院	肇庆	三甲
汕头市中医医院	汕头	三甲			

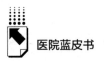

续表

医院	城市*	级别	医院	城市*	级别
广西壮族自治区					
靖西市中医医院	百色	二甲	贺州市中医医院	贺州	三甲
北海市中医医院	北海	三甲	来宾市中医医院	来宾	三甲
桂林市中西医结合医院	桂林	三甲	南宁市第七人民医院	南宁	二甲
海南省					
琼海市中医院	琼海(省直辖县)	三甲			
甘肃省					
定西市中医院	定西	三乙	武威市中医院	武威	三乙
金昌市中西医结合医院	金昌	二甲	张掖市中医医院	张掖	二甲
兰州市中医医院	兰州	二甲			
宁夏回族自治区					
宁夏医科大学附属回医中医医院	吴忠	三甲	中卫市中医医院	中卫	三乙
银川市中医医院	银川	三甲			
青海省					
青海省海南州藏医院	海南州	二甲			
陕西省					
汉中市中医医院	汉中	二甲	延安市中医医院	延安	三甲
重庆市					
云阳县中医院	重庆	三甲	重庆市开州区中医院	重庆	三级
重庆市涪陵区中医院	重庆	三甲			
贵州省					
毕节市中医医院	毕节	三甲	遵义市播州区中医院	遵义	三级
贵州德江县民族中医院	铜仁	三乙			
四川省					
成都市双流区中医医院	成都	三甲	凉山州中西医结合医院	凉山州	三甲
都江堰市中医医院	成都	三甲	江油市中医医院	绵阳	三甲
彭州市中医医院	成都	三甲	三台县中医院	绵阳	三甲
邛崃市中医院	成都	三乙	阆中市中医医院	南充	三乙
德阳市中西医结合医院	德阳	三乙	南充市中医医院	南充	三甲
绵竹市中医院	德阳	三乙	射洪市中医院	遂宁	三甲
苍溪县中医医院	广元	三甲	雅安市中医医院	雅安	三甲
剑阁县中医医院	广元	三甲	宜宾市第二中医医院	宜宾	三乙
峨眉山市中医医院	乐山	三甲	安岳县中医医院	资阳	三甲

医院	城市*	级别	医院	城市*	级别
云南省					
保山市中医院	保山	三甲	云南省中西医结合医院	昆明	二甲
大理白族自治州中医医院	大理州	三甲	曲靖市中医医院	曲靖	三甲
红河哈尼族彝族自治州中医医院	红河州	三级	文山州中医医院	文山州	三甲

* 包括自治州和省直辖县。

注：根据国家医疗保障局曝光台和各省（区、市）医疗保障局文件，山东有 2 家医院、辽宁有 1 家医院存在多收费、分解收费、超标准收费、串换收费、冒名顶替、虚假住院或其他违规结算医保基金行为。以上违规事件触碰了诚信服务的"一票否决四要素"原则。因此艾力彼医院竞争力指数委员会在本年度评价中暂停以上医院 500 强排名一年。

（二）2021年中医专科排行榜

2021 年中医最佳研究型专科、最佳临床型专科、优秀区县临床型专科见表 72、表 73、表 74。

表 72　2021 年最佳研究型专科名单（排名不分先后）

专科名称	医院名称
儿科	北京中医药大学东方医院
	长春中医药大学附属医院
	江苏省中医院
	辽宁中医药大学附属医院
	天津中医药大学第一附属医院
肺病科	安徽中医药大学第一附属医院
	广东省中医院
	浙江省中医院
妇产科	北京中医药大学东直门医院
	成都中医药大学附属医院
	广州中医药大学第一附属医院
肝病科	广西中医药大学第一附属医院
	河南中医药大学第一附属医院
	湖北省中医院
	厦门市中医院
	上海中医药大学附属曙光医院

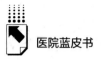

续表

专科名称	医院名称
骨伤科	佛山市中医院
	甘肃省中医院
	山东中医药大学附属医院
	上海中医药大学附属龙华医院
	中国中医科学院望京医院
老年病科	湖南省中医药研究院附属医院
	山东中医药大学附属医院
	中国中医科学院西苑医院
脑病科	北京中医药大学东直门医院
	长春中医药大学附属医院
	重庆市中医院
	陕西中医药大学附属医院
内分泌科	长春中医药大学附属医院
	成都中医药大学附属医院
	辽宁中医药大学附属医院
	上海中医药大学附属曙光医院
	中国中医科学院广安门医院
皮肤科	重庆市中医院
	广东省中医院
	上海中医药大学附属岳阳中西医结合医院
	首都医科大学附属北京中医医院
脾胃病科	广西中医药大学第一附属医院
	江苏省中医院
	陕西中医药大学附属医院
	首都医科大学附属北京中医医院
肾病科	北京中医药大学东直门医院
	广东省中医院
	江苏省中医院
	上海中医药大学附属龙华医院
	上海中医药大学附属曙光医院
	中国中医科学院望京医院
心病科	福建中医药大学附属人民医院
	辽宁中医药大学附属医院
	山东中医药大学附属医院
	天津中医药大学第一附属医院
	中国中医科学院西苑医院

专科名称	医院名称
血液病科	黑龙江中医药大学附属第一医院
	浙江省中医院
	中国中医科学院西苑医院
针灸科	广州中医药大学第一附属医院
	上海中医药大学附属岳阳中西医结合医院
	天津中医药大学第一附属医院
	中国中医科学院广安门医院
肿瘤科	重庆市中医院
	广州中医药大学第一附属医院
	上海中医药大学附属龙华医院
	浙江省立同德医院
	中国中医科学院广安门医院

表73　2021年最佳临床型专科名单（排名不分先后）

专科名称	医院名称
儿科	安康市中医医院
	北京中医药大学深圳医院(龙岗)
	成都市第一人民医院
	重庆市中医院
	广西中医药大学第一附属医院
	河南中医药大学第一附属医院
	厦门市中医院
	上海市中医医院
	襄阳市中医医院(襄阳市中医药研究所)
	浙江省中医院
肺病科	北京中医药大学房山医院
	成都市第一人民医院
	重庆市北碚区中医院
	广州中医药大学第一附属医院
	杭州市红十字会医院
	河南中医药大学第一附属医院
	辽宁中医药大学附属第二医院
	山东中医药大学附属医院
	山西省中西医结合医院

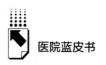

续表

专科名称	医院名称
肺病科	上海中医药大学附属龙华医院
	天津中医药大学第二附属医院
	新疆维吾尔自治区中医医院
	中国中医科学院西苑医院
风湿病科	贵州中医药大学第二附属医院
	南方医科大学中西医结合医院
	陕西省中西医结合医院
	石家庄平安医院
	武汉市中医医院
	云南省中医医院
	中国中医科学院广安门医院
妇产科	常州市中医医院
	福建中医药大学附属人民医院
	杭州市红十字会医院
	杭州市中医院
	黑龙江中医药大学附属第一医院
	湖南中医药大学第一附属医院
	江苏省中医院
	荆州市中医医院
	宁夏回族自治区中医医院
	山西省中医院
	遂宁市中医院
	天津中医药大学第二附属医院
	西南医科大学附属中医医院
肝病科	安阳市中医院
	广东省中医院珠海医院
	湖南中医药大学第一附属医院
	开封市中医院
	青海省中医院
	深圳市中医院
	泰安市中医医院
	浙江中医药大学附属第二医院
	周口市中医院

专科名称	医院名称
肛肠科	成都中医药大学附属医院
	福建中医药大学附属人民医院
	贵州中医药大学第一附属医院
	河北省中医院
	湖南中医药大学第二附属医院
	辽宁中医药大学附属第三医院
	临沂市中医医院
	南京市中医院
	厦门市中医院
	上海中医药大学附属龙华医院
	西安市中医医院
	徐州市中医院
	中国中医科学院广安门医院
骨伤科	长春中医药大学附属医院
	常州市中医医院
	东莞市中医院
	福州市第二医院
	河北省沧州中西医结合医院
	湖南中医药大学第二附属医院
	江门市五邑中医院
	九江市中医医院
	厦门市中医院
	上海中医药大学附属曙光医院
	苏州市中医医院
	天津中医药大学第一附属医院
	芜湖市中医医院
	西南医科大学附属中医医院
	襄阳市中医医院(襄阳市中医药研究所)
急诊科(含重症医学科)	北京中医药大学东直门医院
	成都中医药大学附属医院
	广东省中医院
	广州中医药大学第一附属医院
	河南省中医院

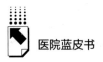

续表

专科名称	医院名称
康复科	重庆市中医院
	福州市第二医院
	广东省第二中医院
	广州中医药大学深圳医院（福田）
	河南中医药大学第一附属医院
	黑龙江中医药大学附属第二医院
	辽宁中医药大学附属医院
	绵阳市中医医院
	内江市中医医院
	上海市第七人民医院
	深圳市宝安区中医院
	遂宁市中医院
	温州市中医院
	中国中医科学院望京医院
	中山市中医院
老年病科	甘肃省中医院
	海南省中医院
	吉林省中医药科学院第一临床医院
	云南省中医医院
	浙江省立同德医院
脑病科	安徽中医药大学第一附属医院
	北京中医药大学第三附属医院
	北京中医药大学东方医院
	佛山市中医院
	广东省中医院
	河北省沧州中西医结合医院
	江门市五邑中医院
	开封市中医院
	南方医科大学中西医结合医院
	南京市中医院
	上海市中医医院
	泰州市中医院
	天津中医药大学第二附属医院
	襄阳市中医医院（襄阳市中医药研究所）
	中国中医科学院西苑医院

专科名称	医院名称
内分泌科	安徽中医药大学第一附属医院
	佛山市中医院
	贵州中医药大学第二附属医院
	杭州市红十字会医院
	开封市中医院
	陕西省中医医院
	汕头市中医医院
	上海市第七人民医院
	深圳市中医院
皮肤科	河南省中医院
	四川省第二中医医院
	新疆维吾尔自治区中医医院
	徐州市中医院
脾胃病科	北京中医药大学第三附属医院
	北京中医药大学东直门医院
	北京中医药大学房山医院
	甘肃省中医院
	广西中医药大学附属瑞康医院
	广州医科大学附属中医医院
	河北省中医院
	辽宁中医药大学附属医院
	苏州市中医医院
	泰州市中医院
	武汉市第一医院
	浙江省中医院
	中国中医科学院西苑医院
肾病科	北京中医药大学房山医院
	成都市郫都区中医医院
	重庆市中医院
	广州中医药大学第一附属医院
	杭州市中医院
	黑龙江省中医医院
	湖北省中医院
	九江市中医医院
	山东中医药大学附属医院

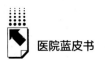

续表

专科名称	医院名称
肾病科	山西省中医院
	上海市第七人民医院
	深圳市中医院
	天津市中医药研究院附属医院
	武汉市第一医院
	浙江省立同德医院
推拿科	北京中医药大学东直门医院
	长春中医药大学附属医院
	成都中医药大学附属医院
	河南中医药大学第三附属医院
	陕西中医药大学第二附属医院
	上海中医药大学附属岳阳中西医结合医院
	天津中医药大学第一附属医院
	玉溪市中医医院
	岳阳市中医医院
	云南省中医医院
外科	广东省中医院
	河南省中医院
	陕西中医药大学附属医院
	上海市中医医院
	上海中医药大学附属龙华医院
	首都医科大学附属北京中医医院
	浙江省立同德医院
心病科	安阳市中医院
	北京中医药大学孙思邈医院
	常州市中医医院
	成都市第一人民医院
	广东省第二中医院
	广西中医药大学第一附属医院
	广西中医药大学附属瑞康医院
	江苏省中医院
	江西中医药大学附属医院
	临沂市中医医院
	南方医科大学中西医结合医院
	上海中医药大学附属曙光医院

专科名称	医院名称
心病科	上海中医药大学附属岳阳中西医结合医院
	新疆维吾尔自治区中医医院
	中国中医科学院广安门医院
针灸科	重庆市北碚区中医院
	广西中医药大学第一附属医院
	河北省中医院
	河南中医药大学第三附属医院
	黑龙江省中医医院
	湖北省中医院
	湖南中医药大学第一附属医院
	江西中医药大学附属医院
	山东中医药大学附属医院
	上海中医药大学附属曙光医院
	深圳市宝安区中医院
	四川省第二中医医院
	武汉市第一医院
	资阳市中医院
	自贡市中医医院
肿瘤科	北京中医药大学第三附属医院
	佛山市中医院
	广东省第二中医院
	广西中医药大学附属瑞康医院
	河北省沧州中西医结合医院
	江苏省中医院
	辽宁中医药大学附属医院
	山西省中医院
	陕西中医药大学附属医院
	天津中医药大学第一附属医院
	无锡市中医医院
	浙江省中医院
	自贡市中医医院

表74　2021年优秀区县临床型专科名单（排名不分先后）

专科名称	医院名称
肺病科	广东省中西医结合医院
	浏阳市中医医院
	张家港市中医医院
骨伤科	常熟市中医院（常熟市新区医院）
	广州中医药大学顺德医院
	昆山市中医医院
	浏阳市中医医院
	罗定市中医院
	涉县中医院
	太仓市中医医院
	盱眙县中医院
康复科	广东省中西医结合医院
	汉川市中医医院
	钟祥市中医院
脑病科	沭阳县中医院
	泗阳县中医院
	睢县中医院
	太仓市中医医院
	玉田县中医医院
脾胃病科	广东省中西医结合医院
	广州中医药大学顺德医院
	昆山市中医医院
	沭阳县中医院
肾病科	常熟市中医院（常熟市新区医院）
	浏阳市中医医院
	沭阳县中医院
	张家港市中医医院
心病科	广州中医药大学顺德医院
	昆山市中医医院
	睢县中医院
	玉田县中医医院
针灸科	都江堰市中医医院
	佛山市中医院三水医院
	江阴市中医院

九 2021年肿瘤医院50强

评价对象：肿瘤专科医院以及第二名称为肿瘤医院的大专科小综合医院，不含"肿瘤院中院"、"肿瘤分院"或"肿瘤院区"。2021年肿瘤医院50强见表75。

表75 2021年肿瘤医院50强

名次	医院	得分	省(区、市)	城市	级别	信息化评级（EMR/互联互通/智慧服务）	2020年HIC500强综合排名
1	中国医学科学院肿瘤医院	895.83	北京	北京	三甲	—/四级甲等/—	101～300
2	中山大学肿瘤防治中心	833.35	广东	广州	三甲	五级/—/—	101～300
3	复旦大学附属肿瘤医院	811.09	上海	上海	三甲	五级/四级甲等/—	86
4	天津市肿瘤医院	732.65	天津	天津	三甲		101～300
5	北京大学肿瘤医院	705.08	北京	北京	三甲	五级/四级甲等/三级	88
6	山东省肿瘤医院	655.04	山东	济南	三甲		
7	浙江省肿瘤医院	632.46	浙江	杭州	三甲	—/四级甲等/—	301～500
8	河南省肿瘤医院	600.38	河南	郑州	三甲	—/四级甲等/—	101～300
9	江苏省肿瘤医院	577.14	江苏	南京	三甲	—/四级甲等/—	101～300
10	四川省肿瘤医院	571.26	四川	成都	三甲	—/四级甲等/—	101～300
11	湖南省肿瘤医院	543.28	湖南	长沙	三甲		
12	哈尔滨医科大学附属肿瘤医院	522.55	黑龙江	哈尔滨	三甲		
13	云南省肿瘤医院	499.42	云南	昆明	三甲	五级/—/—	101～300
14	河北省肿瘤医院（河北医科大学第四医院）	493.10	河北	石家庄	三甲		301～500
15	福建省肿瘤医院	476.33	福建	福州	三甲		
16	吉林省肿瘤医院	475.20	吉林	长春	三甲	—/四级甲等/—	301～500
17	辽宁省肿瘤医院	468.10	辽宁	沈阳	三甲	五级/四级甲等/—	101～300
18	重庆大学附属肿瘤医院	458.92	重庆	重庆	三甲	—/四级甲等/—	101～300
19	湖北省肿瘤医院	457.47	湖北	武汉	三甲		
20	山西省肿瘤医院	456.37	山西	太原	三甲		301～500

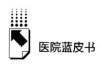

续表

名次	医院	得分	省(区、市)	城市	级别	信息化评级（EMR/互联互通/智慧服务）	2020年HIC500强综合排名
21	广西医科大学附属肿瘤医院	450.58	广西	南宁	三甲		
22	新疆医科大学附属肿瘤医院	444.82	新疆	乌鲁木齐	三甲	六级/四级甲等/—	62
23	江西省肿瘤医院	433.05	江西	南昌	三甲	—/四级甲等/—	
24	陕西省肿瘤医院	417.00	陕西	西安	三甲		
25	广州医科大学附属肿瘤医院	414.73	广东	广州	三甲		
26	安徽省肿瘤医院	405.16	安徽	合肥	三甲		
27	甘肃省肿瘤医院	393.32	甘肃	兰州	三甲		
28	内蒙古自治区肿瘤医院	387.66	内蒙古	呼和浩特	三甲	—/四级甲等/—	101~300
29	南通大学附属肿瘤医院	386.61	江苏	南通	三甲		
30	贵州省肿瘤医院	381.33	贵州	贵阳	三甲		
31	杭州市肿瘤医院	373.90	浙江	杭州	三级	—/四级甲等/—	301~500
32	青海省肿瘤医院	370.08	青海	西宁	三级		
33	海南省肿瘤医院	345.54	海南	海口	三级		
34	汕头大学医学院附属肿瘤医院	344.54	广东	汕头	三级		
35	中国医学科学院肿瘤医院深圳医院	344.49	广东	深圳	三甲		301~500
36	临沂市肿瘤医院	340.75	山东	临沂	三甲		
37	安阳市肿瘤医院	328.67	河南	安阳	三甲		
38	包头市肿瘤医院	322.95	内蒙古	包头	三甲		
39	大同市肿瘤医院（大同市第二人民医院）	322.61	山西	大同	三级		
40	徐州市肿瘤医院	320.61	江苏	徐州	三甲		
41	甘肃省武威肿瘤医院	319.99	甘肃	武威	三甲	—/四级乙等/—	

名次	医院	得分	省（区、市）	城市	级别	信息化评级（EMR/互联互通/智慧服务）	2020年HIC500强综合排名
42	浙江金华广福医院	313.77	浙江	金华	三乙		
43	常州市肿瘤医院	308.39	江苏	常州	三乙		
44	中国科学院合肥肿瘤医院	305.44	安徽	合肥	三级		
45	暨南大学附属复大肿瘤医院	304.74	广东	广州	三级		301~500
46	黑龙江省第二肿瘤医院（北大荒集团总医院）	300.64	黑龙江	哈尔滨	三甲		
47	上海市质子重离子医院	300.00	上海	上海	未定级	—/四级乙等/—	
48	湛江肿瘤医院（广东省农垦中心医院）	297.06	广东	湛江	三甲		
49	赤峰市肿瘤医院	286.36	内蒙古	赤峰	三级		
50	赣州市肿瘤医院	277.28	江西	赣州	三甲		

十 2021年妇产医院50强

评价对象：妇产专科医院，含妇幼保健院，妇儿医学中心的妇科、产科和生殖中心，不含综合医院妇产科。2021年妇产医院50强见表76。

表76 2021年妇产医院50强

名次	医院	得分	省（区、市）	城市	级别	信息化评级（EMR/互联互通/智慧服务）	2020年HIC500强综合排名
1	复旦大学附属妇产科医院	843.30	上海	上海	三甲	—/四级甲等/—	101~300
2	浙江大学医学院附属妇产科医院	794.98	浙江	杭州	三甲	五级/四级甲等/三级	301~500

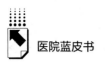
续表

名次	医院	得分	省(区、市)	城市	级别	信息化评级 (EMR/互联互通/ 智慧服务)	2020 年 HIC500 强 综合排名
3	四川大学华西第二医院	762.06	四川	成都	三甲	五级/五级乙等/—	95
4	首都医科大学附属北京妇产医院	758.22	北京	北京	三甲		
5	上海市第一妇婴保健院	718.45	上海	上海	三甲	—/四级甲等/—	101~300
6	中国福利会国际和平妇幼保健院	681.01	上海	上海	三甲	—/四级甲等/—	101~300
7	广州市妇女儿童医疗中心	601.61	广东	广州	三甲	七级/五级乙等/—	1
8	天津市中心妇产科医院	598.01	天津	天津	三甲		
9	西北妇女儿童医院	589.37	陕西	西安	三甲		101~300
10	重庆市妇幼保健院	574.28	重庆	重庆	三甲		301~500
11	广东省妇幼保健院	564.59	广东	广州	三甲		301~500
12	江西省妇幼保健院	548.59	江西	南昌	三甲	—/四级甲等/—	301~500
13	福建省妇幼保健院	534.59	福建	福州	三甲		
14	郑州大学第三附属医院	533.44	河南	郑州	三甲		
15	南京市妇幼保健院	528.64	江苏	南京	三甲	五级/四级甲等/—	101~300
16	甘肃省妇幼保健院	499.13	甘肃	兰州	三甲	—/四级甲等/—	
17	湖北省妇幼保健院	498.96	湖北	武汉	三甲	—/四级甲等/—	
18	湖南省妇幼保健院	495.00	湖南	长沙	三甲		301~500
19	江苏省妇幼保健院	482.31	江苏	南京	三甲	五级/—/—	101~300
20	厦门市妇幼保健院	475.47	福建	厦门	三甲	五级/四级甲等/—	301~500
21	贵州省妇幼保健院	474.80	贵州	贵阳	三甲		
22	武汉市妇女儿童医疗保健中心	471.10	湖北	武汉	三甲	—/四级甲等/—	101~300
23	广西壮族自治区妇幼保健院	446.48	广西	南宁	三甲		
24	山西省妇幼保健院	443.99	山西	太原	三甲		
25	四川省妇幼保健院	436.40	四川	成都	三甲	—/四级甲等/—	
26	沈阳市妇婴医院	432.64	辽宁	沈阳	三级		
27	青岛市妇女儿童医院	430.88	山东	青岛	三甲		301~500
28	深圳市妇幼保健院	426.19	广东	深圳	三甲	五级/四级甲等/—	101~300
29	无锡市妇幼保健院	420.32	江苏	无锡	三甲		
30	大连市妇幼保健院	420.22	辽宁	大连	三级		

名次	医院	得分	省(区、市)	城市	级别	信息化评级（EMR/互联互通/智慧服务）	2020年HIC500强综合排名
31	石家庄市妇产医院	414.96	河北	石家庄	三甲		
32	成都市妇女儿童中心医院	413.31	四川	成都	三甲		
33	宁波市妇女儿童医院	404.69	浙江	宁波	三甲	—/四级甲等/—	301~500
34	安徽省妇幼保健院	401.27	安徽	合肥	三甲		
35	山东省妇幼保健院	393.11	山东	济南	三甲		
36	唐山市妇幼保健院	392.22	河北	唐山	三甲		
37	佛山市妇幼保健院	389.22	广东	佛山	三甲	—/四级甲等/—	101~300
38	杭州市妇产科医院	383.49	浙江	杭州	三甲	—/四级甲等/—	101~300
39	济南市妇幼保健院	382.50	山东	济南	三甲	—/四级甲等/—	101~300
40	大连市妇女儿童医疗中心	379.18	辽宁	大连	三甲	—/四级甲等/—	301~500
41	内蒙古自治区妇幼保健院	363.75	内蒙古	呼和浩特	三甲	—/四级甲等/—	
42	中山市博爱医院	363.23	广东	中山	三甲		
43	嘉兴市妇幼保健院	361.83	浙江	嘉兴	三甲		301~500
44	临沂市妇幼保健院	342.16	山东	临沂	三甲		
45	南通市妇幼保健院	338.87	江苏	南通	三甲	—/四级甲等/—	101~300
46	郑州市妇幼保健院	336.80	河南	郑州	三甲		
47	曲靖市妇幼保健院	335.25	云南	曲靖	三甲		
48	海南省妇女儿童医学中心	323.63	海南	海口	三甲		
49	东莞市妇幼保健院	321.84	广东	东莞	三甲		
50	柳州市妇幼保健院	307.04	广西	柳州	三甲		

十一 2021年儿童医院50强

评价对象：儿童专科医院，含妇幼保健院，妇儿医学中心的儿内科、儿外科、新生儿科和儿童保健科，不含综合医院儿科。2021年儿童医院50强见表77。

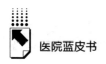
表77　2021年儿童医院50强

名次	医院	得分	省(区、市)	城市	级别	信息化评级（EMR/互联互通/智慧服务）	2020年HIC500强综合排名
1	首都医科大学附属北京儿童医院	843.22	北京	北京	三甲	五级/四级甲等/—	101~300
2	复旦大学附属儿科医院	793.64	上海	上海	三甲	—/五级乙等/—	20
3	上海交通大学医学院附属上海儿童医学中心	764.89	上海	上海	三甲	—/四级甲等/—	38
4	重庆医科大学附属儿童医院	741.72	重庆	重庆	三甲	—/四级甲等/—	101~300
5	浙江大学医学院附属儿童医院	611.62	浙江	杭州	三甲	五级/四级甲等/三级	101~300
6	广州市妇女儿童医疗中心	611.52	广东	广州	三甲	七级/五级乙等/—	1
7	四川大学华西第二医院	553.16	四川	成都	三甲	五级/五级乙等/—	95
8	首都儿科研究所附属儿童医院	493.25	北京	北京	三甲	五级/四级甲等/—	52
9	南京医科大学附属儿童医院	467.90	江苏	南京	三甲	五级/五级乙等/—	59
10	上海市儿童医院	457.30	上海	上海	三甲	五级/五级乙等/三级	7
11	河南省儿童医院（郑州儿童医院）	449.43	河南	郑州	三甲	五级/四级甲等/—	51
12	苏州大学附属儿童医院	439.83	江苏	苏州	三甲	—/四级甲等/—	301~500
13	西安市儿童医院	438.89	陕西	西安	三甲	—/四级乙等/—	
14	深圳市儿童医院	433.71	广东	深圳	三甲	五级/四级甲等/—	101~300
15	湖南省儿童医院	424.13	湖南	长沙	三甲	—/四级甲等/—	101~300
16	天津市儿童医院	418.82	天津	天津	三甲		
17	江西省儿童医院	417.82	江西	南昌	三甲	五级/四级甲等/—	101~300
18	安徽省儿童医院	414.60	安徽	合肥	三甲		
19	武汉市妇女儿童医疗保健中心	406.13	湖北	武汉	三甲	—/四级甲等/—	101~300
20	山东大学齐鲁儿童医院	406.09	山东	济南	三甲	—/四级甲等/—	301~500
21	广东省妇幼保健院	405.37	广东	广州	三甲		301~500
22	山西省妇幼保健院	385.30	山西	太原	三甲		
23	河北省儿童医院	361.82	河北	石家庄	三甲		301~500

续表

名次	医院	得分	省（区、市）	城市	级别	信息化评级（EMR/互联互通/智慧服务）	2020年HIC500强综合排名
24	昆明市儿童医院	350.63	云南	昆明	三甲	—/四级甲等/—	53
25	青岛市妇女儿童医院	350.16	山东	青岛	三甲		301～500
26	徐州市儿童医院	345.37	江苏	徐州	三甲		
27	深圳市妇幼保健院	338.73	广东	深圳	三甲	五级/四级甲等/—	101～300
28	哈尔滨市儿童医院	334.06	黑龙江	哈尔滨	三甲		
29	长春市儿童医院	332.53	吉林	长春	三甲		
30	湖北省妇幼保健院	330.32	湖北	武汉	三甲	—/四级甲等/—	
31	大连市儿童医院	326.74	辽宁	大连	三甲		
32	郑州大学第三附属医院	318.14	河南	郑州	三甲		
33	厦门市儿童医院	317.18	福建	厦门	三甲	—/四级甲等/—	301～500
34	成都市妇女儿童中心医院	314.29	四川	成都	三甲		
35	青海省妇女儿童医院	313.71	青海	西宁	三甲		
36	福建省福州儿童医院	309.88	福建	福州	三级		
37	湖南省妇幼保健院	309.64	湖南	长沙	三甲		301～500
38	贵州省妇幼保健院	306.78	贵州	贵阳	三甲		
39	沈阳市儿童医院	306.05	辽宁	沈阳	三级		
40	乌鲁木齐儿童医院	304.28	新疆	乌鲁木齐	三甲		
41	西北妇女儿童医院	303.57	陕西	西安	三甲		101～300
42	甘肃省妇幼保健院	303.14	甘肃	兰州	三甲	—/四级甲等/—	
43	广西壮族自治区妇幼保健院	300.00	广西	南宁	三甲		
44	四川省妇幼保健院	299.96	四川	成都	三甲	—/四级甲等/—	
45	宁波市妇女儿童医院	299.10	浙江	宁波	三甲	—/四级甲等/—	301～500
46	东莞市儿童医院（东莞市第八人民医院）	298.01	广东	东莞	三级		
47	江西省妇幼保健院	296.01	江西	南昌	三甲	—/四级甲等/—	301～500
48	无锡市儿童医院	294.04	江苏	无锡	三级		
49	常州市儿童医院	293.54	江苏	常州	三乙		
50	杭州市儿童医院	292.19	浙江	杭州	三甲	—/四级甲等/—	301～500

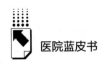

十二 2021年高校临床医学专业（五年制）排行榜

评价对象：教育部认证的高校五年制一类本科临床医学专业，不含精神医学专业、儿科专业、麻醉专业等。不含军队高校、中医药高校。2021年高校临床医学专业（五年制）排行榜见表78。

表78 2021年高校临床医学专业（五年制）排行榜

名次	学校名称	得分	省（区、市）/城市	五年制招生规模（A）*	类别**	博士点/硕士点***	八年制（招生人数）
1	上海交通大学	639.685	上海	86（A+）	985，双一流+	有/有	有（136）
2	复旦大学	622.232	上海	104（A）	985，双一流+	有/有	有（84）
3	北京大学	595.794	北京	88（A-）	985，双一流+	有/有	有（160）
4	中山大学	564.444	广东/广州	400（A-）	985，双一流+	有/有	有（100）
5	华中科技大学	555.428	湖北/武汉	285（A-）	985，双一流+	有/有	有（119）
6	浙江大学	554.704	浙江/杭州	64（A+）	985，双一流+	有/有	有（60）
7	四川大学	542.901	四川/成都	184（A-）	985，双一流	有/有	有（70）
8	山东大学	539.249	山东/济南	250（B+）	985，双一流+	有/有	有（190）
9	中南大学	530.231	湖南/长沙	414（A-）	985，双一流	有/有	有（100）
10	首都医科大学	524.913	北京	379（A-）	医学院校	有/有	有（200）
11	南京医科大学	510.173	江苏/南京	600（B+）	双一流	有/有	有（122）
12	西安交通大学	499.648	陕西/西安	210（B）	985，双一流	有/有	有（150）
13	南方医科大学	495.786	广东/广州	640（B）	医学院校	有/有	有（120）
14	武汉大学	490.058	湖北/武汉	105（B）	985，双一流	有/有	有（241）
15	中国医科大学	483.728	辽宁/沈阳	551（B+）	医学院校	有/有	有（150）
16	天津医科大学	482.970	天津/天津	67（B）	双一流	有/有	有（127）
17	吉林大学	480.728	吉林/长春	186（B）	985，双一流	有/有	有（174）
18	郑州大学	478.195	河南/郑州	615（B）	双一流	有/有	有（150）
19	同济大学	470.194	上海	94（B）	985，双一流	有/有	有（87）
20	东南大学	469.629	江苏/南京	90	985，双一流	有/有	有（117）
21	广州医科大学	463.723	广东/广州	521（B-）	双一流	有/有	无
22	重庆医科大学	461.892	重庆	719（B+）	医学院校	有/有	有（130）
23	苏州大学	460.334	江苏/苏州	146（B-）	211	有/有	有（120）
24	哈尔滨医科大学	450.483	黑龙江/哈尔滨	570（B+）	医学院校	有/有	有（152）

名次	学校名称	得分	省(区、市)/城市	五年制招生规模(A)*	类别**	博士点/硕士点***	八年制(招生人数)
25	大连医科大学	448.478	辽宁/大连	512(B)	医学院校	有/有	有(150)
26	青岛大学	443.762	山东/青岛	331(C+)	综合大学	有/有	有(180)
27	温州医科大学	442.187	浙江/温州	612(B-)	医学院校	有/有	有(167)
28	福建医科大学	441.426	福建/福州	872	医学院校	有/有	有(150)
29	安徽医科大学	441.128	安徽/合肥	780(B-)	医学院校	有/有	有(150)
30	广西医科大学	440.716	广西/南宁	1004(C+)	医学院校	有/有	有(150)
31	河北医科大学	433.114	河北/石家庄	655(B-)	医学院校	有/有	有(150)
32	暨南大学	432.641	广东/广州	120(C+)	211	有/有	无
33	山西医科大学	428.359	山西/太原	820(B-)	医学院校	有/有	有(150)
34	南昌大学	428.144	江西/南昌	1597(B-)	211	有/有	无
35	兰州大学	427.568	甘肃/兰州	714(C+)	985,双一流	有/有	无
36	厦门大学	426.615	福建/厦门	111(C)	985,双一流	有/有	无
37	汕头大学	423.324	广东/汕头	229(C+)	综合大学	有/有	有(150)
38	徐州医科大学	422.305	江苏/徐州	340(C+)	医学院校	有/有	无
39	新疆医科大学	421.684	新疆/乌鲁木齐	1200(C+)	医学院校	有/有	有(120)
40	昆明医科大学	419.849	云南/昆明	1068(B-)	医学院校	有/有	无
41	贵州医科大学	417.447	贵州/贵阳	953(C)	医学院校	有/有	无
42	西南医科大学	416.998	四川/泸州	677(C-)	医学院校	有/有	无
43	宁夏医科大学	415.890	宁夏/银川	300(C+)	医学院校	有/有	无
44	南华大学	412.051	湖南/衡阳	579	综合大学	无/无	无
45	遵义医科大学	411.675	贵州/遵义	1990(C-)	医学院校	有/有	无
46	江苏大学	410.228	江苏/镇江	285(C)	综合大学	有/有	无
47	江南大学	406.786	江苏/无锡	107	211	无/有	无
48	新乡医学院	400.073	河南/新乡	1055(C)	医学院校	无/有	无
49	宁波大学	399.518	浙江/宁波	191	综合大学	无/无	无
50	内蒙古医科大学	397.725	内蒙古/呼和浩特	496(C-)	医学院校	无/有	无
51	广东医科大学	397.518	广东/湛江	742(C)	医学院校	无/有	无
52	石河子大学	395.785	新疆/石河子	440	211	无/有	无
53	杭州师范大学	394.996	浙江/杭州	383	综合大学	无/无	无
54	湖北医药学院	393.179	湖北/十堰	420	医学院校	无/无	无
55	湖南师范大学	391.105	湖南/长沙	129	211	无/无	无
56	海南医学院	390.034	海南/海口	537	医学院校	有/有	无

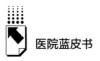

续表

名次	学校名称	得分	省(区、市)/城市	五年制招生规模(A) *	类别 **	博士点/硕士点 ***	八年制(招生人数)
57	武汉科技大学	388.418	湖北/武汉	210	综合大学	无/无	无
58	大连大学	387.179	辽宁/大连	90	综合大学	无/有	无
59	潍坊医学院	383.952	山东/潍坊	641	医学院校	无/无	无
60	深圳大学	377.718	广东/深圳	103	综合大学	无/无	无
61	南通大学	372.786	江苏/南通	306(C)	综合大学	有/有	无
62	华北理工大学	369.073	河北/唐山	335	综合大学	无/有	无
63	扬州大学	364.073	江苏/扬州	540	综合大学	有/有	无
64	蚌埠医学院	361.127	安徽/蚌埠	850(C−)	医学院校	无/有	无
65	河南科技大学	355.332	河南/洛阳	412	综合大学	无/有	无
66	川北医学院	350.012	四川/南充	843	医学院校	无/有	无
67	河北大学	346.073	河北/保定	299(C−)	综合大学	有/有	无
68	赣南医学院	337.345	江西/赣州	749	医学院校	无/有	无
69	滨州医学院	333.512	山东/烟台	625	医学院校	无/有	无
70	锦州医科大学	328.225	辽宁/锦州	271(C)	医学院校	无/有	无
71	济宁医学院	319.073	山东/济宁	610	医学院校	无/有	无
72	桂林医学院	316.452	广西/桂林	85	医学院校	无/有	无
73	西安医学院	310.073	陕西/西安	580	医学院校	无/有	无
74	三峡大学	303.452	湖北/宜昌	153	综合大学	无/有	无
75	皖南医学院	294.073	安徽/芜湖	594	医学院校	无/有	无
76	沈阳医学院	292.865	辽宁/沈阳	553	医学院校	无/有	无
77	齐齐哈尔医学院	291.073	黑龙江/齐齐哈尔	929	医学院校	无/无	无
78	成都医学院	290.123	四川/成都	662	医学院校	无/无	无
79	广东药科大学	289.343	广东/广州	209	医学院校	无/有	无
80	牡丹江医学院	288.342	黑龙江/牡丹江	746	医学院校	无/有	无
81	承德医学院	287.344	河北/承德	580	医学院校	无/有	无
82	长治医学院	286.345	山西/长治	650	医学院校	无/无	无
83	佳木斯大学	284.073	黑龙江/佳木斯	420	综合大学	无/有	无
84	大理大学	283.073	云南/大理	660	综合大学	无/有	无
85	长江大学	281.018	湖北/荆州	210	综合大学	无/有	无
86	台州学院	280.562	浙江/台州	113	综合大学	无/无	无
87	绍兴文理学院	279.567	浙江/绍兴	140	综合大学	无/无	无

名次	学校名称	得分	省(区、市)/城市	五年制招生规模(A)*	类别**	博士点/硕士点***	八年制(招生人数)
88	湖州师范学院	278.565	浙江/湖州	105	综合大学	无/无	无
89	右江民族医学院	277.675	广西/百色	810	医学院校	无/有	无
90	河北北方学院	276.073	河北/张家口	320	综合大学	无/有	无
91	河北工程大学	275.856	河北/邯郸	210	综合大学	无/有	无
92	莆田学院	275.773	福建/莆田	208	综合大学	无/无	无
93	嘉兴学院	274.252	浙江/嘉兴	229	综合大学	无/无	无
94	吉首大学	272.086	湖南/湘西	358	综合大学	无/无	无
95	湖北科技学院	270.107	湖北/咸宁	260	综合大学	无/无	无
96	九江学院	269.907	江西/九江	253	综合大学	无/无	无
97	井冈山大学	267.865	江西/吉安	215	综合大学	无/无	无
98	长沙医学院	266.318	湖南/长沙	1023	医学院校	无/无	无
99	湘南学院	264.518	湖南/郴州	360	综合大学	无/无	无
100	云南大学	263.786	云南/昆明	50	综合大学	无/无	无

* 教育部第四轮临床医学学科评估结果（A+、A、A-、B+、B、B-、C+、C、C-），空白为未参评学校。

** 985，双一流+：学校是国务院双一流建设专家委员会认定的一流高校，同时拥有"一流临床医学"专业，且为985大学。985，双一流：一流高校，拥有一流医科专业但"非一流临床医学"专业或临床医学专业（自定），且为985大学。

*** 临床医学一级博士学位授权点和临床医学一级硕士学位授权点。

B.16
医院综合及专科评价方法与指标

庄一强　王兴琳　刘剑文*

　　广州艾力彼医院管理中心一贯致力于构建与完善医院的定量评价体系——医院第三方分层分类评价体系。艾力彼从 2010 年开始,连续多年发布中国医院竞争力排行榜,为我国医院竞争力的研究提供参考信息。

一　参评对象

　　除中日韩最佳医院榜单和粤港澳大湾区最佳医院榜单以外,其他榜单仅评价中国内地的机构,不包括中国香港、中国澳门、中国台湾的机构。

　　①中日韩最佳医院:位于中国(含香港、澳门、台湾)、日本、韩国的最佳综合医院,不含专科医院和部队医院。

　　②中国·东盟最佳医院:位于中国内地、东盟十国(文莱、柬埔寨、印度尼西亚、老挝、马来西亚、缅甸、菲律宾、新加坡、泰国和越南)的最佳综合医院,不含专科医院和部队医院。

　　③粤港澳大湾区最佳医院:位于粤港澳大湾区("9+2"城市,广州、深圳、珠海、佛山、惠州、东莞、中山、江门、肇庆、香港特别行政区、澳门特别行政区)的医院,包含综合医院和专科医院,不含部队医院。

　　④顶级医院:全国最佳综合医院,不含中医医院、专科医院和部队医院。

　　⑤省单医院:潜在上榜顶级医院 100 强的位于省会(首府)城市、计

---

*　庄一强,博士,广州艾力彼医院管理中心主任;王兴琳,博士,广东省卫生经济学会绩效管理与评估分会会长,广州艾力彼医院管理中心执行主任;刘剑文,广州艾力彼医院管理中心数据分析师。

划单列市和直辖市的综合医院，包含医学院附属综合医院，不含中医医院、专科医院和部队医院。

⑥地级城市医院：位于地级城市的综合医院、中医医院、各级医学院附属综合医院和区级医院，不含专科医院和部队医院。地级城市包括地级市［不含省会（首府）城市和计划单列市］、自治州、自治盟、地区。

⑦县级医院：位于县域的综合医院、中医医院，不含专科医院和部队医院。

⑧中医医院：由各级中医药管理局管辖的综合性中医医院，包含中西医结合医院和民族医院，不含专科医院和部队医院。

⑨肿瘤医院：肿瘤专科医院以及第二名称为肿瘤医院的大专科小综合医院，不含"肿瘤院中院"、"肿瘤分院"或"肿瘤院区"。

⑩妇产医院：妇产专科医院，含妇幼保健院，妇儿医学中心的妇科、产科和生殖中心，不含综合医院妇产科。

⑪儿童医院：儿童专科医院，含妇幼保健院，妇儿医学中心的儿内科、儿外科、新生儿科和儿童保健科，不含综合医院儿科。

⑫省单专科：进入省单医院100强的医院的21个专科，包括普通外科、骨科、泌尿外科、神经外科、心胸外科、妇科、产科、重症医学科（ICU）、心血管内科、呼吸内科、消化内科、神经内科、肾脏内科、内分泌科、血液科、肿瘤内科、儿内科、康复科、风湿免疫科、急诊医学科、健康管理科。

⑬地级专科：进入地级城市医院100强的19个专科，包括普通外科、骨科、泌尿外科、神经外科、心胸外科、妇科、产科、重症医学科（ICU）、心血管内科、呼吸内科、消化内科、血液科、神经内科、肾脏内科、内分泌科、肿瘤内科、儿内科、康复科、健康管理科。

⑭县级专科：进入县级医院100强的医院的17个专科，包括普通外科、骨科、泌尿外科、神经外科、妇科、产科、重症医学科（ICU）、心血管内科、呼吸内科、消化内科、神经内科、肾脏内科、内分泌科、血液科、肿瘤内科、儿内科、康复科。

⑮中医专科：运营3年以上成建制的二级及以上中医医院（含中西医结合医院、民族医院、中医专科医院以及社会办中医医院）的专科。

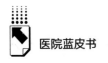

二 评价方法

（一）评价方法的确定

综合评价方法有很多，例如秩和比法、加权 TOPSIS 法、层次分析法、模糊评价法等，各种方法具有不同的优劣势。秩和比法可以进行分档排序，消除异常值的干扰，但在对指标值进行秩代换的过程中会损失部分信息，导致对信息利用不完全。加权 TOPSIS 法的不足之处是只能对每个评价对象的优劣进行排序、不能分档管理，但它能够充分利用原有数据信息、引入不同量纲的评价指标进行综合评价。为了使评价结果更加客观、公正，尤其是为了确保医院竞争力评价方法的科学性，评价专家组在正式评价前，选取了多种评价方法，经过多方论证和听取医院管理界专家意见后，采用了加权 TOPSIS 法来对医院竞争力进行定量分析，最后得出各医院的排名。

（二）指标权重的确定

权重是权衡某因素在被评价对象总体中相对重要程度的量值。目前权重系数的确定方法大致可分为两大类：一类为主观赋权法，其原始数据主要由专家根据经验主观判断得到，如层次分析法、专家咨询法等；另一类为客观赋权法，其原始数据由各指标在被评价对象中的实际数据处理后形成，如主成分分析法、离差最大化法、熵值法、探索性因子分析法等。这两类方法各有优点和缺点：主观赋权法客观性较差，但解释性强；客观赋权法确定的权数在大多数情况下精度较高，但有时会与实际情况相悖，而且对所得结果难以给予明确的解释。基于上述原因，有些学者提出了综合主、客观赋权法的第三类方法，即组合赋权法。艾力彼的医院竞争力评价以专家咨询法与探索性因子分析法相结合的方式来确定指标权重，正是组合赋权法中的一种综合评价方法。

（三）研究方法详解

1. 探索性因子分析

探索性因子分析通过研究众多变量之间的内部依赖关系，用少数几个假想变量即因子来反映原来众多的观测变量所代表的主要信息，并解释这些观测变量之间的相互依存关系。权重的确定步骤如下。

（1）一级指标下二级指标权重的确定

对每个维度运用主成分分析方法提取公因子，用最大方差法对公因子进行旋转，以 Anderson - Rubin 法计算因子得分，可以得到所求公因子的载荷矩阵。每个因子载荷系数表示各个二级指标对一级指标的相对重要性，在一般情况下，其绝对值越大，则表明公因子对所代表的原始指标变量的解释效果越好，二者的相关性越强。因此，对因子载荷系数的绝对值进行归一化处理，可以得到各个二级指标相对于其所对应一级指标的权重。

（2）综合竞争力下一级指标权重的确定

针对（1）中得到的各公因子（即一级指标）的得分，再次进行因子提取，得到一级指标在综合竞争力上的因子载荷矩阵，经过归一化处理可以得到各个一级指标相对于综合竞争力的权重。

2. 加权 TOPSIS 分析法

TOPSIS 的全称是"逼近于理想值的排序方法"（Technique for Order Preference by Similarity to an Ideal Solution），是 C. L. Hwang 和 K. Yoon 于 1981 年提出的一种适用于根据多项指标对多个对象进行比较选择的分析方法。TOPSIS 法根据有限个评价对象与理想化目标的接近程度进行排序，以评价现有对象之间的相对优劣。理想化目标有两个，一个是最优目标，另一个是最劣目标。评价最好的对象应该与最优目标的距离最近，而与最劣目标最远。距离的计算可采用明考斯基距离，常用的欧几里得几何距离是明考斯基距离的特殊情况。加权 TOPSIS 法是对 TOPSIS 法的进一步深化，与普通的 TOPSIS 法相比，它更加强调各项评价指标的不同重要性，从而使评价结果更合理。加权 TOPSIS 法的计算步骤如下。

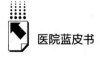

（1）建立评价对象的数据矩阵

针对评价对象原始数据（见表1）建立数据矩阵，记为 X，i 为评价对象，j 为参与评价的指标，x_{ij} 为第 i 个对象第 j 个指标的原始数据，其中 $i = 1, 2, \cdots, n$；$j = 1, 2, \cdots, m$。

表1 加权 TOPSIS 法评价对象原始数据

评价对象 i	参与评价的指标 j			
	指标 1	指标 2	$\cdots$	指标 m
对象 1	x_{11}	x_{12}	$\cdots$	x_{1m}
对象 2	x_{21}	x_{22}	$\cdots$	x_{2m}
$\vdots$	$\vdots$	$\vdots$	$\ddots$	$\vdots$
对象 n	x_{n1}	x_{n2}	$\cdots$	x_{nm}

原始数据矩阵：

$$X = \begin{pmatrix} x_{11} & x_{12} & \cdots & x_{1m} \\ x_{21} & x_{22} & \cdots & x_{2m} \\ \vdots & \vdots & \ddots & \vdots \\ x_{n1} & x_{n2} & \cdots & x_{nm} \end{pmatrix}$$

（2）将数据指标同趋势化

在保持高优指标不变的情况下，对原始指标进行同趋势化变换，即将低优指标和适度指标进行高优化，同趋势化后的指标数据矩阵记为 Y，其中 y_{ij} 为第 i 个对象第 j 个指标的同趋势化后数据。

$$Y = \begin{pmatrix} y_{11} & y_{12} & \cdots & y_{1m} \\ y_{21} & y_{22} & \cdots & y_{2m} \\ \vdots & \vdots & \ddots & \vdots \\ y_{n1} & y_{n2} & \cdots & y_{nm} \end{pmatrix}$$

（3）对同趋势化后的指标数据进行归一化

对指标数据进行归一化处理的目的是消除由指标的单位和含义不同而导致的数据上的不可比性，建立规范化矩阵。归一化后的指标数据矩阵记为 Z，其中 z_{ij} 为第 i 个对象第 j 个指标的归一化后数据。

$$z_{ij} = \frac{y_{ij}}{\sqrt{\sum_{i=1}^{n} y_{ij}^{2}}}$$

其中 $i = 1, 2, \cdots, n$; $j = 1, 2, \cdots, m$。

$$Z = \begin{pmatrix} z_{11} & z_{12} & \cdots & z_{1m} \\ z_{21} & z_{22} & \cdots & z_{2m} \\ \vdots & \vdots & \ddots & \vdots \\ z_{n1} & z_{n2} & \cdots & z_{nm} \end{pmatrix}$$

（4）寻找最优目标与最劣目标

针对每个指标，从归一化后的指标数据矩阵中找出最大值和最小值，分别构成最优目标及最劣目标，且最优目标 $Z^{+} = (z_1^{+}, z_2^{+}, \cdots, z_m^{+})$，最劣目标 $Z^{-} = (z_1^{-}, z_2^{-}, \cdots, z_m^{-})$，其中 $z_j^{+} = \max (z_{1j}, z_{2j}, \cdots, z_{nj})$ 与 $z_j^{-} = \min (z_{1j}, z_{2j}, \cdots, z_{nj})$ 分别为矩阵中第 j 列的最大值和最小值。

（5）计算评价对象与最优目标和最劣目标间的距离

各评价对象与最优目标的距离为 $D_i^{+} = \sqrt{\sum_{j=1}^{m} \varphi_j (z_{ij} - z_j^{+})^2}$，各评价对象与最劣目标的距离为 $D_i^{-} = \sqrt{\sum_{j=1}^{m} \varphi_j (z_{ij} - z_j^{-})^2}$，其中 i 为评价对象，φ_j 为指标 j 的权重。

（6）计算相对贴近度，并据此对各评价对象进行排序

加权 TOPSIS 指数可以衡量各评价对象与最优目标的相对贴近度，计算方式如下：

$$C_i = \frac{D_i^{-}}{D_i^{+} + D_i^{-}}, i = 1, 2, \cdots, n$$

显然 $C_i \in [0, 1]$，其值越接近于 1，表示该评价对象越接近最优水平，按 C_i 的大小对评价对象进行排序，C_i 越大，排序的位置越靠前，表明该评价对象的综合结果越好。

三　指标体系

医院竞争力是一个综合性的概念，其定量表现形式多种多样，任何

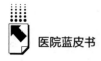

单一指标仅能反映出一个侧面，只有构造完整的指标体系才能科学全面地对其竞争力做出综合评价。由于指标之间往往具有一定的相互关系，甚至有信息重叠的现象，并不是所有指标都有必要选入评价体系，指标的选取需要平衡考虑。指标体系设置应考虑四大原则：一是科学性，即数据能代表被测量的对象，能表达设计的效果，这是数据的效度；二是可获得性，指的是数据获取的难易程度；三是准确性，即数据真实可靠，这是数据的信度；四是持续获得性，即数据收集可持续进行，形成时间序列，可供纵向分析，了解事物发展趋势。艾力彼的医院第三方分层分类评价体系从这个四大原则出发进行综合考虑，对不同层级、不同类型的医院分别设置了不同的指标，兼顾评价对象的特性，并持续对指标体系进行调整与完善。

1.中日韩最佳医院、中国·东盟最佳医院、粤港澳大湾区最佳医院指标体系

适用榜单：中日韩最佳医院、中国·东盟最佳医院、粤港澳大湾区最佳医院。指标体系详见表2。

表2　中日韩最佳医院、中国·东盟最佳医院、粤港澳大湾区最佳医院指标体系

一级指标	二级指标
医疗技术	高级医师人数[1]/医师人数
	医师人数/全院职工人数
	年住院手术量/年出院量
	本院开设专科总数
	ICU 床占比[2]
	是否为医学中心[3]
资源配置[4]	医师人数/床位数
	临床护士人数/床位数
	全院职工人数/年出院量
	全院职工人数/年门诊量
	全院职工人数/年急诊量
	先进医疗设备配置,如 PET/MR、达芬奇手术机器人、PET/CT 等

一级指标	二级指标
医院运营	平均住院天数
	床位使用率[5]
	医疗旅游病人占比[6]
学术科研	Nature Index 全球排名
	是否医学院附属医院
	国际大学排名[7]
	学术领袖人数[8]
	医学研究中心
	专利授权件数
	SCI 文章数和影响因子

注：

1. 当地最高级别职称的医师人数。

2. 含外科 ICU（Intensive Care Unit）、NICU、CCU、HCU（High Care Unit）等。

3. 中国内地指国家卫健委委属委管医院，日本指临床研究核病院/特定机能病院，韩国指临床研究指定医院/上级综合医院，中国台湾指医学中心，中国香港指区域联网总医院，新加坡等指卫生部部属医院。

4. 该项指标与医院的服务能力和效率相关。

5. 与测算的最优床位使用率对比，两者越接近，该指标得分越高。

6. 中国内地指医院所在省（区、市）以外的病人数，中国台湾、中国香港、中国澳门、日本、韩国、东盟国家指医疗旅游病人数。

7. 医院所属医学院所在高校的国际排名。

8. 本院医师在当地国家/地区医学会担任主任委员、副主任委员的人数。

2. 医院综合竞争力评价体系

医院综合竞争力评价体系包括六大维度。第一个维度是医疗技术，评价医院的诊疗技术和医疗质量。第二个维度是资源配置，反映医院的人力资源和医疗设备配置情况。第三个维度是医院运营，评价医院的运营效率。第四个维度是智慧医院建设，是从医院信息化的人、财、物投入及信息化水平方面评价医院智慧化建设的效果。第五个维度是学术科研，评价医院拥有突出人才的情况、教学水平和科研能力。第六个维度是诚信服务，从综合信用、社会责任、品牌影响度、机构治理四个方面进行评价。

医院综合竞争力评价体系适用于顶级医院、省单医院、地级城市医院、县级医院、中医医院、肿瘤医院、妇产医院、儿童医院榜单，详见表3。

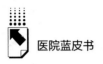

表3 医院综合竞争力评价体系

一级指标	二级指标
医疗技术	正高、副高职称医师人数/医师人数
	博士、硕士学位医师人数/医师人数
	医师人数/全院职工人数
	护士人数/全院职工人数
	年门诊量/年住院量
	年住院手术量/年住院量
	各类手术(日间手术、微创手术、四级手术、全麻手术等)占比
	DRG指标(DRGs组数、CMI、低风险组病例死亡率)
	手术患者并发症发生率
	I类切口手术部位感染率
	抗菌药物使用强度(DDDs)
	围生期孕妇死亡率(妇产)
	剖宫产率(妇产)
	新生儿、5岁以下儿童住院死亡率(儿童)
	年放疗病人数/年住院量(肿瘤)
	国家卫健委、省级卫健委临床重点专科数(不含顶级)[1]/总专科数
	国家疑难病症诊治中心[2]
	国家中医药管理局区域医学诊疗中心(中医)
	通过国家室间质量评价的临床检验项目数
	病理科开展项目数量(肿瘤)
	国医大师、国家级名中医、岐黄学者、全国优秀中医临床人才(国家中医药管理局)/医师人数(中医)
	重症医学科床位数/床位数
资源配置	医护比
	医师人数/床位数[3]
	管床护士人数/床位数
	重症医学科医师人数/重症医学科床位数
	重症医学科护士人数/重症医学科床位数
	感染科床位数/床位数
	固定急诊医师人数/急诊在岗医师人数
	康复科床位数/床位数
	康复治疗师人数/康复科床位数
	麻醉、儿科、病理、中医医师/医师人数
	医师人数/年门诊量

续表

一级指标	二级指标
资源配置	医师人数/年急诊量
	医师人数/年住院量
	放疗物理师/年放疗病人数(肿瘤)
	手术间数/床位数
	杂交手术室间数
	医疗设备资产值/总资产值
	放疗设备资产值/医疗设备资产值(肿瘤)
医院运营	平均住院天数
	床位使用率[4]
	年门诊患者平均预约诊疗率
	门诊次均费用/当地人均 GDP
	住院次均费用/当地人均 GDP
	医疗服务收入占医疗收入比例
	中药饮片药占比(中医)
	人员支出占业务支出比重
	资产负债率
	外省住院患者占比(顶级、肿瘤)
智慧医院建设	医院年度信息化投入金额:硬件、软件、维保
	信息部门工作人员数:信息科人数、HIT 厂商长期驻点人员数
	终端数量:PC、平板、移动推车等
	院级集成平台
	信息化评审:EMR、互联互通、4S、等保等
	智慧医院 HIC 排名名次
学术科研 (顶级、省单、 肿瘤适用)	突出人才:院士、长江学者、杰青
	学术领袖人数[5]
	博导、硕导人数/医师人数
	博士点、硕士点数量
	医院住院医师首次参加住院医师规范化培训结业考核通过率
	国家临床研究中心数量[6]
	教育部重点学科和科技部重点实验室数/总专科数
	科研项目经费/卫生技术人员数
	国家自然科学基金获批项目数量和金额/卫生技术人员数
	发明专利授权件数和被引数/卫生技术人员数
	科研成果转化金额/卫生技术人员数
	SCI 文章数和影响因子/卫生技术人员数

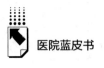

续表

一级指标	二级指标
诚信服务	综合信用:一票否决四要素[7]
	社会责任:世界银行"医疗伦理原则"(EPIHC)符合度[8]、社会公益活动参与度[9]、社会公益捐赠
	品牌影响度:医院认证项目[10]
	机构治理、患者满意度

注:

1. 中医医院统计时包含国家中医药管理局临床重点专科。

2. 国家发改委、国家卫健委发布的疑难病症诊治能力提升工程项目遴选单位。

3. 实际开放床位数。

4. 与艾力彼测算的最优使用率对比,两者越接近,该指标得分越高。

5. 本院医师在中华医学会、中国医师协会担任主任委员、副主任委员的人数。

6. 科技部、国家卫健委、中央军委后勤保障部、国家药品监督管理局发布的国家临床医学研究中心。

7. 综合信用:一票否决四要素,包括一年内无骗保、无虚假广告、无欺诈病人(虚假检查、无病收治、乱收费等)和无一级甲等医疗事故。

8. 艾力彼是全球首批采用世界银行(World Bank)"医疗伦理原则"(Ethical Principles in Health Care,EPIHC)的第三方医院评价机构。

9. 社会公益活动参与度:"施予受"器官捐献志愿者登记人数、医疗扶贫、"一带一路"医疗、对口支援等。

10. 品牌影响度:医院认证项目,包括官方认证、本土第三方认证和国际认证。

3.专科能力评价体系

省单专科、地级专科和县级专科评价体系详见表4。

表4　专科能力评价体系

一级指标	二级指标
医疗技术	正高职称医师数/医师人数
	副高职称医师数/医师人数
	博士学位医师数/医师人数
	硕士学位医师数/医师人数
	病种、手术构成
	年住院手术量/年住院量
	三、四级手术例数/年住院手术量
	国家级、省级临床重点专科
	省级质量控制中心
	外地患者占比
医疗质量	住院患者出院31天非计划再入院率
	住院术后非预期再手术率
	手术患者并发症发生率

一级指标	二级指标
医疗质量	院内感染率
	I 类切口手术部位感染率
	住院患者压疮发生率
	住院期间跌倒、坠床发生率
	低风险组病例死亡率
资源配置	医师人数/年住院量
	医师人数/年住院手术量
	医师人数/床位数
	护士人数/床位数
	近三年医疗设备投入
学术科研	国家级、省级重点学科和重点实验室
	SCI 文章数和影响因子/医师人数
	核心期刊论文数/医师人数
	国家级科研基金项目数和金额
	省级科研基金项目数和金额
	国家级科研奖数量
	省级科研奖数量

中医专科评选分为最佳研究型专科、最佳临床型专科、优秀区县临床专科三种类型（见图1），评价体系见图2。

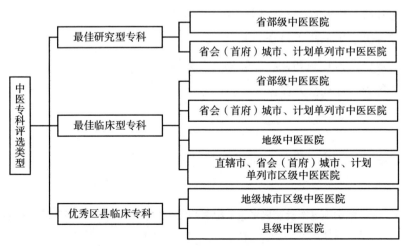

图1 中医专科评选类型

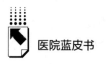
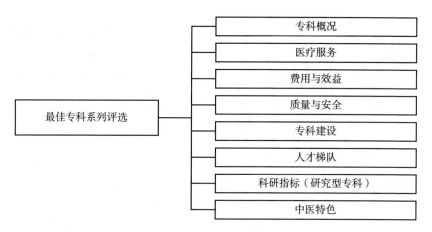

图 2　中医专科评价体系

四　数据来源

医院竞争力评价的数据来源丰富，主要有以下渠道。

①广州艾力彼医院管理中心数据库。

②医院在艾力彼数据直报平台提交的数据。

③医院公开数据。

④各级人民政府公开数据。

⑤各级卫生健康委员会公开数据。

⑥各级人力资源和社会保障局公开数据。

⑦各级统计局公开数据。

参考文献

［1］庄一强主编《医院蓝皮书：中国医院竞争力报告（2020～2021）》，社会科学
　　文献出版社，2021。

［2］庄一强主编《医院蓝皮书：中国医院竞争力报告（2019～2020）》，社会科学

文献出版社，2020。

[3] 庄一强主编《医院蓝皮书：中国医院竞争力报告（2018～2019）》，社会科学文献出版社，2019。

[4] 庄一强主编《医院蓝皮书：中国医院竞争力报告（2017～2018）》，社会科学文献出版社，2018。

[5] 庄一强、曾益新主编《医院蓝皮书：中国医院竞争力报告（2017）》，社会科学文献出版社，2017。

[6] 庄一强、曾益新主编《医院蓝皮书：中国医院竞争力报告（2016）》，社会科学文献出版社，2016。

[7] 方敏等：《转型期基层医院生存与发展研究（四）——基层医院专科发展现状分析》，《现代医院管理》2010年第4期。

[8] 高万良主编《医院核心竞争力理论探索与案例分析》，世界图书出版公司，2005。

[9] American Hospital Association (AHA), "Annual Survey of Hospitals Database Documentation Manual," Chicago, IL: American Hospital Association, 2016.

[10] Methodology, *U. S. News & World Report Best Hospital 2015 – 2016*.

[11] Miller R. M. et al., "Relationship between Performance Measurement and Accreditation: Implications for Quality of Care and Patient Safety," *American Journal of Medical Quality* 5 (2005): 239 – 252.

[12] Donabedian A., "The Role of Outcomes in Quality Assessment and Assurance," *Quality Review Bulletin* 11 (1992): 356 – 360.

[13] Donabedian A., "The Quality of Care: How Can It be Assessed?" *Journal of the American Medical Association* 260 (1988): 1743 – 1748.

[14] De Marco M. F. et al., "Evaluation of the Capacity of the APR-DRG Classification System to Predict Hospital Mortality." *Epidemiology Prevention* 4 (2002): 183 – 190.

[15] Rivardet et al., "Using Patient Safety Indicators to Estimate the Impact of Potential Adverse Events on Outcomes," *Medical Care Research and Review* 1 (2008): 67 – 87.

B.17
高校临床医学专业（五年制）排名指标

庄一强　梁远萍*

图 1 为高校临床医学专业（五年制）排名指标体系。

排名对象：教育部认证的高校五年制一类本科临床医学专业，不含精神医学专业、儿科专业、麻醉专业等，不含军队高校、中医药高校。

主要通过评价高校当年的教育资源、生源情况、教学质量、学生就业情况等衡量其临床专业应届毕业生竞争力，为医院招聘和培养临床医学人才提供参考。

---

* 庄一强，博士，广州艾力彼医院管理中心主任；梁远萍，广州艾力彼医院管理中心数据分析师。

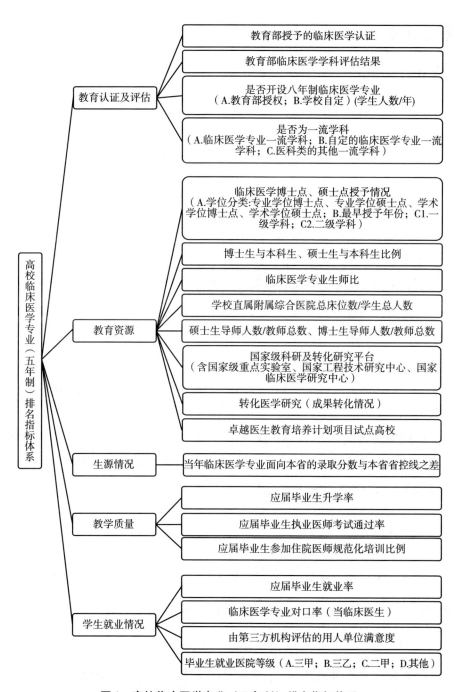

图1 高校临床医学专业（五年制）排名指标体系

B.18
名词解释

一 医院竞争力指数

（一）名词解释

医院竞争力指数代表某地域（省、直辖市、自治区、省会或首府城市、计划单列市以及地级城市）的医院在分层排名体系中的竞争能力，分为医院分层竞争力指数和医院综合竞争力指数。

医院竞争力得分：在艾力彼某个分层榜单中，为排名而计算得出某个医院的分数。该分数的高低决定该医院在该分层榜单中的排名顺序。

医院分层竞争力指数：在艾力彼某个分层榜单中，某地域进入该分层榜单的全部医院的竞争力得分总和与该分层榜单中全部医院的竞争力得分总和的比值。

医院综合竞争力指数：某地域各医院分层竞争力指数乘以各分层榜单的权重之后的总和（仅顶级医院、省单医院、地级城市医院、县级医院、社会办医·单体医院、中医医院排行榜参与计算）。

（二）计算公式

医院分层竞争力指数 $= \sum_{i=1}^{j}$ 医院竞争力得分 $/ \sum_{i=1}^{k}$ 医院竞争力得分（公式 1），其中 j 是某地域进入某分层榜单的医院的数量；k 是某分层榜单中医院的数量。

医院综合竞争力指数 $= \sum_{i=1}^{j}$ 医院分层竞争力指数 × 权重（公式 2），其中 j 是分层榜单的数量。

（三）范例

在"2020 年县级医院排名 100 强"中，安徽省入围 4 家医院，安徽省的县级医院分层竞争力指数为这 4 家医院竞争力得分总和与 100 强医院竞争力得分总和的比值，即

$$安徽省县级医院分层竞争力指数 = \frac{333.077 + 316.934 + 306.098 + 296.787}{41061.484} \approx 0.031$$

福建省入围 1 家医院，该医院竞争力得分为 325.68，则

$$福建省县级医院分层竞争力指数 = \frac{325.681}{41061.484} \approx 0.008$$

由此说明，安徽省的县级医院分层竞争力水平高于福建省。

二　均衡指数

（一）名词解释

均衡指数又称 A/B 指数，A 表示某地域某分层上榜医院所在的行政区域数量；B 表示该地域所有行政区域[①]总数。例如：某省有 20 个地级城市，则 $B = 20$，其中 15 个地级城市的医院进入榜单，则该省地级城市医院的均衡指数为 15/20 = 0.75。均衡指数表示某地域医疗资源的分布均衡程度，指数越接近 1，医疗资源分布越均衡；越接近 0，医疗资源分布越失衡。

（二）范例

江苏省"2020 年地级城市医院排名 100 强"上榜医院所在城市共 11 个，则 A 为 11；江苏省共有 12 个地级城市（不包括省会城市），则 B 为 12。因此，江苏省地级城市医院 100 强 A/B 指数为 0.917。

---

① 随着分层分类排名目标行政区域的变化而变化，比如县、地级城市、省会或首府城市等。

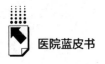

$$江苏省地级城市医院 100 强 A/B 指数 = \frac{11}{12} \approx 0.917$$

云南省"2020 年地级城市医院排名 100 强"上榜医院所在城市只有 1 个，则 A 为 1；云南省共有 15 个地级城市（不包括省会城市），则 B 为 15。因此，云南省地级城市医院 100 强 A/B 指数为 0.067。

$$云南省地级城市医院 100 强 A/B 指数 = \frac{1}{15} \approx 0.067$$

因此，江苏省医疗资源分布相对均衡，而云南省医疗资源分布不很均衡。

Guangzhou Asclepius Healthcare Accreditation Institute

Guangzhou Asclepius Healthcare Accreditation Institute (GAHA) is an independent third-party hospital evaluation institution based on big data. Combining the experience and the data of Chinese hospitals competitiveness ranking for over a decade, GAHA established the Evaluation System of Comprehensive Competitiveness and Specialty Ability of Hospitals, Star Hospital Accreditation, Hospital Information Competitiveness Accreditation. Its Star Hospital Accreditation standard was awarded the international recognized certification by ISQua (International Society for Quality in Health Care) in 2019, which is the first third-party hospital evaluation standard in Chinese mainland to be internationally recognized. Moreover, its surveyor training programs are also accredited by ISQua in 2021. GAHA is also the first third-party hospital evaluation institute to be approved by the World Bank under the Ethical Principles in Health Care. Besides, in 2018, with the approval of the Education Department of Guangdong Province, GAHA officially became the student internship spot for Southern Medical University, School of Health Management. In September 2021, GAHA's hospital evaluation researcher was appointed as the postgraduate mentor of Social Medicine and Health Service Management (hospital evaluation direction) at Guangzhou University of Chinese Medicine.

The vision of GAHA is striving to become the best big datafounded third-party hospital and innovative medical industry evaluation institute in China that matches international standards and regulations.

The mission of GAHA is to promote professionalization in hospital

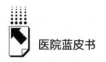

management, transparency of medical data, intelligence of the medical industry and value maximization of innovative products. GAHA will promote hospital management professionalism through hospital ranking, Star Hospital Accreditation, management consulting and GAHA hospital management training, and enhances transparency of medical data through data products such as data research and mining, HIC ranking, HIT smart technology · hospital satisfaction ranking, hospital information competitiveness accreditation, HIC case competition, HQ-Share sharing information platforms, hospital operation and performance bench-marking projects.

GAHA organizes and conducts academic research on third-party hospital evaluation, medical big data, hospital specialty development, hospital operating efficiency, hospital investment and financing, hospital development strategy, etc. The GAHA research team has published dozens of hospital management papers in various medical management journals, and released over ten books such as *Annual Report on China's Hospital Competitiveness* (2016 – 2021), *Annual Report on China Hospital Evaluation* (2018/2020), *Annual Report on China's Private Hospital Competitiveness* (2014/2015), *Hospital Brand Strategy*, and are the main translator of the 4th fourth Edition of JCI Hospital Evaluation Standards. Among these books, *Annual Report on China's Hospital Competitiveness* (2017 – 2018) won the "Excellent Blue Book Award" in 2019 in the 10th Chinese Academy of Social Sciences Blue Book Selection Competition, ranking 37th out of more than 400 books and no.1 in the big health category. Since 2016, GAHA has been publishing the *Annual Report on China's Hospital Competitiveness* every year, an annual industry report based on horizontal and vertical comparative study and summary analysis of more than 3000 domestic and overseas hospitals of different levels and categories according to the results of Chinese hospitals competitiveness rankings.

Foreword

The 13th National People's Congress launched the 14th Five-Year Plan in March 2021. The plan emphasizes that deepening the reform of the medical and health system should focus on improving the quality and efficiency of medical care, with public medical institutions as the principle part, and expand the supply of medical service resources. In June 2021, General Office of the State Council of the People's Republic of China issued the guideline on Promoting the High-quality Development of Public Hospitals, aiming to promote the high-quality development of public hospitals to better meet the people's growing demand for medical and health services. The guideline stresses the integration of medical treatment and prevention, the integration of medical and emergency services, the acceleration of the expansion of quality medical resources and the balanced distribution of regional distribution. The high-quality development of public hospitals should realize three changes: the development mode should change from scale expansion to quality and efficiency improvement, the operation mode should change from extensive management to fine management, and the allocation of resources should change from material factors to talents and technology factors.

Attention should be paid to the high-quality development of public hospitals. Firstly, the goals of China's public hospital system should be determined. Hospitals at all levels should develop with high-quality in line with their own functional orientation. Secondly, pay attention to the focus of high-quality development of hospitals at different levels. The National Medical Center needs to lead the innovation and development of medical industry and meet international standards. The primary task of tertiary hospitals is to solve clinical diagnosis and treatment problems, and then to research and innovate. Grassroots community

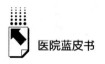
hospitals should give full play to the "health gatekeeper" role of general practice. Thirdly, high-quality hospitals should set up branches in areas with weak resources, accelerate the expansion and decrease of high-quality resources, and promote the balanced development of high-quality resources across the country, so as to make it easier for people to get medical treatment near their homes. Fourthly, from the perspective of COVID – 19 prevention and control, high-quality hospitals are not only tasked with clinical diagnosis and treatment, but also shoulder more public responsibilities and epidemic prevention tasks.

The theme of *Blue Book of Hospital: Annual Report on China's Hospital Competitiveness* (2022) is optimizing resource allocation and promote high-quality development of hospitals. Content of the book is the result of horizontal and vertical benchmarks research on more than 3000 hospitals of different levels and categories, as well as 21 medical specialties of provincial single hospitals, 19 specialties of prefecture-level hospitals, 17 specialties of county-level hospitals and 43 specialties of traditional Chinese medicine hospitals from the perspectives of medical technology, resource allocation, hospital operation, honest service and academic research. I hope its publication can provide valuable reference materials for health administration departments, hospital administrators and medical management scholars, and to help public hospitals at different levels find their own positioning and development direction in the process of high-quality development.

Cao Ronggui
Former President of Chinese Hospital Association
Former Vice Minister of Heath Department
9th Jan, 2022

Abstract

Blue Book of Hospitals: *Annual Report on China's Hospital Competitiveness* (2022) is an annual industrial report based on a series of rankings of "Third-party Hospital Stratified Evaluation System" by GAHA and a comparative study and summary analysis of the 2020 – 2021 China's Hospital Competitiveness Ranking's results. Complying with the principle of data-driving and fact-based, this book analyzes more than 3000 Chinese hospitals at different levels, through methods of statistical analysis, literature review, data comparison, quantitative and qualitative analysis, in order to explore the existing problems in the allocation of medical resources in China and the ideas for the high-quality development of hospitals, which will provide valuable references for hospital managers to make decisions.

Based on the results of 12 rankings of China's hospital competitiveness from 2020 to 2021, this book with theme of optimizing resource allocation to promote high-quality development of hospitals, conducts a stratified and classified analysis of China's hospitals to provide a reference for hospital development. Firstly, from the perspective of medical resource allocation, it is found that the imbalance of medical development and distribution is still very severe, and all types of hospitals in the eastern region have absolute competitive advantages. In the future, the overall development of national medical resources will be inclined to the central and western regions, and to the provinces with dense population and weak foundation. Secondly, this book analyzes the medical level differences in many Asian countries and regions, and medical situation of the 17 Central and Eastern European countries from different perspectives. According to the analysis, the hospitals listed in China, Japan and South Korea are mostly located in the political and economic centers of the country, such as Beijing, Shanghai and Guangzhou, Hong Kong and Taiwan in

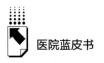
China, Tokyo metropolitan area and Tokyo Metropolitan area and Seoul metropolitan area in South Korea. Compared with hospitals in ASEAN countries, the medical level of China has a relatively good advantage in China–ASEAN region, and it has the strongest regional competitiveness in the ranking, and all of the listed China's hospitals are public hospitals. There is a sharp gap between China and Philippines where the number and competitiveness of private hospitals on the ranking exceed those of public hospitals. The medical level of the 17 Central and Eastern European countries are in line with their level of economic development. High-income countries have higher medical standards and adequate medical resources, resulting in a relatively longer life expectancy and lower infant mortality. China's overall medical level are comparable to the median of those in Central and Eastern European countries. Thirdly, according to the provincial competitiveness index, the provincial medical resources balanced degree and other relative competitive factors, the book comprehensively analyzes China's hospitals. It is found that compared with the western region of China, the eastern region still has absolute competitive advantage in medical level, while the county-level hospitals in the western region are gradually narrowing the gap with the eastern and central regions in medical service capacity, but there is still a big gap.

Keywords: Hospital Competitiveness; Hospital Ranking; Resource Allocation

Contents

I General Report

Abstract: The 14th Five-Year Plan focuses on improving the quality of medical care in deepening the reform of the medical system. This report analyzes the allocation of medical resources from three aspects: the current distribution of medical resources in China, the capacity construction of millions of national clinical specialties, and the allocation of resources of large medical equipment in China, to provide reference for the high-quality development of hospitals. The results of the report show that the unbalanced development and distribution of medical resources in China are still obvious. There are great differences between the eastern and western regions, and all types of hospitals in the eastern region have absolute competitive advantages. In the future, the national medical resources will be tilted to the central and western regions as a whole, and appropriately to the provinces with dense population and weak medical foundation. Large medical equipment resource planning is highly related to the level of economic and social development and population density of each region in terms of quantity, so district and county hospitals have few medical equipment resources.

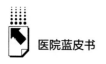

Keywords: Resource Allocation; High-quality Development; Medical Specialty; Medical Equipment

II Theme Report

B.2 2021 Operation and Management Analysis of County-level and Prefecture-level Hospitals

Wang Xinglin, Liu Jiahao and Li Haizhen / 031

Abstract: This report analyzes the 2016 ~ 2021 data of county-level and prefecture-level hospitals based on the GAHA's database, and analyzes the competitiveness advantages and existing problems of the prefecture-level and county-level benchmark hospitals through horizontal and vertical comparison, to provide data support for the further development of such hospitals. The top 300 hospitals in prefecture-county need to transform from scale to quality, attach importance to connotation construction, improve medical quality and service, and improve patient satisfaction, in order to truly ensure that serious diseases will never occur in prefecture-county. The data analysis results show that the number of beds in the top 300 hospitals in the prefecture or county has further slowed down, the bed utilization rate has dropped below 100%, and the average length of hospital stay has gradually decreased. The rational allocation of human resources is the premise of guarantee the high-quality hospital development. In the past six years, with the growth of beds, the number of hospital staff in the top 300 county-level or prefecture-level hospitals has increased rapidly, and the number of doctors and nurses has increased at the same rate. Due to the rapid diagnosis, rapid detection and constant updating of inspection and testing equipment, the number of medical technicians has increased greatly, and the number of senior titles and doctors has slowed down. Therefore, talent sinking also needs the support of relevant supporting policies. The number of medical services in the top 300 hospitals in the prefecture or county continues to grow, and the increase of discharge volume and operation volume is greater than the increase of emergency department volume. In particular, the rapid growth of inpatient surgery in the year fully reflects the construction effect of hierarchical diagnosis and treatment. The hospital's total revenue continues to increase, the cost control is beginning to show results, and profit margins have rebounded.

Keywords: Prefectureor-level Hospitals; County-level Hospitals; Medical Technology; Resource Allocation; Hospital Operation

Ⅲ 1ˢᵗ Sub-report: International / Overseas Reports

B.3 2020 Competitivenessg Report of China, Japan and South

Korea Hospitals *Wang Xinglin, Cai Hua and Liu Jiahao* / 048

Abstract: This report takes the best hospitals in China, Japan and South Korea in 2020 as the research object, and analyzes the development status of regional hospitals from the aspects of medical policies, medical distribution, medical resources, service efficiency, and how their rankings changed from last year. In terms of the number of hospitals on the ranking, China has the largest number of hospitals (including Taiwan and Hong Kong). Hospitals on the ranking are mostly located in the political and economic centers of the countries, such as Beijing, Shanghai and Guangzhou, Hong Kong and Taiwan in China, Tokyo metropolitan area and Kyoshin metropolitan area in Japan and Seoul metropolitan area in South Korea. In terms of medical resources, Chinese hospitals have the largest number of doctors and beds. Japan has the largest number of surgical robots, and the number of surgical robots in China has increased significantly.

Keywords: Medical Policy; Hospital Distribution; Medical Resources

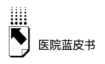

医院蓝皮书

B.4　2020 Competitiveness Report of China-ASEAN Hospitals

Zhuang Yiqiang, Li Haizhen / 056

Abstract: Since ASEAN is a significant component of "the Belt and Road" region, China and ASEAN closely cooperate in medical sector. This report mainly analyzes the top 100 best hospitals in China and ASEAN from the aspects of medical geography, hospital operation, competitive factors and so on, in order to better understand the medical status of the best hospitals in China and ASEAN. The number of hospitals in China and Singapore is relatively higher, 58 and 11 respectively, and the competitiveness index is also relatively high. Compared with China and some ASEAN countries, the person-to-bed ratio is relatively low. The China has a relatively good advantage in the medical level in China and ASEAN region, and it is the most competitive region in the list, and all of them are public hospitals. A striking gap with the China is the Philippines, where private hospitals outnumber and outcompete public ones.

Keywords: Medical Resources; Hospital Competitiveness; ASEAN

B.5　Country and Medical Profiles of 17 Central and Eastern European Countries

Zhuang Yiqiang, Liang Yuanping and Lei Zhishan / 062

Abstract: This report provides a brief overview of the 17 Central and Eastern European countries from the perspectives of economy, health and medical care, education. In terms of economic performance, 11 of the 17 Central and Eastern European countries belong to high-income countries, and 6 belong to middle and high-income countries. The overall economic level is relatively high, and the overall economic level of China is roughly equivalent to the median economic level of Central and Eastern Europe. In terms of health and medical care, the medical standards of the 17 Central and Eastern European countries are in line with the level of economic development. High-income countries have higher medical care and sufficient medical resources, resulting in a relatively longer life expectancy and lower infant mortality rate. China's overall medical care level is comparable to the median level in Central and Eastern Europe. In terms of educational resources, high-quality educational resources are mainly concentrated in high-income countries.

Keywords: Central and Eastern Europe; Medical Care Level; Medical Resources

Ⅳ 2ⁿᵈ Sub-report: Hierarchical Classification Reports

B. 6 2020 Competitiveness Report of Guangdong-Hong Kong-Macao Greater Bay Area Hospitals

Zhuang Yiqiang, Cai Hua and Qiu Yue / 073

Abstract: Based on principle of fact-based and data-driven, this report studies the medical development status and overall level of Guangdong-Hong Kong-Macao Greater Bay Area urban agglomeration from five aspects of regional distribution, competitive factors, resource allocation, hospital nature, and medical service radius. Meanwhile, this report analyzes the top 100 hospitals in the Guangdong-Hong Kong-Macao Greater Bay Area in 2020. The study found that the urban agglomeration of the Guangdong-Hong Kong-Macao Greater Bay Area not only has a superior geographical location, outstanding economic strength, rich medical resources, strong overall hospital competitiveness and high-quality hospital operation and service capabilities. All these are important foundations to support the sustainable development of Guangdong-Hong Kong-Macao Greater Bay Area.

Keywords: Top 100 Hospitals; Medical Service; Guangdong-Hong Kong-Macao Greater Bay Area

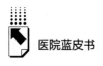

B.7 2021 Competitiveness Report of County-level Hospitals:

Analysis of Hospital Level and Specialty

Zhuo Jinde, Liu Zhaoming, Liu Jiahao and Xu Yajun / 090

Abstract: The research object of this report is the county-level hospital, that is, the general hospital located in the county, including the hospital of Traditional Chinese medicine, excluding the specialized hospital and military hospital. This report analyzes the top 100, top 300, top 500 county-level hospitals in 2021 and top 30 county-level hospitals in terms of regional distribution and competitiveness factors and from aspects of hospital and specialty level. County-level hospitals in East China, Central China and South China have obvious competitive advantages, especially in East China. Over the past five years, the annual number of discharged patients continued to increase in the top 100 county-level hospitals, and the annual number of outpatient and emergency patients gradually declined. The service volume of the top 30 specialists was significantly higher than the median of the top 100 county-level hospitals, and the average cost of the top 30 specialists in county-level hospitals was on the rise.

Keywords: County-level Hospital; Hospital Competitiveness; Resource Allocation

B.8 2021 Competitiveness Report of Prefecture-level City

Hospitals: Analysis of Hospital Level and Specialty

Liu Xiande, Cai Guanghui and Li Haizhen / 106

Abstract: The research object of this report is prefecture-level city hospital (including general hospital, hospital of traditional Chinese medicine, hospital of district level, not including provincial capital city, city with separate list). The report analyzed the top 100 hospitals in prefecture-level cities from the perspectives of medical geographic distribution, competitiveness, resource allocation, medical technology, and operation. The research results show that the proportion of tertiary A hospital is 100% , and 98% are public hospitals. In addition to the top 100 prefecture-level city hospitals, the proportion of top 300 and top 500 private hospitals has decreased relative to last year, indicating that public hospitals still occupy the dominant position in the current medical service market, and private hospitals are facing greater operational pressure. The eastern region, especially East China, has an absolute lead in medical level, with Jiangsu and Guangdong having the largest number of hospitals in the rankings.

Keywords: Prefecture-level City Hospitals; Medical Specialty; Medical Geography

B. 9   2021 Competitiveness Report of Provincial Single Hospital:
Analysis of Hospital Level and Specialty

Yao Shufang, Ren Yaohui / 128

Abstract: The research object of this report is provincial single hospital: general hospitals located in provincial capitals, municipalities directly under the Central government and cities separately listed in the plan, which are potentially listed in the top 100, including general hospitals affiliated to medical colleges, excluding traditional Chinese medicine hospitals, specialized hospitals and military hospitals. This report analyzes the comprehensive competitiveness of provincial single hospitals in China from the aspects of economic, geography and competitive factors. The regional distribution of the top 100 shows a significant regional gap: by economic region analysis, the eastern region is the strongest, while the central region is relatively weak. According to the geographical analysis, East China is the strongest among the seven regions, and Central China is relatively weak. According to to the analysis of cities, Guangzhou, Beijing and Kunming ranked top three in competitiveness index, and still no hospital in Lhasa has been listed in the top 100 provincial single hospitals.

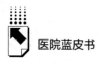
医院蓝皮书

Keywords: Provincial Single Hospitals; Competitiness Index; Hospital Competitiveness

B.10 2021 Competitiveness Report of Traditional Chinese Medicine Hospitals: Analysis of Hospital Level and Specialty

Guo Zhenkui, Liang Jingtao and Liang Wanying / 136

Abstract: This report analyzes the top 100, top 300 and top 500 hospitals of Traditional Chinese medicine (TCM) from the aspects of geographical distribution, competitive factors and balance, taking the comprehensive TCM hospitals under the jurisdiction of the administration of TCM hospitals at all levels in China (including hospitals integrating Traditional Chinese and Western medicine and ethnic hospitals) as the research object. In the analysis of TCM hospitals this time, it is found that the gap between different regions still exists, and the advantage of TCM resources in the eastern region is still higher than that in the central and western regions. Among TCM hospitals in various provinces, Jiangsu province and Guangdong Province have developed well. These provinces have great advantage in TCM resources and strong competitiveness. The imbalance within the province is especially obvious in the western region, and the medical resources are concentrated in the provincial capital cities. The development rate of non-public TCM hospitals is slow, and social TCM hospitals need to be developed. In terms of information construction, there is a big gap between Traditional Chinese medicine hospitals and comprehensive Western medicine hospitals, so traditional Chinese medicine hospitals need to continue to strengthen information construction and improve the level of information. At the same time, TCM hospitals should continue to strengthen the construction of talents, especially in the western regions, so as to give play to the characteristics of TCM and ethnic medicine and form characteristic ethnic TCM.

Keywords: Troditional Chinese Medicine Hospital; Competitiveness Index; Equilibrium Index

Contents ↖↘

Abstract: This paper analyzes the geographical distribution, medical techn-
ology, resource allocation, academic influence and other aspects of the top 100
top Hospitals in China in 2021. The results show that the pattern of top 10 hospitals
is changing steadily; particularly, ranking of top 5 hospitals is unchanged compares
with that of 2020. The geographical distribution of listed hospitals is uneven. In
addition to Inner Mongolia, Qinghai, Xizang, Guizhou and Hainan, at least
one hospital from other provinces made the top 100 list, with Beijing, Shanghai
and Guangdong ranking the top. The result of factor analysis of competitiveness
shows that among the top 100 top hospitals, the first phalanx hospital has large
advantage of service capacity, resource allocation and academic research ability,
which will be further enhanced in the future.

Keywords: Top Hospitals; Hospital Competitiveness; Medical Research

Abstract: Cancer has become the leading cause of death in China, and
cancer hospitals are the main force in the treatment of cancer. Since 2018,
Guangzhou Asclepius Healthcare Accreditation Institute has ranked and analyzed the
development of cancer hospitals in China for four consecutive years, aiming to
gain an in-depth understanding of the development of cancer hospitals. The report
mainly analyzed the data and obtained the following results: The pattern of top 10
cancer hospitals was basically stable, all of which were affiliated hospitals of
universities; Hospitals on the list are mainly concentrated in the eastern coastal
areas, and Guangdong province has the largest number of top 50 cancer hospitals
in China. The results show that scientific and technological innovation is the core

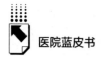
factor leading the competitiveness of cancer hospitals. Relying on university resources to actively develop discipline construction is the inexhaustible driving force for cancer hospital to achieve sustainable development.

Keywords: Cancer Hospitals; Competitiveness; Scientific and Technological Innovation

B.13　2021 Competitiveness Report of Children's Hospital and Maternity Hospitals

Yao Shufang, Liu Jianhua, Liu Jie and Qiu Yue / 177

Abstract: This report makes a systematic analysis and research on the regional distribution, competitiveness, and key clinical specialties of top 50 Children's hospitals and top 50 maternity hospitals, in order to providing reference for the high-quality development of public hospitals. The results show that among the seven regions in China, the number of listed hospitals and the competitiveness index in East China are dominant, and the number of listed hospitals in the other six regions is almost the same, while the competitiveness index in northwest and northeast China is relatively weak. Among the top 10 children's hospitals, Beijing and Shanghai's hospitals together account for 50% ; general hospitals play a leading role in the amount of medical services for children and women; Guangdong ranked the first in both the number of hospitals and the number of newborns on the list, while Jiangsu and Zhejiang are rich in high-quality child and maternity medical resources.

Keywords: Children's Hospital; Maternity Hospital; High-quality Development

Abstract: This report analyzes the geographical distribution, educational resources, enrollment, and educational quality of the top 100 clinical medicine majors（5-year program）in universities in 2021. The result shows that except for Tibet and Qinghai, other provinces and cities have universities in the top 100. There are 34 universities in East China, and there is much room for improvement in clinical medical professional education resources in northwest and southwest China. It can be seen from the data that the geographical distribution of high-quality clinical medical professional education resources in China is uneven. According to THE World University Discipline Ranking 2022: Clinical and Health Research, published by Times Higher Education on October, 2021, the coincidence degree of the top 10 Chinese universities in clinical medicine reached 70% in two rankings. From the analysis of the number of college graduates, the number of undergraduate clinical medicine graduates in different regions has a relatively large difference in meeting the recruitment needs of this region.

Keywords: Clinical Medicine Major; University Competitiveness; Educational Quality

V Appendices

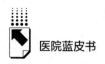

皮 书

智库成果出版与传播平台

❖ 皮书定义 ❖

皮书是对中国与世界发展状况和热点问题进行年度监测,以专业的角度、专家的视野和实证研究方法,针对某一领域或区域现状与发展态势展开分析和预测,具备前沿性、原创性、实证性、连续性、时效性等特点的公开出版物,由一系列权威研究报告组成。

❖ 皮书作者 ❖

皮书系列报告作者以国内外一流研究机构、知名高校等重点智库的研究人员为主,多为相关领域一流专家学者,他们的观点代表了当下学界对中国与世界的现实和未来最高水平的解读与分析。截至2021年底,皮书研创机构逾千家,报告作者累计超过10万人。

❖ 皮书荣誉 ❖

皮书作为中国社会科学院基础理论研究与应用对策研究融合发展的代表性成果,不仅是哲学社会科学工作者服务中国特色社会主义现代化建设的重要成果,更是助力中国特色新型智库建设、构建中国特色哲学社会科学"三大体系"的重要平台。皮书系列先后被列入"十二五""十三五""十四五"时期国家重点出版物出版专项规划项目;2013~2022年,重点皮书列入中国社会科学院国家哲学社会科学创新工程项目。

皮书网

（网址：www.pishu.cn）

发布皮书研创资讯，传播皮书精彩内容
引领皮书出版潮流，打造皮书服务平台

栏目设置

◆ **关于皮书**
何谓皮书、皮书分类、皮书大事记、
皮书荣誉、皮书出版第一人、皮书编辑部

◆ **最新资讯**
通知公告、新闻动态、媒体聚焦、
网站专题、视频直播、下载专区

◆ **皮书研创**
皮书规范、皮书选题、皮书出版、
皮书研究、研创团队

◆ **皮书评奖评价**
指标体系、皮书评价、皮书评奖

◆ **皮书研究院理事会**
理事会章程、理事单位、个人理事、高级
研究员、理事会秘书处、入会指南

所获荣誉

◆ 2008 年、2011 年、2014 年，皮书网均
在全国新闻出版业网站荣誉评选中获得
"最具商业价值网站"称号；
◆ 2012 年，获得"出版业网站百强"称号。

网库合一

2014年，皮书网与皮书数据库端口合
一，实现资源共享，搭建智库成果融合创
新平台。

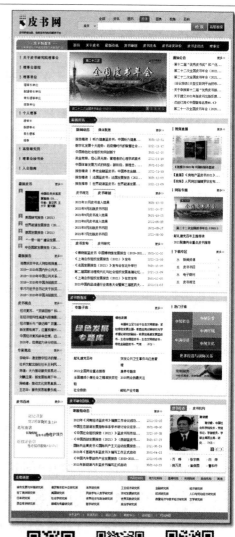

皮书网

"皮书说"
微信公众号

皮书微博

权威报告·连续出版·独家资源

皮书数据库
ANNUAL REPORT(YEARBOOK)
DATABASE

分析解读当下中国发展变迁的高端智库平台

所获荣誉

● 2020年，入选全国新闻出版深度融合发展创新案例

● 2019年，入选国家新闻出版署数字出版精品遴选推荐计划

● 2016年，入选"十三五"国家重点电子出版物出版规划骨干工程

● 2013年，荣获"中国出版政府奖·网络出版物奖"提名奖

● 连续多年荣获中国数字出版博览会"数字出版·优秀品牌"奖

皮书数据库

"社科数托邦"
微信公众号

成为会员

登录网址www.pishu.com.cn访问皮书数据库网站或下载皮书数据库APP，通过手机号码验证或邮箱验证即可成为皮书数据库会员。

会员福利

● 已注册用户购书后可免费获赠100元皮书数据库充值卡。刮开充值卡涂层获取充值密码，登录并进入"会员中心"—"在线充值"—"充值卡充值"，充值成功即可购买和查看数据库内容。

● 会员福利最终解释权归社会科学文献出版社所有。

数据库服务热线：400-008-6695

数据库服务QQ：2475522410

数据库服务邮箱：database@ssap.cn

图书销售热线：010-59367070/7028

图书服务QQ：1265056568

图书服务邮箱：duzhe@ssap.cn

社会科学文献出版社 皮书系列
SOCIAL SCIENCES ACADEMIC PRESS (CHINA)

卡号：164433698174

密码：

S 基本子库
UB DATABASE

中国社会发展数据库（下设 12 个专题子库）

　　紧扣人口、政治、外交、法律、教育、医疗卫生、资源环境等 12 个社会发展领域的前沿和热点，全面整合专业著作、智库报告、学术资讯、调研数据等类型资源，帮助用户追踪中国社会发展动态、研究社会发展战略与政策、了解社会热点问题、分析社会发展趋势。

中国经济发展数据库（下设 12 专题子库）

　　内容涵盖宏观经济、产业经济、工业经济、农业经济、财政金融、房地产经济、城市经济、商业贸易等 12 个重点经济领域，为把握经济运行态势、洞察经济发展规律、研判经济发展趋势、进行经济调控决策提供参考和依据。

中国行业发展数据库（下设 17 个专题子库）

　　以中国国民经济行业分类为依据，覆盖金融业、旅游业、交通运输业、能源矿产业、制造业等 100 多个行业，跟踪分析国民经济相关行业市场运行状况和政策导向，汇集行业发展前沿资讯，为投资、从业及各种经济决策提供理论支撑和实践指导。

中国区域发展数据库（下设 4 个专题子库）

　　对中国特定区域内的经济、社会、文化等领域现状与发展情况进行深度分析和预测，涉及省级行政区、城市群、城市、农村等不同维度，研究层级至县及县以下行政区，为学者研究地方经济社会宏观态势、经验模式、发展案例提供支撑，为地方政府决策提供参考。

中国文化传媒数据库（下设 18 个专题子库）

　　内容覆盖文化产业、新闻传播、电影娱乐、文学艺术、群众文化、图书情报等 18 个重点研究领域，聚焦文化传媒领域发展前沿、热点话题、行业实践，服务用户的教学科研、文化投资、企业规划等需要。

世界经济与国际关系数据库（下设 6 个专题子库）

　　整合世界经济、国际政治、世界文化与科技、全球性问题、国际组织与国际法、区域研究 6 大领域研究成果，对世界经济形势、国际形势进行连续性深度分析，对年度热点问题进行专题解读，为研判全球发展趋势提供事实和数据支持。

法律声明

"皮书系列"（含蓝皮书、绿皮书、黄皮书）之品牌由社会科学文献出版社最早使用并持续至今，现已被中国图书行业所熟知。"皮书系列"的相关商标已在国家商标管理部门商标局注册，包括但不限于LOGO（ ）、皮书、Pishu、经济蓝皮书、社会蓝皮书等。"皮书系列"图书的注册商标专用权及封面设计、版式设计的著作权均为社会科学文献出版社所有。未经社会科学文献出版社书面授权许可，任何使用与"皮书系列"图书注册商标、封面设计、版式设计相同或者近似的文字、图形或其组合的行为均系侵权行为。

经作者授权，本书的专有出版权及信息网络传播权等为社会科学文献出版社享有。未经社会科学文献出版社书面授权许可，任何就本书内容的复制、发行或以数字形式进行网络传播的行为均系侵权行为。

社会科学文献出版社将通过法律途径追究上述侵权行为的法律责任，维护自身合法权益。

欢迎社会各界人士对侵犯社会科学文献出版社上述权利的侵权行为进行举报。电话：010-59367121，电子邮箱：fawubu@ssap.cn。

社会科学文献出版社